DES

EAUX D'ENGHIEN

AU POINT DE VUE

CHIMIQUE ET MÉDICAL.

Paris. — Imprimerie de L. MARTINET, 2, rue Mignon.

DES

EAUX D'ENGHIEN

AU POINT DE VUE

CHIMIQUE ET MÉDICAL,

PAR

C. DE PUISAYE,

Docteur en médecine,
inspecteur-adjoint des eaux d'Enghien, ancien interne des hôpitaux,
membre de la Société anatomique ;

ET

CH. LECONTE,

Docteur en médecine,
préparateur du cours de chimie générale à l'École centrale des arts et manufactures,
préparateur de médecine au collége de France, professeur de chimie à l'École préparatoire
spéciale pour l'École centrale, membre de la Société de biologie,
vice-président de la Société d'émulation pour le progrès des sciences pharmaceutiques.

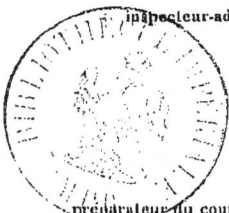

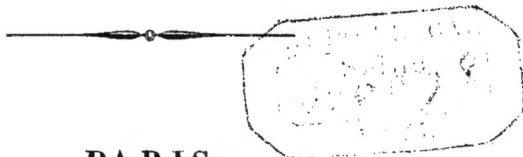

PARIS.

GERMER BAILLIÈRE, LIBRAIRE-ÉDITEUR,

RUE DE L'ÉCOLE-DE-MÉDECINE, 17.

A LONDRES ,	A LYON ,
Chez H. Baillière, 219, Regent-Street.	Chez Savy, 14, place Louis-le-Grand.
A MADRID,	A FLORENCE,
Chez Ch. Bailly-Baillière.	Chez Ricordi et Jouhaud.

A MONTPELLIER , chez Sevalle.

1853

PRÉFACE.

Le travail que nous publions aujourd'hui est le fruit de trois années de recherches et d'études. Les dissidences qui existent entre les chimistes sur le principe sulfuré des eaux d'Enghien, l'incertitude de quelques médecins sur leur valeur thérapeutique, nous ont engagés à étudier par nous-mêmes, sans rien emprunter à personne. Au point de vue chimique, une nouvelle analyse devenait nécessaire ; nous ne nous sommes pas bornés, comme les auteurs qui nous ont précédés, à étudier l'eau sulfurée à sa source, mais nous l'avons suivie dans tout son parcours, depuis son point d'émergence jusqu'au moment où elle arrive dans la baignoire. De cette manière rien ne nous a échappé ; nous nous sommes rendu compte des altérations que l'eau d'Enghien éprouve, soit par son contact avec l'air, soit par l'influence de la chaleur. Nous donnons les moyens de remédier à cette double altération, et si notre procédé vient un jour à être adopté, nous ne doutons pas que l'on n'obtienne des eaux d'Enghien des résultats analogues à ceux des sources sulfurées les plus riches des Pyrénées ou de la Suisse.

Nous avons cru devoir, dans notre travail, donner aux eaux d'Enghien le nom d'eaux sulfurées au lieu d'eaux sulfureuses qu'on leur a donné jusqu'à ce jour ; car elles ne renferment ni acide sulfureux, ni sulfites, ce que semblerait indiquer l'ancienne dénomination, mais

a

bien de l'hydrogène sulfuré qui est un véritable sulfure métallique.

Au point de vue médical, il nous a paru important d'étudier les divers modes d'action des eaux d'Enghien, dans l'état physiologique et dans l'état pathologique ; d'établir les indications et les contre-indications de leur emploi, et par suite leur valeur thérapeutique. Pour arriver à ce but, un grand nombre d'observations étaient nécessaires ; nous n'avons rempli complétement notre tâche que pour quelques unes des maladies qui se présentent le plus communément à Enghien, et quoique sur quelques points notre statistique puisse paraître insuffisante, les eaux nous ont donné des résultats tellement identiques que nous avons cru devoir en tirer des conséquences pratiques.

Les conclusions que nous plaçons à la fin de chacun de nos chapitres résument nos observations cliniques ; nous n'avons rien avancé que chacun ne puisse aisément vérifier. Notre but a été de rechercher la vérité et de la dire ; nous pensons de cette manière avoir mieux servi les intérêts de la science et ceux des malades.

Afin de prouver la sollicitude du propriétaire actuel de l'établissement des thermes d'Enghien, nous croyons utile de publier la note des travaux d'amélioration mis à l'étude par M. François, ingénieur des mines et inspecteur général des eaux minérales de France.

Les travaux d'amélioration des thermes d'Enghien comprendront :

1° La recherche et l'aménagement souterrain des eaux sulfurées ;

2° Leur mouvement et leur appropriation aux différents modes d'emploi ;

3° Les constructions nécessaires pour un service complet de bains et de douches de toute sorte, de bains et douches à vapeur, de salles d'inhalation de vapeur ordinaire et d'eau sulfurée.

La recherche des eaux sulfurées, d'après les observations recueillies, paraît devoir être pratiquée fructueusement sur le groupe du Roi, sur celui de la Pêcherie, et au nord du Lac.

Sur le groupe du Roi, on opérera par galeries souterraines, au moyen d'un travail, par recoupement, destiné à la fois à dégager les points d'émergence, et à agir par voie d'emmagasinement souterrain, tout en détournant les infiltrations. A la Pêcherie, comme au nord du Lac, on pratiquera par tranchées, étanches et parallèles, avec emploi de la retenue par pression hydrostatique. Ces travaux, conduits avec discernement, sont de nature à accroître considérablement les ressources en eaux sulfurées.

Les buvettes seront l'objet d'améliorations importantes. Les eaux pourront y être bues, soit à la température ordinaire, soit à une température qui variera à volonté entre les limites de 20 à 35 degrés centigrades.

Les eaux, emmagasinées dans des réservoirs souterrains hermétiques, seront élevées dans les cuves de service au moyen de pompes foulantes à piston plein et plongeur.

La répartition des eaux dans les cuves se fera de manière à y pratiquer la caléfaction en vases clos par voie de serpentinage. Une disposition spéciale permettra d'administrer toutes les variétés de bains mitigés que peuvent nécessiter les diverses indications médicales.

Quant aux constructions, l'établissement d'Enghien

recevra d'importantes améliorations. Les thermes proprement dits seront reliés par des galeries aux habitations étendues et améliorées ; ils comprendront :

1° Pour chaque sexe, un service complet de bains variés, et de douches de toute sorte, de bains et de douches à vapeur ;

2° Un service d'inhalation de vapeur d'eau sulfurée établi sous des galeries facultativement chauffées et aérées ;

3° Des services spéciaux de bains, de piscines et de douches pour l'armée et l'assistance, et d'applications d'hydrothérapie proprement dite.

Les baignoires admettront, avec la moindre altération des principes minéralisateurs, tous les modes d'application des eaux sulfurées, avec toutes les variétés de douches locales et générales. Les douches spéciales réuniront tous les perfectionnements sanctionnés par la pratique.

Il est inutile d'appuyer ici sur le développement que les thermes d'Enghien sont appelés à prendre sous l'influence de ces travaux, qui en feront prochainement l'établissement de santé le plus complet, le plus riche en moyens d'action qui soit aux environs de Paris.

EAUX D'ENGHIEN

CHIMIQUE ET MÉDICAL.

INTRODUCTION.

Avant de faire des eaux minérales l'objet de nos études, nous étions, comme beaucoup de nos confrères, fort peu enthousiastes et même assez incrédules à leur endroit. Il nous semblait difficile de tirer des conclusions médicales pratiques de cette multitude d'observations publiées sur les eaux minérales dont les résultats étaient si variés et souvent si contradictoires; aussi ce qui aurait dû raffermir notre croyance l'avait au contraire fortement ébranlée. Et cependant, quand on étudie par soi-même les effets des eaux minérales, on est bientôt convaincu que cette contradiction n'est qu'apparente. C'est sur quoi les auteurs n'ont pas, selon nous, suffisamment insisté, car il fallait tout d'abord établir que les divers modes d'administration des eaux, les idiosyncrasies, la nature des maladies, entraînaient nécessairement une diversité d'action. A peu d'exceptions près, on obtient des eaux des effets

1

identiques dans des maladies de même nature et chez
des sujets d'une constitution et d'un tempérament analogues ; des effets variés, au contraire, dans des cas
pathologiques et chez des sujets de nature diverse. Ce
que nous disons ici s'applique surtout aux eaux sulfurées qui, dans les maladies où elles trouvent le mieux
leur application, ont cependant une efficacité plus
grande, lorsqu'elles s'adressent à des sujets doués
d'une certaine constitution. Il ne s'agit donc pas seulement de publier des observations de guérison de
telle ou telle maladie, mais de chercher comment elle
s'est effectuée. Doit-elle être attribuée à une simple modification de l'état local, ou bien à une influence plus
générale due au principe actif des eaux? Doit-elle être
attribuée à des phénomènes critiques qui se seraient
produits sur une des grandes surfaces éliminatoires?
Quand la guérison a lieu, elle se fait de diverses manières ; c'était donc autant de questions à étudier dans
les différentes maladies, et que l'observation clinique
seule pouvait résoudre. Nous avons donc étudié les
faits sans idées préconçues, nous avons religieusement
recueilli toute espèce d'observations en les coordon-
nant de manière à établir sur des bases aussi certaines
que le permet l'art médical la valeur thérapeutique
des eaux d'Enghien. Comme toute espèce de médicament, les eaux minérales trouvent leurs indications à
des périodes déterminées des maladies ; mal administrées, elles sont souvent ou nuisibles ou inefficaces.
Aussi nous nous hâtons de le dire, les eaux d'Enghien
ne sont pas une panacée universelle. A notre avis, un
médicament soi-disant bon à tout est bien près de
n'être bon à rien ou à peu de chose ; ce n'est pas là

l'éloge que nous prétendons faire de ces eaux, et
nous espérons le démontrer dans le courant de ce
travail.

Nous laisserons de côté la description d'Enghien et
de ses environs, dont la plume élégante de M. Reveillé-
Parise (1) nous a tracé le riant tableau, et qu'il faudrait copier textuellement pour n'en pas affaiblir le
charme. Nous avions seulement à considérer ce séjour
sous le point de vue hygiénique, et nous espérons faire
revenir sur l'opinion mal fondée de la prétendue insalubrité du pays.

Enghien est situé à douze kilomètres de Paris, dans
la vallée de Montmorency, dont il a été appelé le bou-
quet. Le chemin de fer du Nord le sépare de vingt
minutes de la capitale, et dans la belle saison il se fait
quelquefois par jour un mouvement de trois mille
voyageurs. C'est non seulement un pays où l'on vient
chercher la santé, c'est encore pour les habitants de
Paris et les étrangers un but de promenade et de cu-
riosité. Son beau lac, qui a une étendue de cinquante-
deux hectares environ, est situé en face de l'établissement
des bains. Le voisinage de ce lac a été pour beaucoup
dans l'opinion généralement répandue de l'insalubrité
d'Enghien. Le lac est parfaitement encaissé, alimenté
par plusieurs ruisseaux d'eau vive, qui viennent de
Soisy, d'Eaubonne et d'Ermont; les alentours sont
très bien cultivés et ornés d'habitations charmantes
ou de chalets, ainsi qu'on les appelle dans le pays,
et qui rappellent en petit ceux de la Suisse. Il se fait
à la surface du lac une certaine évaporation qui rafraî-

(1) *Une saison aux eaux minérales d'Enghien*, par Reveillé-Parise,
1842.

chit l'atmosphère ; aussi la température est-elle sensiblement moins élevée dans son voisinage qu'aux extrémités du village. Mais à part cette évaporation salu-
taire dans les grandes chaleurs de l'été, il ne s'exhale
aucun miasme délétère qui puisse donner lieu à des
fièvres. Depuis que nous sommes à Enghien, nous
n'avons pas observé de fièvres intermittentes : ce fait
se serait sans doute présenté à notre observation si elles
régnaient dans le pays à l'état endémique ; sans avoir
observé de fièvre intermittente proprement dite, il
eût été possible, en supposant qu'Enghien fût soumis
à des miasmes paludéens, de rencontrer parmi les maladies que nous avons eu à traiter des affections à
type intermittent. On sait, en effet, que dans les pays
où règne endémiquement la fièvre paludéenne, on voit
diverses maladies revêtir un caractère de périodicité
qui n'est avantageusement combattue que par le quinquina. Eh bien, nous le répétons, il ne s'est présenté
à notre observation aucun fait de ce genre, et nous y
avons fait d'autant plus d'attention que nous partagions
à cet égard le préjugé généralement répandu.

Description de l'établissement. — C'est au Père Cotte,
prêtre de l'Oratoire, que l'on rapporte la découverte
des eaux d'Enghien. Nous n'énumérerons pas toutes les
vicissitudes que l'établissement a subies depuis le moment de sa fondation jusqu'à nos jours. Il nous suffira de
rappeler que c'est à l'intelligente direction de M. Bouland *père*, qu'Enghien dut ses premiers jours de prospérité ; la mort prématurée de cet habile administrateur,
qui arriva en 1845, devint funeste à l'établissement,
qui ne se releva qu'en 1849 entre les mains du propriétaire actuel, M. le vicomte de Curzay. Depuis cette

époque, l'établissement des eaux d'Enghien, qui, les années précédentes, avait été délaissé, reçut pendant les années 1850, 1851 et 1852 un nombre de baigneurs tel qu'il n'en avait jamais présenté dans les années les plus prospères. Disons que le nouveau propriétaire, appréciant toute l'importance d'un établissement d'utilité publique, a déjà fait beaucoup d'améliorations, que d'autres sont en voie d'exécution ; quelques unes, enfin, en projet, et quand toutes seront réalisées, Enghien n'aura rien à envier aux établissements du même genre.

L'établissement d'Enghien, dont la grande façade regarde le lac, est séparé de lui par une large chaussée. Il a la forme d'un quadrilatère rectangle auquel il manquerait une portion d'un des grands côtés. Il se compose de quatre corps de bâtiments ; celui qui fait face au lac sert à loger l'administration et d'appartements aux baigneurs. Le deuxième corps de bâtiment, perpendiculaire au premier, est destiné au service des bains et douches. Il se compose de vingt cabinets de bains, également partagés entre les deux sexes ; plus, de dix cabinets de douches, six pour les hommes et quatre pour les dames. Une galerie couverte règne le long de ce bâtiment, dont le premier étage est exclusivement occupé par les cabinets de bains, et le rez-de-chaussée par ceux des douches (1).

Le troisième corps de bâtiment, sans faire immédia-

(1) On construit en ce moment, d'après les plans de M. François, ingénieur des mines et inspecteur général des eaux minérales, un cabinet modèle où toutes espèces de douches pourront être administrées. Nous ne doutons pas que les malades ne retirent de cette heureuse innovation de précieux avantages.

tement suite au précédent, est parallèle au premier, et sert aux bains mitigés ; il y a six baignoires , en outre une chambre pour bains de vapeurs et bains russes, différents appareils pour douches à vapeur et bains médicamenteux.

Le quatrième sert, en partie, d'habitation aux malades et aux employés de l'administration. Enfin, en face de l'établissement, et dépendant de lui , est un hôtel qui n'en est séparé que par la largeur de la route, et dans lequel plus de soixante personnes trouvent à se loger. L'établissement principal et cet hôtel sont tous deux entourés d'un jardin anglais parfaitement planté , et qui sert de promenade aux baigneurs.

L'établissement des bains d'Enghien est ouvert depuis le 1ᵉʳ mai jusqu'au 15 octobre inclusivement. A l'appui de ce que nous avons dit touchant la prospérité croissante des eaux d'Enghien, voici, d'après des relevés officiels, quelle a été la quantité de bains, de douches donnés pendant trois saisons successives (1).

1° Pendant la saison de 1850 il a été donné 13,118 bains, dont 6,531 aux hommes et 6,587 aux dames. Le nombre de douches a été de 5,089, dont 2,466 aux hommes, et 2,623 aux dames.

Enfin , il a été donné gratuitement 208 bains et 190 douches.

Il a été expédié, vendu ou consommé sur place, 38,652 litres d'eau d'Enghien.

---

(1) Nous devons ces renseignements à l'aimable obligeance du propriétaire, M. le vicomte de Curzay, et à celle de M. Batailler, directeur de l'établissement.

2° En 1851, il a été donné 12,907 bains, dont 4,699 aux hommes et 8,208 aux dames.

Le nombre des douches a été de 6,112, dont 2,740 pour les hommes et 3,372 pour les dames.

Il a été donné gratuitement 455 bains et 306 douches.

La consommation s'est élevée, pour toute l'année, à 42,688 litres.

3° En 1852, il a été donné 13,721 bains, dont 6,594 aux hommes et 7,131 aux dames.

Le nombre des douches a été de 5,990, dont 2,859 aux hommes et 3,131 aux dames.

Il a été donné gratuitement 349 bains et 302 douches.

La consommation, pour toute l'année, a été de 52,194 litres (1).

Ces résultats parlent assez haut, et démontrent d'une manière frappante la prospérité croissante de l'établissement d'Enghien. Nous devons dire à la louange de l'administration que tous les indigents qui se sont présentés pour prendre des bains ou des douches ont toujours été accueillis quand ils justifiaient d'une ordonnance d'un des médecins de la localité. Le propriétaire a fait savoir au général commandant la division de Saint-Denis qu'il mettait les eaux à sa disposition pour les soldats ou sous-officiers qui produiraient une ordonnance signée par le chirurgien-major d'un des régiments ou par un des médecins inspecteurs attachés à l'établissement.

A ce relevé nous ajouterons le mouvement de la population d'Enghien pendant la saison des eaux.

(1) Le relevé de la quantité d'eau consommée sur place, vendue ou expédiée, nous a été fourni par M. Henri, préposé aux sources.

En 1850, au mois de juin, la population fixe (1) d'Enghien était de............. 350 individus.

Le nombre des étrangers était :
au 15 juin, de 557
1er juillet..................... 737
15 juillet............. 810
1er août..................... 874
15 août..................... 804
1er septembre 723
10 octobre.................. 185

En 1851, la population fixe d'Enghien était de .. 375 individus.
Le nombre des étrangers était :
au 15 juin, de.................. 538
15 juillet.................... 759
15 août..................... 935
15 septembre 611

En 1852, la population fixe d'Enghien était de .. 410 individus.
Le nombre des étrangers était :
au 15 juin, de.................. 729
15 juillet 902
1er août..................... 945
15 août 932
1er septembre 726
15 septembre 581

Sources. — Cinq sources (2) principales alimentent l'établissement des bains.

N° 1. La source Cotte, qui porte le nom de son fondateur.

N° 2. La source Deyeux.

N° 3. La source Péligot ou de la Rotonde.

N° 4. La source nouvelle, découverte par M. Bouland *père*, en 1835.

N° 5. La source de la Pêcherie.

(1) Le mouvement de la population pendant les années 1850 et 1851 nous a été fourni par M. Huchot, commissaire de police du canton, et celui de 1852 par M. Desbordes, qui l'a remplacé dans ces fonctions.

(2) Dans le courant de ce travail, et pour abréger, nous indiquerons les sources par les numéros 1, 2, 3, 4 et 5 ; le réservoir commun aux quatre premières sources sera également indiqué par le n° 1, et celui de la Pêcherie par le n° 2.

Toutes ces sources sont parfaitement captées, et aménagées de telle façon qu'elles peuvent servir de buvette aux malades, ainsi qu'à l'alimentation des bains. Les trois premières sont situées l'une près de l'autre, le n° 4 est à quelques mètres plus loin, et enfin le n° 5, la plus éloignée, se trouve dans un bassin servant de déversoir aux eaux du lac. D'après nos recherches, ces sources se trouvent être à environ 2^m,80 au-dessous de la surface du lac ; malgré leur proximité, elles présentent cependant de telles différences dans leur richesse en principe sulfuré, et dans leur écoulement, qu'il est impossible de leur assigner une origine commune, bien qu'il ait été émis des opinions contraires.

Toutes, à l'aide de tuyaux, viennent se rendre dans deux réservoirs de quinze pieds de profondeur environ, dont l'un reçoit le produit des quatre premières sources, et l'autre celui de la Pêcherie et de quatre autres sources non découvertes qui coulent par des fissures de terrain. Une fois arrivée dans ces réservoirs, l'eau se trouve aspirée par quatre corps de pompe mus par une machine à vapeur de la force de deux chevaux, et vient se rendre dans de grandes cuves de bois destinées à la recevoir ; elle y est chauffée, au moyen de la vapeur, à la température de 65 à 70 degrés centigrades. La machine à vapeur occupe la partie inférieure d'une tour, dont le premier et le second étage sont destinés aux cuves de l'eau des bains, et le troisième aux réservoirs des douches.

Ajoutons en terminant que c'est à l'initiative intelligente et hardie de M. Péligot qu'Enghien doit l'établissement qui fait aujourd'hui sa réputation.

PREMIÈRE PARTIE.

AVANT-PROPOS.

Malgré les nombreuses recherches chimiques entreprises sur les eaux sulfurées d'Enghien, il existait encore à résoudre des questions de la plus haute importance, la nature même du principe actif de ces eaux restait indéterminée. Trois hypothèses existaient sur ce sujet : l'une admettait dans ces eaux l'existence du sulfure de calcium ; l'autre la présence de l'hydrogène sulfuré libre ; enfin la troisième, comme si elle eût voulu concilier ces deux opinions extrêmes, considérait le principe sulfuré comme un sulfhydrate de sulfure de calcium, ou mieux un sulfure double d'hydrogène et de calcium. Nous aurons occasion plus loin de discuter les raisons sur lesquelles s'appuient ces hypothèses et d'en apprécier la valeur ; il nous suffit, pour le moment, de montrer la nécessité de nouvelles recherches sur ce sujet.

L'origine des eaux sulfurées froides est loin d'être connue. Depuis un certain nombre d'années on admet, sans que toutefois elle ait été démontrée par l'expérience, l'hypothèse dans laquelle on suppose la décomposition du sulfate de chaux par des matières organiques. Certes, au point de vue théorique, le fait est possible ; chaque jour même on rencontre des eaux stagnantes dont l'odeur infecte participe un peu de celle des sulfures *mêlée à beaucoup d'autres* : mais combien il y a loin de l'odeur de ces eaux à celle de l'eau d'Enghien, dont l'odeur franche d'hydrogène sulfuré n'offre rien de repoussant. Et si cette hypothèse était exacte pour l'eau d'Enghien, n'y aurait-il pas lieu de s'étonner que, parmi les puits nombreux dont est foré le terrain parisien, il s'en trouvât un si petit nombre présentant de l'eau sulfurée, puisque l'eau de tous ces puits, chargée de sulfate de chaux, laisse par l'évaporation un résidu noircissant par la calcination, preuve évidente qu'elle renferme des substances organiques ?

Les variations offertes par les sources d'Enghien, au point de vue de la quantité d'eau qu'elles fournissent, et des quantités de principe sulfuré qu'elles contiennent, l'influence des phénomènes météorologiques sur ces variations, sont autant de questions neuves auxquelles il nous a fallu consacrer plusieurs années de recherches.

Enfin, l'aménagement des eaux sulfurées, le mode d'élévation le plus convenable pour conduire ces eaux dans les cuves où elles doivent être chauffées, et surtout le mode de chauffage, sont autant de questions qui, pour avoir été examinées bien des fois avant nous, n'en étaient pas moins restées dans un état très grand d'imperfection.

CHAPITRE PREMIER.

PROPRIÉTÉS PHYSIQUES.

Couleur. — L'eau d'Enghien est parfaitement limpide et incolore ; cependant, lorsqu'on vient à en
chasser l'hydrogène sulfuré à l'aide d'un courant d'hydrogène pur ou de la machine pneumatique, on voit
cette eau prendre une teinte légèrement jaunâtre, en
conservant sa transparence. Ce fait, que nous signa-
lons les premiers, serait-il dû à la présence d'une matière
organique dont les propriétés se trouveraient mas-
quées par la présence du gaz sulfhydrique?

Odeur. — L'odeur des eaux d'Enghien rappelle franchement celle de l'hydrogène sulfuré. Ce fait, trop négligé jusqu'alors, nous permettra de démontrer plus
loin que le principe minéralisateur de ces eaux n'est
point, comme on l'avait dit, un sulfure métallique.
Cette odeur si pénétrante se répand au loin dans les
temps pluvieux et quand les vents soufflent de l'ouest.

Saveur. — La saveur des eaux d'Enghien varie suivant la manière dont on expérimente. Si l'odorat et le
goût s'exercent simultanément, on perçoit une saveur
franche d'hydrogène sulfuré ; si, au contraire, le goût
seul intervient, ce qui est facile, en interceptant le passage de l'air par les fosses nasales, on perçoit une saveur
douceâtre, fade et légèrement alcaline, ainsi que l'avaient
déjà observé Fourcroy et Delaporte (1), mais bien différente, d'après nous, de l'impression que produisent sur
le même sens les sulfures alcalins ou terreux.

(1) Fourcroy et Delaporte, *Analyse chimique de l'eau sulfureuse
d'Enghien*. Paris, 1788, p. 39.

Densité. — La densité de l'eau d'Enghien a été déterminée pour la première fois par Brisson en 1786 (1) ;
il la trouva égale à 0,00068. Depuis, Longchamp détermina cette même densité (2) à l'aide de l'aréomètre
de Nicholson, et il trouva le nombre 1,0007 ; mais le
premier de ces deux expérimentateurs n'opéra que sur
l'eau d'une seule source, tant on était convaincu alors
de l'identité des autres. Le second opéra sur les trois
premières sources, et leur trouva la même densité.

Nos recherches nous ayant démontré des différences
énormes dans la richesse de l'eau des différentes sources,
nous avons cru devoir prendre la densité de chacune
d'elles, et enfin, d'ajouter comme terme de comparaison la densité de l'eau de la pompe située dans la cour
des quatre pavillons.

Nous nous sommes servis, pour déterminer ces densités, de la méthode du flacon, en ayant soin de prendre de l'eau distillée et l'eau sulfurée à la température
de 10 degrés pour chaque détermination.

	1re expérience.	2e expérience.
Source n° 1	1,00139	1,00113
— n° 2	1,00144	1,00161
— n° 3	1,00127	1,00131
— n° 4	1,00105	1,00113
— n° 5	1,00065	1,00065
Eau de la pompe	»	1,00179

Ces expériences démontrent que la densité varie dans
l'eau de la même source suivant des circonstances indé-
terminées ; ces deux déterminations de densité ont été
prises à deux mois d'intervalle, et présentent quelques
différences.

(1) Fourcroy et Delaporte, *Analyse chimique de l'eau sulfureuse
d'Enghien*, p. 42.

(2) Longchamp, *Analyse de l'eau minér. sulfur. d'Enghien*, p. 57.

En examinant la densité des eaux n° 1 et n° 5, nous avions pensé que la densité diminuait à mesure que le principe sulfuré augmentait, puisque le n° 5 est presque toujours du double plus riche que le n° 1 ; mais nous avons été obligés d'abandonner cette idée, car, en en classant les sources par ordre de richesse décroissante, on obtient le tableau suivant :

N° 5, et par densité croissante ci-contre : 5
— 2,   —   4
— 1,   —   1
— 4,   —   3
— 3,   —   2

On voit, à l'inspection de ce tableau, que si l'eau n° 5 offre la plus grande richesse et la densité la plus faible, le n° 2, qui après elle occupe le premier rang, présente la densité la plus considérable ; il est vrai que le n° 3, ou la source la plus faible, ne diffère guère que d'un tiers de la source n° 2, tandis que le n° 5 est presque toujours deux fois plus riche que cette dernière.

Nous ne chercherons pas à expliquer les différences qui existent entre les densités trouvées par les expérimentateurs qui nous ont précédés et les nôtres, nous ne pouvons qu'affirmer de nouveau que nous nous sommes entourés des plus grandes précautions.

Température. — D'après nos recherches, toutes les sources offrent à peu près la même température ; nous les avons vues varier entre 10 et 14 degrés centigrades. Du reste, ces variations sont indépendantes de la température extérieure ; le tableau suivant donnera une idée exacte de ces oscillations, dues sans doute à ce que l'eau sulfurée, parcourant des couches assez profondes, n'est influencée ni par la température extérieure ni par celle de la couche superficielle du sol.

DATES.	TEMPÉR. EXTÉR.	PRESSION BAROM.	TEMPÉRATURE DES SOURCES.				
			Nº 1.	Nº 2.	Nº 3.	Nº 4.	Nº 5.
	°		°	°	°	°	°
30 mai 1850.	+ 23	»	11	10	11	12	11
10 juillet 1851.	17,2	755,70	»	11	12,5	13	14
17 —	16,7	757,96	12	11,2	12	14,2	14,1
23 sept.	18	760,22	13,6	12,6	13,4	13,6	14,2
23 sept. 1852.	17,4	770,01	14	13	12,5	14	13
6 févr. 1853.	3	»	11,8	12	12	12	10 [1]
27 —	2	»	11,6	11,7	11,4	11,5	8,7 [1]

			TEMPÉRATURE DES RÉSERVOIRS.	
			Réservoir nº 1.	Réservoir nº 2.
			°	°
10 juillet 1851.	17,2	757,96	10,1	14
17 —	16,7	757,96	12,8	14,8

Force d'écoulement. — Il suffit de jeter un coup d'œil sur le tableau ci-joint pour voir que les sources fournissent des quantités d'eau extrêmement variables. Le maximum que nous avons observé, sans y comprendre la source nº 5, qui était submergée au moment de l'observation, a été 57,669 litres en vingt-quatre heures, ce qui donnerait, en y joignant 4,155 litres, représentant à peu près le rendement moyen de cette source, un total de 61,824 litres pour le même espace de temps. Ce maximum a été observé le 27 février 1853, à la suite de nombreuses journées de pluie, et cependant la richesse en principe sulfuré des eaux était plus élevée que dans beaucoup d'autres observations antérieures (2).

Le minimum a été de 26,915 litres, alors que le lac

(1) Ces deux expériences sur la source nº 5 ont été faites alors que le bassin servant de décharge aux eaux du lac était rempli d'eau pour la conservation de la pêche de 1852, et dont la température était, le 6 février, de + 4°, et le 27, de + 2°,6. Cette eau entourait la source nº 5.

(2) Voyez, à la même date, la richesse en principe sulfuré.

était plein (28 septembre 1852) et que toutes les sources
ont pu être jaugées ; enfin, après le desséchement du
lac (14 novembre 1852), nous n'avons plus obtenu
pour vingt-quatre heures que 16,902 litres pour le rendement total. Chose remarquable! l'analyse des eaux
faite le même jour nous a donné une richesse en principe sulfuré presque égale pour toutes (1).

Nous avons cru devoir placer en regard du rendement de chaque source la pression barométrique et la
température extérieure ; mais un coup d'œil suffit pour
voir qu'il n'existe aucune relation entre la hauteur du
baromètre et le rendement total. Cependant on peut
faire cette remarque, qui n'a rien d'absolu, que, dans
certains cas où la pression atmosphérique augmente, le
rendement diminue ; et, réciproquement, quand la pression diminue, le rendement augmente. Telles sont, par
exemple, les observations du 5 août et du 23 septembre
1852. A la première date, la hauteur du baromètre était
de 748,94, et l'écoulement total de 59,812 litres; à la
seconde, le baromètre marquait 770,01, tandis que les
sources ne fournissaient plus que 29,363 litres. Nous
pensons donc qu'il nous reste encore à examiner cette
question pendant plusieurs années, pour savoir s'il
existe réellement un rapport entre la pression atmosphérique et la quantité d'eau fournie par les sources.
Quant à la température, il nous est possible dès à présent d'affirmer qu'elle n'a aucune influence.

Une cause beaucoup plus immédiate que toutes les
précédentes, c'est la hauteur des eaux du lac, et nous
n'en donnerons pour preuve que la diminution consi-

(1) Voyez le tableau de la richesse en principe sulfuré à la date du
14 novembre.

dérable de l'écoulement des sources après le dessèche-
ment. Ainsi, le 14 novembre 1852, le rendement total
n'était plus que de 16,901 litres, et nous avons observé ce
fait, que toutes les sources nous ont offert le même jour,
à peu de chose près, la même richesse en principe sulfuré, qui se trouve ainsi augmentée pour les quatre premières, tandis qu'elle était diminuée de près de moitié
pour la source de la Pêcherie. On expliquerait facilement l'augmentation de richesse en admettant que les
eaux du lac se mêlent ordinairement et en quantité
variable avec celles des sources; mais comment comprendre que la disparition de ces eaux ait pu faire
diminuer de moitié le principe sulfuré du n° 5, tandis
que la force d'écoulement de cette source était restée,
à quelques litres près, la même que celle qu'elle nous a
offert dans les jaugeages précédents? Faudrait-il admettre que la source n° 5 communique avec les autres
quand le lac est à sec, et que cette communication se
trouve interrompue lorsqu'il est rempli? Nous ne saurions juger la question, n'ayant pu observer qu'une
seule fois les sources dans une pareille circonstance.

Nous avons souvent remarqué que la quantité d'eau
diminuait même après huit ou quinze jours de pluie, et
que l'augmentation du rendement coïncidait aussi avec
une sécheresse de plusieurs jours. Les observations du
13 et du 26 août, du 2 et du 9 septembre 1852, nous ont
donné pour le rendement total les nombres :

$$38879 \text{ litres.}$$
$$35288$$
$$33596$$
$$26915$$

et en consultant les analyses faites les mêmes jours, on
trouve une augmentation de principe sulfuré qui va en

augmentant depuis le 13 août jusqu'au 9 septembre : ce qui prouve que, dans ces expériences, le principe sulfuré s'est accru à mesure que la quantité d'eau diminuait.

Tableau indiquant la force d'écoulement des différentes sources en vingt-quatre heures.

Dates.	Temp ext.(¹).	Press. bar.	N° 1.	N° 2.	N° 3.	N° 4.	N° 5.	Total gén.
1850.	°		lit.	lit.	lit.	lit.	lit.	lit.
4 juill.	»	»	19265	8856	13875	10152	5758	57086
1851.								
31 juill.	+ 22	755,96	12467	12476	14555	10800	4145	54442
7 août	19,4	762,47	12467	12467	9599	9599	5800	49772
1852.								
5 août	19	748,94	12960	16689	14954	11800	5409	59812
13 août	17	751,19	11455	7544	9720	7200	5180	58879
26 août	24	757,96	11455	7531	8452	5890	5180	55288
2 sept.	22,5	769,24	9719	6149	9719	4859	5180	55596
9 sept.	18	757,96	9256	4079	6485	5887	5180	26915
28 sept.	17,4	770,01	9718	5897	6274	6124	5354	29565
14 nov.	»	»	5922	252	3996	5600	5220	16901 (²)
1853.								
6 fév.	5	»	16200	14117	14954	11800	0(²)	57071 (³)
27 fév.	2	»	17768	14117	13984	11800	0	57669

CHAPITRE II.

AGENTS PHYSIQUES.

Lumière. — La lumière est sans action sur les eaux d'Enghien, ainsi que le prouvent les faits qui suivent.

Nous avons rempli cinq flacons d'un litre, bouchés à l'émeri, de l'eau des différentes sources, en ayant soin de n'y pas laisser d'air. On détermina la richesse de ces eaux au commencement de l'expérience.

(1) La température extérieure a été prise au moment même de l'expérience.

(2) Ce jaugeage a été fait après le desséchement du lac.

(3) La source n° 5 étant à cette époque submergée, nous n'avons pu constater dans ces deux dernières expériences sa force d'écoulement.

Trois de ces flacons furent exposés pendant un mois à l'action alternative de la lumière directe et de la lumière diffuse.

Les deux autres furent enveloppés d'une couche de papier assez épaisse pour les soustraire à l'action de la lumière diffuse, car on prit le soin de leur éviter le contact de la lumière solaire.

Les cinq flacons, placés les uns près des autres, se trouvèrent ainsi soumis aux mêmes variations de température ; après avoir prolongé l'expérience pendant un mois, on trouva l'eau des cinq flacons parfaitement limpide, et à l'aide de la solution d'iode on trouva la même quantité de soufre.

Si la lumière est sans action sur les eaux d'Enghien non altérées, et n'éprouve aucune altération elle-même en les traversant, si ce n'est la réfraction qu'elle éprouve toujours en passant dans des milieux de densités différentes, il en est tout autrement lorsqu'on examine l'action de la lumière sur ces eaux ayant subi un commencement d'altération.

Pour obtenir les conditions les plus favorables à l'expérience, il faut prendre un flacon d'un ou deux litres de capacité, bouché à l'émeri, et le remplir à peu près aux six huitièmes d'eau sulfurée, puis le boucher exactement : il reste ainsi au-dessus de l'eau une atmosphère limitée dont l'oxygène, en agissant lentement sur l'acide sulfhydrique, en brûle l'hydrogène, tandis que le soufre qui devient libre reste longtemps en suspension dans l'eau. Si alors on examine le vase par réflexion, en ayant soin de faire arriver la lumière sous certaines incidences, l'eau présente une légère teinte verte d'autant plus visible que l'eau est plus riche. Ce phénomène avait déjà été observé par Deyeux (1).

Nous avons observé qu'en changeant les conditions de l'expérience on obtenait des résultats différents : ainsi, en examinant l'eau par réfraction , et sous l'influence d'un rayon lumineux un peu vif , l'eau offre une couleur d'un rose très léger, mais cependant facile à constater.

Ces phénomènes sont dus à la présence du soufre en suspension dans l'eau à l'état d'extrême division, et qui offre ses deux teintes complémentaires quand on l'examine par *réfraction* et par *réflexion*.

Ces faits sont exactement du même ordre que ceux offerts par l'or précipité de ses dissolutions, soit par l'acide sulfureux, soit par le sulfate de protoxyde de fer.

L'eau d'Enghien altérée n'agit donc sur la lumière que par le soufre qu'elle tient en suspension.

Electricité. — Personne avant nous ne s'étant occupé de l'action de l'électricité sur les eaux d'Enghien, nous avons pensé qu'il serait intéressant d'examiner la manière dont cet agent se comporterait à l'égard de ces eaux.

Nous nous sommes servis, à cet effet, de la petite cuve de verre dont on fait habituellement usage pour la décomposition de l'eau , et d'une pile à auge de 30 éléments ; la liqueur acide était formée de 40 parties d'eau, de 1 partie d'acide sulfurique, et d'une quantité égale d'acide azotique, car nous désirions obtenir un courant peu énergique.

Au-dessus de chacun des pôles de la petite cuve nous avions disposé un tube de 20 centimètres cubes divisé en dixièmes de centimètre.

(1) Foucroy et Delaporte, *op. cit.*, p. 45.

Nous plaçâmes dans la petite cuve et dans les tubes gradués de l'eau de la source de la Pêcherie, dont la richesse est beaucoup plus considérable que celle des autres sources.

Dès que le courant fut établi, on vit apparaître des bulles à l'un et à l'autre pôle ; mais celles du pôle négatif, *beaucoup plus nombreuses, s'élevaient au sommet du tube sans changer de volume*, tandis que celles du pôle positif, *moins nombreuses, diminuaient très visiblement de volume dans leur trajet du pôle au sommet du tube.*

Après dix minutes d'action de la pile, l'eau avait perdu l'odeur *franche* d'hydrogène sulfuré qui la caractérise pour en prendre une autre participant, et de l'odeur faible du mono-sulfure de calcium, et de celle d'une liqueur sulfurée dont le soufre serait précipité par l'acide azotique; cependant elle n'avait encore rien perdu de sa transparence, pourtant elle avait pris cette légère teinte verdâtre signalée par Deyeux dans son travail sur l'eau d'Enghien.

Peu à peu l'eau se troubla, et dans la petite cuve, et dans le tube placé sur le *pôle positif*, tandis qu'elle avait conservé sa limpidité dans le tube du *pôle négatif*.

Après trois heures d'action il s'était réuni $2^{cc},3$ d'*oxygène* dans le tube du *pôle positif*, $5^{cc},6$ d'*hydrogène* dans le tube du *pôle négatif*.

Cette expérience offre plusieurs faits intéressants. Le premier, c'est la modification profonde apportée dans l'odeur de l'eau d'Enghien. Le second, auquel nous attachons une grande importance, n'est autre que la disparition d'une partie de l'oxygène dans le tube du pôle positif dont l'eau minérale conservait toute sa transparence, tandis que celle du pôle négatif se troublait (1). Il nous a même été possible de constater dans cette dernière la présence du sulfure de calcium *quinze jours* après l'expérience.

Enfin le troisième, c'est que l'hydrogène dégagé au pôle négatif ne contenait *aucune trace* sensible d'hydrogène sulfuré, puisqu'il ne diminua pas de volume par son agitation avec la potasse caustique, et ne laissa point déposer de soufre en brûlant dans un tube étroit.

L'eau minérale d'Enghien est donc bon conducteur de l'électricité, puisqu'elle se décompose facilement sous l'influence de la pile ; dans cette expérience *l'eau seule* semble décomposée. Cependant l'action de l'électricité doit être plus complexe ; car il se dépose du carbonate de chaux sur les parois du tube du pôle négatif en même temps qu'il se dégage un volume d'hydrogène un peu plus considérable que le double de l'oxygène dégagé au pôle positif : une partie de ce dernier gaz a sans doute réagi sur les deux éléments de l'hydrogène sulfuré contenu dans le tube du pôle positif, ce qui explique l'excès de l'hydrogène.

Comment expliquer actuellement la limpidité que conserve l'eau sulfurée dans le tube placé sur le pôle positif ?

La question est très difficile à résoudre, car l'eau d'Enghien se trouble au contact de l'air avec la plus grande rapidité ; l'oxygène présente une action plus vive encore : il est donc impossible d'admettre qu'il existe de l'eau sulfurée dans le tube du pôle positif au moment où commence le dégagement du gaz, puisqu'elle serait inévitablement troublée par l'oxygène.

(1) Ce trouble, ainsi que nous l'avons constaté, est dû au dépôt d'une petite quantité de carbonate de chaux.

Pour expliquer ce phénomène, il faudrait donc supposer que dès la première action de la pile, le principe
sulfuré de l'eau, formé par l'hydrogène et le soufre, qui
sont positifs relativement à l'oxygène, disparut du tube
du pôle positif avant l'apparition de l'oxygène. Ce qui
donne quelque vraisemblance à cette hypothèse, c'est
qu'en abandonnant l'appareil à lui-même, l'eau placée au-dessous de l'oxygène conserve indéfiniment sa
limpidité.

Ou bien encore on pourrait admettre que sous l'influence de l'électricité il se forme du monosulfure de
calcium par la réaction de l'hydrogène sulfuré sur le bicarbonate de chaux ; ce que semble indiquer la modification profonde de l'odeur de l'eau minérale. Une portion de ce monosulfure se rendrait avec l'hydrogène au
pôle négatif dont l'eau acquiert alors la propriété de
conserver son odeur au moins quinze jours. La partie
de monosulfure de calcium contenue dans le tube du
pôle positif passerait peu à peu à l'état d'hyposulfite
sous l'influence de l'oxygène à l'état naissant : de là,
disparition de l'odeur de l'eau de ce tube et conservation de sa limpidité.

Nous étions loin de penser que les faits viendraient
confirmer d'une manière si complète notre dernière
hypothèse, et la transformer en théorie. De nouvelles
expériences nous ont fait voir que l'électricité, en agissant sur les eaux d'Enghien, donnait, outre les résultats précédents, un phénomène qu'il était impossible de
prévoir : c'est la propriété de conserver pendant au
moins quinze jours une partie de son principe sulfuré,
bien qu'elle soit exposée au contact de l'air, tandis que
dans les mêmes circonstances l'eau d'Enghien, non

soumise à l'action de l'électricité, perd toutes ses propriétés en vingt-quatre ou quarante-huit heures.

Ce fait serait complétement inexplicable dans les deux *hypothèses* où l'on admet que les propriétés des eaux d'Enghien sont dues à la présence du *monosulfure de calcium* ou du *sulfhydrate de sulfure de calcium;* mais si, comme nous le démontrerons dans un chapitre spécial, le principe sulfuré de ces eaux minérales n'est autre que l'*acide sulfhydrique à l'état de liberté*, non seulement le phénomène dont nous venons de parler trouve une explication facile, mais encore le trouble qui se produit au pôle négatif, ainsi que la transparence que conserve l'eau placée au pôle positif.

De cette manière l'hypothèse que nous avons exposée plus haut se trouve démontrée par l'expérience.

Voici, du reste, les faits sur lesquels reposent les raisonnements qui précèdent.

Nous avons décomposé une certaine quantité de sulfate de chaux en le calcinant avec du charbon, afin de nous procurer du *monosulfure de calcium.*

Nous avons placé un excès de ce monosulfure avec de l'eau distillée dans un flacon bouché à l'émeri, complétement rempli, et dont le col fut plongé dans l'eau.

Après quinze jours de contact nous déterminâmes, à l'aide de la solution d'iode, la richesse de notre solution de monosulfure de calcium : 1000 centimètres cubes de cette solution exigèrent 116 centimètres cubes de la liqueur d'iode; elle présentait donc une richesse à peu près triple de celle de l'eau de la Pêcherie.

La solution de monosulfure de calcium présente une odeur sulfurée faible infiniment moins vive que celle de l'eau d'Enghien, moins riche cependant en soufre. Là ne s'arrêtent pas les dissemblances ; car si l'on expose comparativement à l'air, dans des vases de même forme, des quantités égales d'une solution de monosulfure de calcium étendue et d'eau d'Enghien présentant la même richesse en soufre, on observe des différences très grandes. En effet, dès les premières heures, l'eau minérale se trouble, prend les différentes teintes dont nous avons parlé. En vingt-quatre ou trente-six heures, elle est devenue complétement inodore, et ne brunit plus le papier d'acétate de plomb.

Le sulfure de calcium, au contraire, conserve toute sa limpidité ; il se forme seulement à sa surface une pellicule de carbonate dont les débris tombent peu à peu au fond, la liqueur ne prend aucune teinte ; l'odeur de sulfure persiste huit, dix ou quinze jours après la disparition de celle de l'eau, suivant la forme des vases dans lesquels les liquides sont placés et les quantités sur lesquelles on opère.

Ces expériences répétées plusieurs fois nous ont toujours donné les mêmes résultats.

Il résulte donc de ce qui précède, qu'il existe, sous le rapport de l'altérabilité par l'air, une énorme différence entre les eaux d'Enghien et le monosulfure de calcium.

Comme, après avoir été soumise à l'électricité, l'eau minérale présente à l'action de l'oxygène de l'air une résistance qu'elle ne possédait pas auparavant, et semblable à celle du monosulfure de calcium, nous nous croyons autorisés à conclure qu'il se forme du sulfure de calcium par la réaction de l'acide sulfhydrique sur la chaux du bicarbonate dissous dans l'eau, lorsqu'on soumet celle-ci à l'action de l'électricité.

Calorique. — L'eau d'Enghien, soumise à l'action
du calorique, présente des modifications dignes de remarque, suivant la température à laquelle on l'expose
et les conditions dans lesquelles on se place ; car, pour
une même température, les résultats sont bien différents quand on agit à l'abri du contact de l'air, quand
l'air peut pénétrer librement dans le vase où se trouve
l'eau, et enfin lorsque le vase ne renferme qu'une
quantité d'air limitée.

Longchamp affirme que :

« Si l'eau est chauffée dans des vases clos, et qui en
» soient entièrement remplis, elle ne perd qu'une por-
» tion de son hydrogène sulfuré, et elle en conserve
» toujours la plus grande partie, quelque soit le temps
» pendant lequel l'ébullition est prolongée (1). »

Nous ne chercherons pas à expliquer la discordance
qui existe entre la citation précédente et nos propres
observations ; nous préférons décrire une des expériences nombreuses que nous avons faites à ce sujet.

On fit bouillir pendant cinq minutes 500 centimètres
cubes de la source n° 1 dans un ballon muni d'un tube
et complétement plein ; elle fut refroidie à 20 degrés.
On l'essaya alors avec la solution d'iode ; il fallut, pour
obtenir la coloration bleue, $1^{cc},3$, soit $2^{cc},6$, pour 1000
centimètres cubes d'eau. Avant l'expérience, 1000 centimètres cubes de la même eau exigeaient 16 centimètres cubes de la liqueur iodée pour la décomposition de
leur principe sulfuré ; la perte dans cette expérience
a donc été de 83 pour 100. Grâce à la sulfhydrométrie
imaginée par M. Dupasquier, il est aujourd'hui facile

(1) Longchamp, *Analyse de l'eau minérale sulfureuse d'Enghien.*
Paris, 1826.

de suivre les altérations éprouvées par les eaux d'Enghien pour les différentes températures auxquelles on les expose.

Dès *notre première recherche* sur les eaux d'Enghien, il nous fut facile de nous convaincre que dans certaines circonstances ces eaux éprouvaient des altérations profondes quand on en élevait la température pour les employer en bains.

Nous rapportons en détail notre expérience, qui date du 28 mai 1850 :

$1000^{c.c.}$ eau n° 1	exigent $56^{c.c.}$	hypochlorite (1).
1000	eau n° 2	— 69	—
1000	eau n° 3	— 68	—
1000	eau n° 4	— 71	—
1000	eau n° 5	— 87	—
1000	eau du réservoir commun	— 55	—
1000	eau du réservoir de la Pêcherie	— 73	—
1000	eau des bains à 35 degrés	— 30	—
1000	eau des bains à 65 degrés	— 30	—

Les cuves dans lesquelles on chauffe l'eau qui doit servir aux bains sont alimentées par le réservoir commun aux quatre premières sources, et par celui de la Pêcherie. En admettant même que le premier seul les alimente, la différence qui existe entre la richesse de l'eau de ce réservoir et celle de l'eau des bains nous a tellement frappés, qu'à partir de ce jour, nous avons cherché à remédier à l'altération qui enlevait aux eaux d'Enghien une partie de leur principe actif.

Nos efforts ont été couronnés de succès, et si nous ne sommes pas parvenus à éviter complétement la perte du principe sulfuré des eaux que nous étudions, nous

(1) Nous avions pensé, au début de notre travail, à employer l'hypochlorite de chaux pour l'analyse du principe sulfuré des eaux d'Enghien, mais ce procédé exigeant de nouvelles études, nous en ferons le sujet d'un prochain travail.

leur conservons dans tous les cas la presque totalité de
ce principe; tandis que, par le mode de chauffage actuellement employé, la richesse en principe sulfuré de
ces eaux varie chaque jour, et quelquefois même disparaît complétement.

Avant de décrire le mode de chauffage *découvert par
nous*, examinons celui qui est aujourd'hui employé, et
dont la simplicité, au moment de son installation, semblait réunir le double avantage de réaliser une grande
économie de combustible et d'être en harmonie avec
les connaissances scientifiques d'alors.

Les cuves de bois dans lesquelles est chauffée l'eau
sulfurée destinée aux bains et aux douches sont dis-
posées, comme nous l'avons déjà dit, aux trois étages
d'une haute et élégante tour de briques de l'effet le
plus pittoresque. Au rez-de-chaussée de cette tour se
trouvent les pompes qui portent dans les cuves l'eau
sulfurée des deux réservoirs dont nous avons parlé;
au pied de cette tour, et en dehors, on a construit,
l'année dernière, un fourneau pouvant chauffer deux
générateurs de vapeur afin d'éviter tout chômage, et de
plus, il existe un manége destiné à suppléer la machine
à vapeur, en cas d'accidents; des tubes de cuivre
partent des générateurs, et vont distribuer la vapeur à
chacune des cuves à l'aide d'un siphon qui, passant
sur son bord et traversant son couvercle, va plonger
près de son fond.

Il est actuellement facile de comprendre les inconvénients de ce mode de chauffage, dont le plus apparent,
c'est-à-dire la condensation de la vapeur d'eau dans
l'eau sulfurée, n'est pas le plus grand; cette condensation, il est vrai, imprime aux masses considérables

d'eau dans lesquelles elle s'opère un tremblement continuel qui se transmet directement aux planchers, et pourrait donner des craintes s'ils n'offraient une solidité remarquable.

La cause, et sans doute la cause unique de l'altération de l'eau sulfurée dans ce mode de chauffage, *c'est la présence de l'air* qu'il est impossible d'éviter.

En effet, au commencement de la saison, tous les appareils sont remplis d'air : quand on enlève les incrustations qui se déposent dans les générateurs, ce qui a lieu une ou deux fois chaque mois, suivant les besoins du service, le même cas se présente ; il n'est donc pas surprenant de voir, dans ces circonstances, l'eau sulfurée subir de profondes altérations : il est vrai que ces cas se présentent rarement, et perdent ainsi de leur importance, puisque la vapeur a bientôt balayé cet air.

Enfin la dernière cause d'altération, et la plus importante à notre avis, est la suivante. La vapeur qui s'échappe des générateurs et va se condenser dans les cuves diminue la quantité d'eau des bouilleurs ; ce vide est immédiatement comblé par la pompe d'aspiration qui amène de l'eau *douce* froide : cette eau contient de l'air, et cet air, entraîné par la vapeur, va détruire l'hydrogène sulfuré de l'eau des cuves ; et comme sans cesse il arrive de l'eau douce contenant de l'air dans les générateurs, il en résulte une cause permanente d'altération bien difficile à éviter.

Tout ce que les raisonnements précédents indiquent, au point de vue de la théorie, ne se réalise que trop dans l'application. L'expérience qui suit le prouve de la manière la plus évidente :

1000ᶜᶜ eau sulfureuse nᵒ 2 .... exigent 16ᶜᶜ,5 solution iodée.
1000   eau du robinet des bains à 60°
                et refroidie ....   —   3ᶜᶜ,8   —

Il y a donc eu, dans ce cas, perte des trois quarts du principe sulfuré.

Enfin, et pour terminer l'examen qui a rapport à l'état actuel de l'aménagement des eaux minérales d'Enghien, il nous reste à faire connaître les réservoirs.

Les réservoirs, au nombre de deux, sont d'énormes cuves de bois enfoncées dans le sol, de manière que leur bord vienne l'affleurer. L'un d'eux est situé dans la partie de l'établissement nommée la Pêcherie, et reçoit l'eau de la source du même nom. L'autre reçoit l'eau des quatre premières sources, et se trouve à peu de distance du pied de la tour dont nous avons parlé ; son bord se trouve situé d'un mètre environ au-dessous de la surface du sol.

Ces réservoirs sont enfermés, le premier dans un petit pavillon, le second dans une espèce de grotte, et se trouvent ainsi à l'abri de la température extérieure ; pour garantir l'eau sulfurée de l'action de l'air, on a adapté au bord de chaque réservoir un couvercle de bois exécuté avec soin.

Enfin, pour déterminer ce qui a rapport à l'action de la chaleur, nous avons fait les deux expériences suivantes. On fit chauffer de l'eau nᵒ 4 au bain-marie dans une fiole complétement remplie et munie d'un tube également plein, dont l'extrémité plongeait dans la même eau. On porta sa température entre 65 et 70 degrés ; des bulles, petites et nombreuses, vinrent se rassembler dans la partie courbe du tube ; on laissa refroidir à 20 degrés.

1000 centimètres cubes de cette eau exigèrent 15 centimètres cubes de solution d'iode.

1000 centimètres cubes de la même eau , avant l'expérience, avaient exigé 18^{cc},12 de la même solution. Cette expérience démontre que déjà, à la température de 70 degrés, et dans des vases parfaitement clos, l'eau d'Enghien éprouve une altération notable.

Dans la seconde expérience, nous avons placé de l'eau minérale n° 1 dans un ballon rempli aux quatre cinquièmes ; au fond de ce ballon plongeait un tube dont l'autre extrémité était adaptée à un second ballon faisant fonction de générateur de vapeur ; enfin, du bouchon du premier ballon partait un tube dont l'extrémité plongeait dans une solution de potasse, afin de retenir l'hydrogène sulfuré qui pourrait se dégager. On porta l'eau du générateur à l'ébullition, et on l'y maintint jusqu'à ce que l'eau minérale eût atteint la température de 70 degrés ; on laissa refroidir, à l'abri du contact de l'air, jusqu'à 20 degrés, puis on fit l'analyse à l'aide de la solution iodée.

Les 1000 centimètres cubes d'eau employés et les 200 centimètres cubes d'eau qui s'étaient condensés pendant son échauffement ont exigé 8^{cc},75 de solution iodée , tandis que 1000 centimètres cubes de la même eau minérale non chauffée avaient exigé 16^{cc},8.

Cette dernière expérience démontre que la vapeur d'eau , en entraînant la petite quantité d'air contenue dans le générateur de vapeur , a déterminé une altération profonde de l'eau sulfurée, altération qu'on retrouve dans le mode de chauffage actuellement employé.

La solution de potasse *ne renfermait pas* de principe sulfuré.

CHAPITRE III.

AGENTS CHIMIQUES.

Oxygène et air. — L'oxygène et l'air agissent d'une manière rapide sur les eaux d'Enghien, et leur font subir une altération profonde. En effet, quand on expose ces eaux au contact de l'air, elles se troublent au bout de quelques heures ; du soufre très divisé leur communique diverses teintes, dont nous avons parlé à propos de la lumière ; peu à peu l'odeur s'affaiblit, et après vingt-quatre ou quarante-huit heures, suivant les masses, elle a complétement disparu : ce qui n'aurait pas lieu, ainsi que nous avons déjà eu l'occasion de le dire, si l'eau renfermait du sulfure ou du sulfhydrate de sulfure de calcium.

L'action de l'oxygène ou de l'air sur ces eaux est tellement énergique, qu'en les plaçant dans des vases incomplétement remplis ou mal bouchés, on voit bientôt se produire tous les phénomènes dont nous venons de parler. Pour qui connaît la facilité avec laquelle s'opère la diffusion des gaz par les fissures les plus fines, il est facile de comprendre que, malgré tous les soins apportés à la confection des couvercles qui ferment les réservoirs et les cuves, ce moyen de conservation soit insuffisant. Comme nous accordons toujours plus d'importance aux expériences qu'aux déductions philosophiques qui semblent les plus rigoureuses, nous rapporterons à l'appui de ce qui précède les résultats suivants, qui datent du 3 juillet 1851.

3 *juillet* 1851.

1000cc	eau n° 1...............	exigent	16,75	solution iodée.
1000	eau n° 2...............	—	18,75	—
1000	eau n° 3...............	—	18,33	—
1000	eau n° 4...............	—	17,00	—
1000	eau n° 5...............	—	24,66	—
1000	eau du réservoir commun	—	8,33	—
1000	eau du réservoir de la Pêcherie..............	—	23,33	—

La richesse moyenne des quatre premières sources est égale :

pour 1000cc, à 17cc,71 solution iodée ;

tandis que le réservoir commun n'exige :

pour 1000cc, que 8cc,33 solution iodée.

La perte est donc dans ce cas d'un peu plus que la moitié.

Quant au réservoir de la Pêcherie, la perte est seulement de 4 pour 100, ce qui peut être considéré comme une perte légère.

10 *juillet* 1851.

1000cc	eau n° 1...............	exigent	16,75cc	solution iodée.
1000	eau n° 2...............	—	17,66	—
1000	eau n° 3...............	—	15,50	—
1000	eau n° 4...............	—	15,00	—
1000	eau, en moyenne.........	—	16,00	—
1000	eau du réservoir commun, *id.*	—	4,75	—

La perte est ici de 68 pour 100.

Ces faits parlent assez haut pour que nous nous abstenions de toute réflexion ; ajoutons cependant que si dans de semblables conditions on obtient des eaux d'Enghien des cures presque miraculeuses, il serait possible, en leur conservant la totalité ou la presque totalité de leur principe sulfuré, d'accroître de beaucoup encore le nombre des guérisons.

Nous pensons être arrivés à ce résultat, et nous

serions heureux de voir adopter notre système par
l'homme intelligent qui possède aujourd'hui les eaux
d'Enghien.

Outre l'action chimique immédiate de l'air ou plutôt
de son oxygène sur l'eau d'Enghien, il en est une autre
toute physique par suite de laquelle l'acide sulfhydrique,
abandonnant l'eau qui le tenait en dissolution, vient se
mêler à l'atmosphère : ce phénomène, dû à la tendance
qu'ont les gaz à se mêler, porte le nom de *diffusion*.

L'air qui se trouve ainsi en contact avec l'eau sulfurée se charge d'une quantité variable d'acide sulfhydrique, et peut le transporter à des distances plus ou
moins considérables. Lorsque ce mélange gazeux rencontre des substances poreuses, ou même seulement
solides, l'oxygène réagit sur les éléments de l'acide sulfhydrique, forme de l'eau avec l'hydrogène et de l'acide
sulfurique avec le soufre ; l'acide ainsi formé se com-
bine avec toutes les bases qu'il rencontre, et forme des
sulfates, surtout avec la chaux qui entre dans la composition des pierres de taille ou des moellons dont sont
environnées les sources : de là des espèces d'excrois-
sances cristallines plus ou moins considérables.

Les silex, qui se trouvent dans les mêmes conditions
que les pierres précédentes, se recouvrent d'une sorte
de rosée rougissant fortement le papier de tournesol bleu,
et dans laquelle nous avons constaté la présence de
l'acide sulfurique.

Les métaux qui se trouvent en contact avec ce mélange d'azote, d'oxygène et d'hydrogène sulfuré, s'oxydent avec une rapidité très grande, et donnent naissance, soit à des sulfates neutres, soit à des sulfates
basiques.

Le fer surtout est attaqué avec une énergie remarquable; il se recouvre d'une couche plus ou moins épaisse offrant l'aspect de la rouille, mais dans laquelle il est facile de démontrer la présence de l'acide sulfurique; d'autres fois ce fer se recouvre de véritables cristaux de protosulfate de fer parfaitement cristallisé, comme cela se remarque sur les boulons non plongés de l'échelle du réservoir commun.

Le zinc, le plomb, le cuivre, le bronze, éprouvent des altérations analogues à celles qui précèdent. Toutes les peintures à la céruse qui avoisinent les sources prennent une teinte grise qui passe bientôt au brun plus ou moins foncé, par suite de la formation du sulfure de plomb.

Le papier, le linge, jouent, à l'égard du mélange d'hydrogène sulfuré et d'air, le rôle de corps poreux, déterminent leur réaction en présence de la vapeur d'eau, et il se forme de l'acide sulfurique qui détruit ces corps avec une très grande rapidité. Il résulte en effet, des expériences de M. Dumas, qu'en faisant passer un courant d'hydrogène sulfuré humide à travers un tube rempli de linge parfaitement lavé à l'eau distillée et chauffé à une douce température, il se forme au bout de peu de temps une quantité notable d'acide sulfurique, dont il est facile de démontrer la présence à l'aide du chlorure de barium.

CHAPITRE IV.

DESCRIPTION DE NOTRE PROCÉDÉ DE CHAUFFAGE DES EAUX SULFURÉES FROIDES.

Nous avons démontré dans le paragraphe précédent que si l'eau sulfurée d'Enghien, chauffée à 65 ou 70 degrés avec toutes les précautions dont on peut user dans les laboratoires, ne subit qu'une altération légère, il n'en est plus de même quand il s'agit de la chauffer par masses considérables et dans des vases de grande capacité. Les difficultés qu'on éprouve alors pour garantir l'eau sulfurée du contact de l'oxygène de l'air, dont l'action sur elle est si rapide, peuvent paraître insurmontables au premier abord, tandis qu'au contraire il suffit d'appareils simples et peu coûteux pour obtenir ce résultat à l'aide des moyens que nous avons imaginés.

Tout notre procédé repose sur la proposition suivante :

Soustraire l'eau sulfurée au contact de l'air froid ou chaud, depuis le moment où elle sort du sein de la terre jusqu'à celui où elle arrive dans la baignoire.

Dans l'état actuel des choses, l'eau sulfurée arrive dans un premier petit bassin qui peut être considéré comme représentant la source elle-même, puis elle passe dans un second réservoir formant le trop-plein de la source, et de là elle s'écoule par des conduits dans les grands réservoirs dont nous avons déjà parlé.

La source et le trop-plein sont complétement exposés au contact de l'air; de là une première altération subie

par l'eau. Cette action de l'air est tellement énergique,
que le fond de la source et du trop-plein est recouvert
d'une quantité assez considérable de soufre: ce soufre,
du reste, forme d'abord une espèce de couche crémeuse
à la surface de l'eau, surtout si l'on reste longtemps
sans l'agiter; dans le cas contraire, elle se divise et
gagne peu à peu le fond, en raison de sa densité.

Une expérience pour ainsi dire naturelle vient prouver
l'action destructive de l'air.

Des cinq sources que possède l'établissement, il en est
une, la source Cotte, ou n° 1, dont la porte est très fréquemment ouverte, même pendant l'hiver, pour la mise
en bouteilles de l'eau; c'est elle aussi qui présente le dépôt
le plus considérable de soufre, et quand on la laisse en
repos, elle offre à sa surface une couche épaisse de cette
substance, tandis que les autres sources en offrent
d'autant moins qu'elles sont moins souvent ouvertes.
Ces phénomènes sont surtout sensibles dans la saison
d'hiver.

Pour éviter cette altération *permanente*, il suffira de
placer à la surface de l'eau un couvercle de bois présentant la forme de la source ou du trop-plein; ce couvercle, muni d'un bord de 6 à 8 centimètres, ressem-
blerait à une petite boîte: en renversant cette boîte
de manière que son bord plongeât dans l'eau, on pré-
serverait *complétement* celle-ci du contact de l'air.

En effet, la petite quantité d'oxygène qui tout d'abord
se trouverait emprisonnée sous cette espèce de cuve de
bois serait bientôt absorbée par l'hydrogène sulfuré, et
au bout de quelques heures, l'eau minérale se trouverait
en contact avec une atmosphère d'azote et d'acide sulfhydrique sans action sur elle.

Le même système s'appliquerait avec la plus grande
facilité, et aux cuves servant de réservoir, et à celles qui
servent au chauffage de l'eau.

Dans ce cas on donnerait au couvercle un diamètre
un peu plus petit que celui des cuves, de manière à
lui permettre de descendre et de monter facilement ; la
petite quantité de gaz accumulée sous ce couvercle mobile aiderait à le maintenir à flot sans qu'il fût besoin
de chaînes et de poulies, dont l'application du reste serait impossible, à cause du peu d'espace qui sépare du
plancher le bord des cuves de chauffage.

Comme chaque cuve reçoit un tube amenant l'eau
sulfurée, il suffirait de placer à l'autre extrémité du
diamètre de la cuve une tringle de bois pour diriger le
couvercle dans ses mouvements alternatifs de haut en
bas et de bas en haut.

Il est inutile de faire ressortir les avantages de notre
couvercle mobile sur le couvercle fixe actuellement
employé ; car ce dernier ne garantit guère plus l'eau
sulfurée de l'action de l'air que si les cuves étaient
complétement découvertes (1).

Ces améliorations si simples une fois réalisées, pour
compléter notre système, il ne nous reste plus qu'à

(1) Au moment de mettre sous presse, nous avons appris d'un employé attaché depuis longues années à l'établissement, qu'il avait
existé sur les réservoirs un couvercle analogue à celui que nous décrivons, mais qui fut supprimé pendant la direction de M. Bouland
père, à la suite d'un accident déplorable. Comme il serait très facile,
avec quelque attention, de prévenir de nouveaux malheurs, nous
croyons devoir insister pour le rétablissement de ces couvercles mobiles ; et nous sommes heureux de nous être rencontrés sur ce point
avec celui qui, le premier, les a imaginés, et dont le nom nous est
malheureusement inconnu

chauffer les eaux à l'aide d'une méthode ne leur faisant subir aucune altération bien sensible. Voici, après
bien des recherches, le moyen qui nous a semblé le
plus convenable dans l'état actuel des choses.

Au lieu de chauffer l'eau sulfurée par la condensation
directe de la vapeur, ce qui lui fait subir des pertes considérables de principe actif, nous conseillons de chauffer
de l'eau ordinaire à une température aussi élevée que le
puisse permettre le système de chauffage à la vapeur actuellement employé, puis à faire parvenir cette eau presque bouillante dans l'eau sulfurée froide déjà arrivée dans
la baignoire. En opérant d'une manière inverse, c'est-à-
dire en faisant arriver l'eau sulfurée dans l'eau chaude,
on s'exposerait à faire perdre aux premières portions de
cette dernière une partie de leur principe, par suite de
la haute température à laquelle elles se trouveraient
exposées. Enfin nous conseillerons d'amener l'eau minérale et l'eau douce chaude jusqu'au fond de la baignoire
à l'aide d'un tube, car le jet produit par les robinets
du bain fait souvent tomber sous forme de pluie l'eau
sulfurée, et lui fait offrir à l'action de l'air des surfaces de contact très nombreuses.

Nous ne nous dissimulons pas qu'en adoptant notre
mode de chauffage pour les eaux minérales d'Enghien,
on les mélange d'une certaine quantité d'eau douce
qui tend à en diminuer la richesse ; mais comme ce
mode de chauffage conserve à l'eau minérale des propriétés bien supérieures à celles qu'on rencontre dans
l'eau chauffée par le système actuel, nous pensons
qu'en l'appliquant immédiatement, il serait possible
d'obtenir des résultats thérapeutiques décisifs dans des
cas où, jusqu'à ce jour, l'eau d'Enghien a échoué.

Voici, du reste, les expériences sur lesquelles repose notre conviction :

1° On prit 500 centimètres cubes d'eau de la source n° 1, on y ajouta assez d'eau ordinaire bouillante pour obtenir un mélange à la température de 35 degrés ; il fallut, pour atteindre ce degré, ajouter 166 centimètres cubes d'eau à 100 degrés.

500 centimètres cubes du mélange précédent exigèrent $6^{cc},3$ de solution d'iode, et comme la totalité de ce mélange était de 666 centimètres cubes, cette quantité eût exigé $8^{cc},3$ de solution d'iode. Or 500 centimètres cubes de l'eau n° 1 exigeaient à l'état de pureté 8 centimètres cubes de solution d'iode ; il en résulte que dans ce mélange l'eau minérale n'a rien perdu de son principe sulfuré.

Bien plus, il semble y avoir une légère augmentation de richesse, ce qui tient à ce que l'iode, à la température à laquelle on a opéré, réagit un peu sur le soufre lui-même et détermine son oxydation par la décomposition d'une petite quantité d'eau.

2° Le 16 septembre 1851, nous fîmes préparer un bain avec douze seaux d'eau sulfurée n° 1, et environ quatre seaux d'eau ordinaire chaude : la température du mélange était de 34 degrés ; on en fit refroidir une petite quantité.

1000 centimètres cubes de ce mélange refroidi exigèrent 17 centimètres cubes de solution d'iode ; mais ces 1000 centimètres cubes ne contenaient en réalité que 750 centimètres cubes d'eau sulfurée n° 1, ce qui donne, pour 1000 centimètres cubes de cette dernière, $22^{cc},6$.

Deux jours auparavant, 1000 centimètres cubes d'eau

de la source n° 1 avaient exigé 22^{cc},1 de la même solution iodée.

Dans cette seconde expérience comme dans la première, on voit que l'eau sulfurée n'éprouve *aucune altération*.

Du reste, l'un de nos confrères, qui a bien voulu se soumettre à l'action de ce bain, en a éprouvé une rubéfaction de la peau telle, qu'il n'en avait jamais ressenti de semblable par l'action de l'eau minérale chauffée à l'aide de la vapeur.

Enfin, pour compléter notre conviction sur ce sujet, nous avons fait l'expérience suivante, dans laquelle nous avons chauffé l'eau sulfurée à l'aide de la vapeur.

L'appareil qui nous a servi se composait d'un premier ballon devant servir de générateur de vapeur, et communiquant, à l'aide d'un tube, avec un second ballon contenant l'eau sulfurée; au bouchon de ce dernier étaient adaptés un thermomètre et un second tube recourbé dont l'extrémité allait plonger au fond d'une éprouvette contenant une solution de potasse caustique destinée à retenir le gaz sulfhydrique qui pourrait se dégager.

Le ballon générateur, d'une capacité d'environ 200 centimètres cubes, était rempli aux deux tiers; dans le second ballon, on plaça 200 centimètres cubes d'eau sulfurée n° 1, qui le remplirent à peu près aux quatre cinquièmes; on chauffa alors l'eau ordinaire, et on la maintint à l'ébullition jusqu'à ce que le thermomètre de l'eau sulfurée marquât 70 degrés; on enleva le ballon générateur; à l'aide d'un bouchon de liége fin, on ferma celui de l'eau minérale, qu'on fit refroidir dans un bain d'eau froide. Il s'était condensé, durant cette expérience, 40 centimètres cubes de vapeur d'eau.

La température ayant été ramenée à 20 degrés, on fit l'essai à l'aide de la solution d'iode; il en fallut 1^{cc},75 : ce qui donne pour 1000 centimètres cubes d'eau sulfurée, 8^{cc},75.

1000 centimètres cubes de la même eau, essayés pendant l'expérience précédente, avaient exigé 16^{cc},8 de liqueur d'essai : il y a donc eu perte de la moitié du principe sulfuré ; car après avoir sursaturé la potasse de l'éprouvette à l'aide de l'acide chlorhydrique, la première goutte de solution d'iode colora en bleu l'amidon qu'on y avait ajouté, ce qui indique que le principe sulfuré s'est décomposé sur place et ne s'est pas dégagé.

En dernier lieu, nous avons chauffé à 70 degrés, à l'aide d'un serpentin, et dans un vase complétement rempli, 1000 centimètres cubes d'eau sulfurée exigeant 16^{cc},68 de solution iodée; l'expérience dura 30 minutes: cette eau refroidie, à 12 degrés, exigea 14^{cc},2. Perte du principe sulfuré, 0,15.

On chauffa de même à 70 degrés 1000 centimètres cubes d'eau sulfurée exigeant 21 centimètres cubes de solution iodée; l'expérience dura 30 minutes : cette eau, refroidie à 15 degrés, exigea 18 centimètres cubes. Perte du principe sulfuré, 0,15, soit un peu plus d'un sixième.

Les expériences précédentes démontrent d'une manière irrécusable combien il est difficile d'éviter à l'eau d'Enghien une altération profonde toutes les fois qu'on la chauffe à l'aide de la vapeur avec ou sans condensation.

Elles prouvent de plus que l'addition de l'eau ordinaire bouillante à cette même eau minérale permet

d'élever sa température jusqu'à 35 degrés sans la dé-
composer, tout en lui conservant une action thérapeutique bien supérieure à celle des bains dont on se
sert habituellement.

Enfin elles font voir de la manière la plus évidente
combien est rapide et profonde l'action destructive de
l'oxygène sur l'eau d'Enghien, surtout quand sa température est élevée.

CHAPITRE V.

ANALYSE QUALITATIVE.

Recherche des gaz. — Les recherches auxquelles
nous nous sommes livrés dans cette partie de notre travail avaient pour but de constater la nature des diverses
substances renfermées dans les eaux d'Enghien au moment où elles sortent du sol. En effet, si dans les recherches sur les eaux minérales on se contentait d'appliquer l'analyse qualitative au résidu provenant de
l'évaporation de ces eaux, tous les corps gazeux passe-
raient inaperçus, et l'acide chlorhydrique lui-même
pourrait se dégager en partie pendant l'ébullition, si
l'eau minérale renfermait du chlore en combinaison
avec le magnésium.

Pour constater si l'eau des diverses sources renfermait des corps gazeux et la nature de ces substances,
nous nous sommes servis d'un ballon contenant 2000
centimètres cubes ; au col de ce ballon était adapté, à
l'aide d'un bouchon de liége fin échancré à son extrémité
inférieure, un tube propre à recueillir les gaz.

Le ballon et son tube furent toujours complétement
rempli de l'eau minérale sur laquelle nous opérions, en

ayant soin d'éviter qu'il restât la plus petite bulle d'air ;
le ballon était placé sur un fourneau, tandis que
le tube de dégagement plongeait par son extrémité libre
dans une cuvette contenant de la même eau sulfurée
que celle du ballon ; enfin, nous placions sur l'extrémité
du tube un petit flacon à l'émeri dans lequel on recueil-
lait les gaz. L'eau du ballon était alors portée à l'ébullition. Il était facile d'observer tous les phénomènes
résultant de l'application de la chaleur aux eaux d'Enghien. On voyait d'abord des bulles gazeuses se dégager
du fond du ballon, s'élever en diminuant de volume, et
disparaître complétement dans les couches supérieures
du liquide. Il était facile de reconnaître, à cette particularité, que l'eau renfermait des gaz solubles et n'en
était pas saturée.

Les bulles gazeuses ne commencent à persister, dans
le col du ballon, que quand la température s'approche
du point d'ébullition. Alors elles s'élèvent dans la partie
courbe du tube, puis remplissent la branche descendante, et vont se rendre dans le flacon.

L'eau, qui pendant les premiers temps de l'expérience conserve toute sa limpidité, commence à se
troubler après quelques instants d'ébullition, et, en la
regardant alors par réfraction, on lui trouve une légère
teinte verdâtre et violacée analogue, mais moins intense,
à celle qu'offre une liqueur dans laquelle on précipite
l'or de son chlorure, soit à l'aide de l'acide sulfureux,
soit à l'aide du sulfate de protoxyde de fer : il est probable que les rayons lumineux, en traversant les par-
ticules de soufre en suspension dans le liquide, éprouvent la même décomposition qu'en traversant l'or
extrêmement divisé, et laissent seulement arriver à l'œil

la teinte complémentaire du corps qui les a décomposés.

Les gaz recueillis dans l'expérience précédente furent placés dans une éprouvette et sur de l'eau acidulée par l'acide sulfurique; on porta alors dans l'éprouvette, à l'aide d'un fil de cuivre, un cristal de sulfate de cuivre : on le vit se couvrir rapidement d'une couche noire de sulfure; le contact fut prolongé jusqu'à ce que le volume ne diminuât plus. On substitua alors un bâton de potasse caustique au sulfate de cuivre : une nouvelle diminution de volume eut lieu par suite de l'absorption de l'acide carbonique; enfin, il resta un gaz sans action sur le phosphore, et qu'à toutes ses propriétés négatives il fut facile de reconnaître pour de l'azote. En mêlant ce gaz avec de l'oxygène dans l'eudiomètre à mercure, l'étincelle électrique ne détermina aucun changement de volume, et la solution de potasse caustique n'absorba rien. Il n'existait donc, dans les gaz provenant de l'eau d'Enghien, aucune trace d'un hydrogène carboné.

Nous insistons sur ce fait, sur lequel nous reviendrons en discutant l'origine des eaux d'Enghien.

L'expérience que nous venons de décrire fut exécutée successivement sur l'eau de chacune des sources, et donna toujours les mêmes résultats.

Les eaux d'Enghien renferment donc, d'après ce qui précède, de l'hydrogène sulfuré, de l'acide carbonique, de l'azote, ou des composés capables d'abandonner ces gaz à la température de l'ébullition.

L'eau de laquelle on avait extrait les gaz précédents fut refroidie à la température des sources et séparée du précipité qui s'était formé; l'amidon et la solution d'iode démontrèrent que tout le principe sulfuré avait disparu : une seule goutte suffisait pour obtenir la coloration bleue.

Le précipité fut traité par l'acide chlorhydrique, qui produisit une légère effervescence; la liqueur, saturée par l'ammoniaque et acidulée par l'acide acétique, ne donna aucune coloration bleue en y ajoutant du *cyanure jaune de potassium.*

Afin d'éviter la formation du bleu de Prusse, qui résulte quelquefois de l'action d'un acide minéral énergique sur le cyanure jaune, nous prenons toujours la précaution d'aciduler les liqueurs dans lesquelles nous recherchons le fer à l'aide de l'acide acétique faible.

Réactifs colorés. — Le papier de tournesol d'une teinte violacée, préparé par nous, et pouvant, avec une égale sensibilité, servir à déceler des traces de substances acides ou alcalines, donne, lorsqu'on le plonge dans l'eau des différentes sources d'Enghien, une très légère teinte rose, qui peu à peu disparaît à l'œil, et passe ensuite au bleu léger.

Ces différentes colorations ne peuvent être observées qu'à l'aide d'un papier extrêmement sensible. Elles démontrent dans ces eaux la présence d'un corps gazeux faiblement acide dont le dégagement au contact de l'air permet aux substances alcalines de réagir à leur tour sur la matière colorante végétale.

Une solution alcoolique d'hématine ajoutée à l'eau des sources au moment où elle vient d'être puisée prend une teinte acajou passant un peu à l'orangé, puis peu à peu la teinte s'affaiblit, et disparaît presque complétement en quelques minutes.

Si, au contraire, on emploie les eaux sulfurées précédentes, après un contact avec l'air assez long pour faire disparaître l'odeur d'acide sulfhydrique, on voit la solution d'hématine prendre une teinte d'un rouge violacé très vif, qui, loin de disparaître en prolongeant le contact, se fonce de plus en plus. Cette dernière réaction démontre d'une manière évidente la présence de corps possédant des propriétés alcalines, tandis que la première fait voir dans les eaux, au moment où elles sourdent, la présence d'un corps non seulement capable de masquer la réaction alcaline des corps auxquels il est associé, mais qui, de plus, décolore le réactif dont on fait usage.

L'hydrogène sulfuré, seul, peut présenter ces divers résultats dans le cas spécial où nous nous trouvons placés, puisque le sulfure de calcium et le sulfhydrate de sulfure du même métal présentent une réaction très énergiquement alcaline avec l'hématine.

Ainsi que nous nous en sommes assurés à l'aide du monosulfure de calcium préparé par la calcination du sulfate de chaux au contact du charbon, la dissolution de ce sulfure donne en effet, avec l'hématine, une coloration violacée qui persiste même après l'addition d'une petite quantité d'acide chlorhydrique, bien cependant que ce dernier acide ait donné naissance à une quantité correspondante de sulfhydrate de sulfure de calcium, et la coloration ne disparaît que quand la liqueur, après une addition convenable d'acide chlorhydrique, donne au papier de tournesol la légère réaction acide de l'hydrogène sulfuré.

Nous pourrions dès à présent considérer la nature du principe sulfuré des eaux d'Enghien comme démontrée; nous préférons cependant traiter cette question dans un paragraphe spécial, où il nous sera permis de discuter la valeur des arguments employés par nos prédécesseurs et celle des preuves qui ont entraîné notre conviction.

Action de la chaleur. — Nous avons décrit plus haut avec quelques détails, et à un autre point de vue, l'action de la chaleur sur les eaux d'Enghien ; ici nous l'examinons comme agent chimique.

En faisant bouillir les différentes eaux d'Enghien dans un tube, il se dégage d'abord de l'acide sulfhydrique parfaitement reconnaissable à son odeur, puis l'eau se trouble, et laisse précipiter par le repos un corps grenu assez dense. Examiné au microscope, il n'offre aucune forme cristalline, mais il se dissout complétement dans l'acide acétique, en donnant de nombreuses bulles d'acide carbonique. Ce précipité est donc formé de carbonate de chaux ou de magnésie, existant dans l'eau à l'état de bicarbonates. La transparence de la liqueur après l'action de l'acide démontre également qu'il ne s'est point déposé de soufre pendant l'ébullition.

Recherche des acides. — Quand on verse de l'eau de chaux dans les eaux d'Enghien, il se forme immédiatement un trouble, et peu à peu il se dépose un précipité blanc présentant tous les caractères des carbonates terreux ; si avant de porter à l'ébullition, on ajoute un excès de l'eau sur laquelle on agit, le trouble disparaît. Ces eaux renferment donc de l'acide carbonique libre, à l'état de bicarbonate terreux ou de carbonates alcalins.

L'azotate ou le chlorure de barium versés dans les eaux d'Enghien donnent un abondant précipité blanc ; en lavant ce précipité jusqu'à ce que les eaux de lavage n'entraînent plus de sel de baryte soluble, puis le traitant par l'acide azotique, il est facile de reconnaître dans la liqueur acide filtrée, à l'aide d'un sulfate, la présence d'une certaine quantité de baryte qui avait été précipitée à l'état de carbonate. Ces réactions démontrent donc la présence de l'acide sulfurique et celle d'une certaine quantité d'acide carbonique en combinaison avec les bases.

Une solution d'azotate de plomb acidulée donne un précipité noir de sulfure de plomb.

Si, après avoir fait bouillir les eaux d'Enghien avec quelques gouttes d'acide azotique, on ajoute à chacune d'elles de l'azotate d'argent, il se forme un précipité blanc de chlorure d'argent assez considérable et reconnaissable à son insolubilité dans l'acide azotique, à sa solubilité dans l'ammoniaque, ainsi qu'à la coloration violacée qu'il prend sous l'action de la lumière. Nous avons recherché en vain dans les eaux d'Enghien privées d'acide sulfhydrique, l'iode, à l'aide du chlore et de l'amidon; l'azotite de potasse lui-même ne nous a donné aucun résultat dans ces mêmes liquides acidulés par l'acide azotique; nous nous proposons de rechercher le brôme et l'iode dans le résidu de l'évaporation de ces eaux.

En ajoutant aux eaux d'Enghien, dont on a chassé tout l'hydrogène sulfuré à l'aide de l'ébullition, quelques gouttes d'acide acétique étendu, puis une solution d'azotate d'urane, il ne se forme point de précipité, même après plusieurs jours; il est donc permis d'admettre que les eaux ne renferment pas d'acide phosphorique libre ou combiné.

Il est bon de rappeler que toutes les eaux qui coulent sur le gypse renferment des quantités assez notables de phosphates en dissolution; l'eau des puits de Paris en

4

renferme des quantités assez considérables, et cependant, d'après l'expérience qui précède, il n'en existe aucune trace dans les eaux sulfurées d'Enghien dont l'origine est attribuée à la transformation du sulfate de chaux en sulfure au contact de matières organiques.

Recherche des bases. — Les bases contenues dans les eaux d'Enghien, et dont on peut démontrer directement la présence, sont peu nombreuses.

L'oxalate d'ammoniaque donne dans ces eaux un précipité abondant d'oxalate de chaux, reconnaissable à son insolubilité dans l'acide acétique ; si, après s'être assuré de la précipitation de toute la chaux, on ajoute à la liqueur filtrée du phosphate de soude et de l'ammoniaque, il se forme un précipité assez abondant de phosphate double d'ammoniaque et de magnésie dont les cristaux sont très faciles à reconnaître par leur forme à l'aide du microscope.

Voulant rechercher si les eaux d'Enghien renfermaient des matières organiques, nous fîmes évaporer, à l'aide de la lampe à alcool, environ 60 grammes d'eau dans une petite capsule de porcelaine neuve ; le résidu présentait une coloration jaunâtre assez intense ; on continua à chauffer le résidu, dont la teinte passa au noir par suite de la carbonisation des matières organiques, on continua la chaleur jusqu'à incinération complète ; le nouveau résidu présentait une teinte jaunâtre plus claire que celle du premier. On le traita par l'acide chlorhydrique, et la liqueur acide saturée par l'ammoniaque et acidulée d'acide acétique donna, par le cyanure jaune de potassium, une coloration bleue très légère, mais très évidente.

Craignant quelque méprise, puisque le fer n'a été si-

gnalé dans les eaux d'Enghien par aucun chimiste,
excepté Frémy, nous répétàmes plusieurs fois la même
expérience avec les réactifs seuls, ce qui démontrait leur
pureté, tandis qu'en nous servant de la liqueur provenant du résidu de l'eau évaporée, nous obtenions toujours la coloration bleue.

Enfin, pour nous convaincre que la présence du fer
n'était pas le résultat d'un accident, on fit évaporer de
nouveau 60 grammes d'eau de chacune des sources n° 1
et n° 2, en ayant soin d'éviter le voisinage, et surtout
l'emploi d'instruments de fer, et les résultats furent
toujours les mêmes, c'est-à-dire qu'après nous être entourés de toutes les précautions possibles, nous obtînmes
la coloration bleue que donnent les sels de sesquioxyde
de fer avec le cyanure jaune.

Nous avons recherché la présence du fer dans le précipité formé pendant l'ébullition des deux litres d'eau
des sources n° 1 et n° 2 ; ni l'un ni l'autre de ces dépôts
ne contenait de fer.

L'eau des sources n° 3, 4, 5, traitée comme celle des
deux premières, n'a pas donné de réaction sensible avec
le cyanure jaune.

Une solution d'acide tannique ajoutée à l'eau des
diverses sources ne produit d'abord rien, mais après
quelques instants, il se forme un trouble, et il se dépose
lentement un précipité blanc résultant sans doute de la
combinaison de l'acide tannique avec la chaux et la
magnésie.

La présence dans les eaux d'Enghien d'une quantité
assez considérable de sulfate excluant l'idée de la présence de la baryte et de la strontiane, et comme en
ajoutant à ces eaux de l'ammoniaque il ne se forme pas

de précipité coloré, résultat très singulier en présence de traces de fer, il ne nous restait plus qu'à rechercher la potasse, la soude et l'alumine ; nous renvoyons, pour la recherche de ces bases, à l'analyse des résidus provenant de l'évaporation des eaux.

Résumé de l'analyse qualitative.

Acides.

Ebullition.	Précipité.	Carbonate de chaux. — de magnésie.
	Gaz.	Acide sulfhydrique. — carbonique. Azote.
Papier de tournesol violet.	Rougit, puis passe au bleu à l'air.	Gaz acides. Carbonates ou bicarbonates solubles.
Solution alcoolique d'hématine.	Rougit un peu et se décolore.	Hydrogène sulfuré, ou monosulfure alcalin ?
Solution d'hématine et eau décomposée à l'air.	Rouge. Pourpre.	Carbonates ou bicarbonates solubles.
Eau de chaux.	Précipité blanc disparaissant dans un excès d'eau minérale.	Acide carbonique libre.
Azotate de baryte.	Précipité blanc, soluble en partie dans l'acide azotique.	Sulfates et carbonates.
Azotate de plomb acidulé.	Précipité noir.	Hydrogène sulfuré ou sulfure.
Azotate d'uranium et eau décomposée par AzO³ à l'ébullition.	Rien.	Pas de phosphates.
Azotate d'argent et eau précédente.	Précipité blanc, insoluble dans AzO⁵.	Chlore ou chlorures.
Amidon, chlore et eau précédente.	Ni coloration bleue, ni coloration jaune.	Pas de brôme. Pas d'iode.

Bases.

Oxalate d'ammoniaque.	Précipité blanc, insoluble dans l'acide acétique.	Chaux.
Phosphate d'ammoniaque avec la liqueur séparée du précipité précédent.	Précipité blanc, cristallin, soluble dans les acides.	Magnésie.
Cyanure jaune.	Teinte bleue, avec résidu des sources, nᵒˢ 1 et 2 seulement.	Fer.

CHAPITRE VI.

ANALYSE QUANTITATIVE.

Nous avons cru devoir diviser cette partie de notre travail en deux paragraphes distincts. Dans l'un d'eux nous avons placé les nombreuses analyses que nous avons faites dans le but de déterminer les variations du principe sulfuré, que nous considérons sinon comme la seule substance active, au moins comme l'agent le plus énergique des eaux minérales d'Enghien.

Dans le second paragraphe, nous traitons de l'analyse quantitative complète des résidus obtenus par l'évaporation de l'eau des différentes sources. En comparant nos résultats avec ceux de nos prédécesseurs, il nous sera facile de déterminer si les eaux sulfurées d'Enghien présentent toujours une composition identique. Nous ferons observer toutefois que notre travail est le seul dans lequel on ait étudié simultanément toutes les sources.

Les résultats que nous avons obtenus sont tellement différents pour les diverses sources, en ne considérant que le principe sulfuré, de ceux obtenus par Longchamp, qu'il est nécessaire de transcrire le passage suivant, emprunté à son ouvrage (1).

« Je n'ai analysé que l'eau de la source Cotte (n° 1) ; » mais je me suis assuré, par les essais suivants, que » l'eau des autres sources d'Enghien contient les *mêmes* » *proportions* des substances qui la minéralisent.

» 1° J'ai versé dans l'eau des trois sources (n°ˢ 1, » 3, 4) du grand établissement, ainsi que dans celle de

(1) Longchamp, *op. cit.*, p. 114 et 115.

» la Pêcherie (n° 5), une dissolution de sulfate de cuivre
» acidulée par l'acide sulfurique, et j'ai obtenu *rigou-*
» *reusement la même quantité* de sulfure de cuivre. »

Il a obtenu également pour les quatre sources les
mêmes quantités de *sulfate de baryte* et de *chlorure
d'argent.*

Ces résultats ont lieu de nous surprendre, puisque l'eau
de la source de la Pêcherie renferme au moins le double
du principe sulfuré contenu dans les autres sources ; elle
présente des différences non moins grandes, relativement à la quantité des autres corps qu'elle renferme.

Dans le cours de nos recherches, nous avions imaginé deux procédés d'analyse du principe des eaux sulfurées, qui, employés comparativement avec l'iode,
nous ont donné les résultats les plus satisfaisants ; mais
voulant mettre notre travail à l'abri de tous les repro-
ches adressés aux nouveaux procédés d'analyse, nous
avons préféré en faire le sujet d'une autre publication
et nous avons poursuivi nos recherches à l'aide de
l'iode et de l'amidon qui donnent de très bons résultats, quand on prend le soin d'employer une solution
récente d'iode et de préparer l'amidon au moment de
s'en servir ; enfin il ne faut jamais négliger d'aciduler,
à l'aide de l'acide sulfurique ou chlorhydrique, l'eau
sulfurée sur laquelle on opère.

La solution d'iode qui nous a servi dans toutes nos
recherches se composait de 5 grammes d'iode dissous
dans une quantité d'alcool à 33 degrés, suffisante pour
former 500 centimètres cubes à la température de
10 degrés ; cette solution était préparée chaque fois
que nous faisions nos recherches, elle était transportée
dans un flacon à l'émeri, complétement plein, et tout

ce qui en restait ne servait plus comme moyen d'analyse; enfin nous avions fait une provision d'iode suffisante pour ne pas avoir à la renouveler pendant toute
la durée de notre travail.

Nous nous sommes constamment servis d'une burette divisée en demi-centimètres cubes et dont chaque
goutte représentait un vingtième de demi-centimètre
cube; de cette manière il nous était possible d'obtenir
des résultats très approchés, et nous avons toujours pris
la précaution de tenir la burette au-dessus du niveau
du liquide, afin d'en éviter la dilatation ; nous opérions
également avec toute la rapidité possible, car en opérant avec lenteur, l'iode réagit sur une portion du
soufre tenu en suspension, ce qui altère d'autant les résultats.

L'eau était essayée immédiatement au sortir de la
source ; toutes les expériences ont donc été faites
entre 11 et 14 degrés, qui représentent les tempéra·
tures extrèmes observées par nous ; nous avons constamment agi sur 500 centimètres cubes d'eau minérale,
quantité bien suffisante pour obtenir des résultats rigoureux, en employant une solution d'iode aussi peu concentrée que celle dont nous nous sommes servis.

Dans tous nos calculs nous avons employé l'équivalent de l'iode. . . . . = à 1585,57
celui du soufre. . . . . = à 200,00
celui du l'acide sulfhydrique. . . . . = à 212,50
Pour rendre les calculs un peu moins fatigants, nous
avons cherché à quelle quantité de soufre correspondait 0^{gr},01 d'iode ; nous avons trouvé le nombre
0^{gr},001,261,376. Ces calculs sont basés sur la formule
$HS + I = HI + S$. Il résulte donc de ces derniers que :

0^{gr},01 d'iode correspond à 0^{gr},001,340,21 d'hydrogène sulfuré, ou bien en volume 0^{cc},875,321.

Une fois ces calculs préliminaires obtenus, il nous fut facile de construire des tables qui rendirent moins pénibles les nombreux calculs qu'il nous restait à effectuer. Pour faire comprendre la manière dont nous avons formé ces tables et comment nous en avons fait usage, nous entrerons dans quelques détails.

Nous prendrons comme exemple un calcul à effectuer sur le soufre. Soit à trouver la quantité de soufre contenue dans 1000 centimètres cubes d'eau sulfurée ayant exigé 22^{cc},6 de la solution iodée qui nous a servi et dont chaque centimètre cube renferme 0^{gr},01 d'iode, en suivant la marche ordinaire il faut multiplier 0^{gr},001,261,376, nombre qui représente la quantité de soufre correspondant à 0^{gr},01 d'iode par 22^{cc},6, nombre représentant la quantité d'iode employée pour détruire l'hydrogène sulfuré contenu dans les 1000 centimètres cubes de l'eau minérale. Comme nous avions à faire quatre à cinq cents opérations du même genre, nous avons simplifié ce travail en multipliant le nombre 0,001,261,376 par 2, 3, 4, 5, . . . 9. Une fois cette table obtenue, il est facile, à l'aide d'une seule addition, de trouver la quantité de soufre correspondant à une quantité quelconque d'iode, et, pour continuer notre exemple, il suffit d'écrire l'un au-dessus de l'autre les nombres qui correspondent à la sixième et à la deuxième colonne de la table dont nous avons parlé en ayant soin de prendre deux fois le second. On obtient ainsi trois nombres écrits au-dessus l'un de l'autre, de telle sorte que le second et le troisième ont été reculés d'un et de deux rangs vers la gauche, puisqu'ils représentent le produit des dizaines et des centaines; il ne reste plus alors qu'à faire la somme, qui représente le soufre cherché.

Nous avons trouvé de la même manière les quantités d'hydrogène sulfuré en poids et en volume correspondant à l'iode qui a servi pour détruire le principe sulfuré de l'eau minérale.

En considérant le tableau qui suit, on voit que nous avons déterminé un très grand nombre de fois le principe sulfuré contenu dans l'eau des différentes sources, en ayant soin d'opérer simultanément sur chacune d'elles, afin de pouvoir comparer les résultats avec plus de certitude.

Nous avons pensé qu'il serait intéressant de suivre dans ce tableau l'ordre chronologique et de conserver plusieurs analyses faites sur l'eau minérale placée dans quelques circonstances spéciales ; elles prouveront d'ailleurs, bien mieux que tous les raisonnements, l'action de l'air et de la chaleur sur les eaux d'Enghien.

Il est facile de voir, à l'inspection de ce tableau, que nous admettons dans les eaux qui font le sujet de ce travail la présence de l'*hydrogène sulfuré* ou *acide sulfhydrique libre :* il nous importait peu qu'il en fût ainsi ou autrement ; mais les expériences nombreuses que nous avons faites pendant les trois années qu'ont duré nos recherches nous ayant démontré que le principe minéralisateur des eaux d'Enghien ne possédait aucune des propriétés d'un sulfure alcalin ou terreux, tandis qu'il se comportait exactement comme une solution d'acide sulfhydrique, nous admettrons dès à présent l'existence de ce corps, sauf à la démontrer plus loin à l'aide d'expériences particulières.

Détermination quantitative du principe sulfuré des eaux d'Enghien, à l'état normal ou placées dans des conditions spéciales, calculé d'après la quantité d'iode employée (1).

		Solution iodée.	Poids du soufre.	Hydrog. sulf. en poids.	Hydr. sulf. en vol.
26 juin 1851.		cc	cc	gr	gr	cc
Eau sulfurée de la source n° 1	1000 $=$ 16,6 $=$	0,020938 $=$	0,022244 $=$	14,53
— — — n° 2	1000	20,0	0,025227	0,026800	17,50
— — — n° 3	1000	10,0	0,012613	0,013400	8,75
— — — n° 4	1000	18,3	0,023083	0,024520	16,01
— — — n° 5	1000	40,0	0,050455	0,053600	25,01
— — d'une cuve en action, aprèsvingt-sept heures de refroidissement..... 1re expérience.	1000	5,0	0,006306	0,006700	4,37
2e expérience.	Même résultat.				
— — d'un bain, puisée pendant l'immersion d'une personne	1000	2,5	0,003153	0,003350	2,18
3 juillet 1851.					
Eau sulfurée de la source n° 1	1000	16,75	0,021121	0,022440	14,65
— — — n° 2	1000	18,73	0,023650	0,025120	16,40
— — — n° 3	1000	18,3	0,023083	0,024520	16,01
— — — n° 4	1000	17,0	0,021437	0,022780	14,87
— — — n° 5	1000	24,66	0,031085	0,033040	20,57
— — du réservoir n° 1	1000	8,0	0,010091	0,010720	7,00
— — — n° 2	1000	23,33	0,029427	0,031260	20,41
— — des bains à 37°	1000	5,66	0,071394	0,007580	4,94
— — de la cuve à 52° et refroidie à 18°	1000	11,00	0,013875	0,014740	9,62

(1) Dans nos calculs, nous avons pris l'équivalent du soufre $=$ à 200,00, celui de l'iode $=$ à 1585,57.

Détermination quantitative du principe sulfuré des eaux d'Enghien (suite).

10 juillet 1851.		Solution iodée.	Poids du soufre.	Hydrog. sulf. en poids.	Hydr. sulf. en vol.
	cc	cc	gr	gr	cc
Eau sulfurée de la cuve froide.................	1000 =	1,33 =	0,001677 =	0,001780 =	1,16
— — froide du robinet des bains.........	1000	0,08	0,000101	0,000107	0,07
— — de la source n° 1..................	1000	16,75	0,021121	0,022440	14,65
— — — n° 2..................	1000	17,66	0,022275	0,023660	15,45
— — — n° 3..................	1000	7,75	0,009772	0,009480	6,19
— — — n° 4..................	1000	15,0	0,018920	0,020100	13,12
— — — n° 5..................	1000	31,5	0,039733	0,042210	27,56
— — puisée dans la cuve à 65° et refroidie à 11°,8 (1).....................	1000	6,0	0,007568	0,008040	5,25
— — du robinet des bains à 64°, refroidie à 11°,8 (1).....................	1000	7,55	0,009520	0,01011	6,60
— — du réservoir n° 1..................	1000	4,75	0,005989	0,006360	2,56
— — — n° 2..................	1000	27,25	0,034372	0,036515	23,84
15 juillet 1851.					
Eau sulfurée du robinet froid à 18°.............	1000	1,0	0,001261	0,001340	0,87
— — à 62° et refroidie à 47°.............	1000	5,5	0,006937	0,00737	4,81

(1) La légère différence que présentent ces deux analyses tient sans doute à ce que l'eau de la cuve mise sans cesse en mouvement par la condensation de la vapeur s'altère au contact de l'air qui passe à travers le couvercle de la cuve, tandis que dans les tubes l'eau ne subit pas une altération aussi profonde.

Détermination quantitative du principe sulfuré des eaux d'Enghien (suite).

	Solution iodée.	Poids du soufre.	Hydrog. sulf. en poids.	Hydr. sulf. au vol.
17 juillet 1851.	cc	cr	gr	gr	cc
Eau sulfurée de la source n° 1	1000 = 19,0 =	0,023966 =	0,025460 =	16,62
— — — n° 2	1000 19,66	0,024790	0,026340	17,20
— — — n° 3	1000 7,66	0,009661	0,010260	6,70
— — — n° 4	1000 16,0	0,020182	0,021440	14,00
— — — n° 5	1000 31,2	0,039354	0,041800	27,30
— — du réservoir n° 1	1000 4,9	0,006180	0,006560	3,28
— — n° 2	1000 27,66	0,034888	0,037060	24,20
— — de la cuve à 59°,5, refroidie à 12°,9...	1000 4,75	0,005989	0,006360	3,15
— — de la cuve à 16°,4	1000 2,2	0,002775	0,002940	1,92
25 juillet 1851.				
Eau sulfurée de la source n° 1	1000 16,0	0,020182	0,021440	14,00
— — provenant de 2 volumes de la source n°1 et de 1 volume d'eau de la coquille..	1000 11,0	0,013875	0,014740	9,62
— — provenant de 1 volume n° 1 et de 2 volumes d'eau de la coquille	1000 5,4	0,006811	0,007230	4,62
— — à 47° de la source n° 1	1000 17,4	0,021947	0,023310	15,12
— — provenant de 500 centimètres cubes du n° 1 à 12°,5 et de 166 centimètres cubes d'eau de la coquille à 100°. Température du mélange, 35°............	666 8,3	0,013875	0,011120	7,26
— — n° 1 à 65° et refroidie	1000 13,4	0,016902	0,017950	11,62
— — ayant bouilli 5 minutes, refroidie à 20°.	1000 2,6	0,003279	0,003480	2,27
— — n° 1 à 70°, refroidie à 25°. Il s'est condensé 137 c. c. de vapeur	1000 2,3	0,002001	0,003080	2,01

31 juillet 1851.

	Solution iodée.	Poids du soufre.	Hydrog. sulf. en poids.	Hydr. sulf. en vol.
	cc	cc	gr	gr	cc
Eau sulfurée provenant de 2 volumes d'eau du lac et de 1 volume du n° 1, examinée après 30 heures de repos..............	1000 =	1,0 =	0,001261 =	0,001340 =	0,87
— — provenant de 2 volumes d'eau de la coquille et de 1 volume du n° 1 après 30 heures de repos..............	1000	0,66	0,000831	0,000880	0,57
— — du robinet d'eau froide..............	1000	1,0	0,001261	0,001340	0,87
— — — d'eau chaude.............	1000	3,8	0,004793	0,003090	3,32
— — froide des douches.................	1000	2,88	0,003632	0,003850	2,52
— — chaude des douches et refroidie à 25°...	1000	5,4	0,006811	0,007230	4,62
— — de la source n° 2.................	1000	16,6	0,020812	0,022240	14,53

7 août 1851.

	Solution iodée.	Poids du soufre.	Hydrog. sulf. en poids.	Hydr. sulf. en vol.
Eau sulfurée de la source n° 2, après huit jours de contact avec deux pièces de 50 centim.	1000	9,0	0,011352	0,012060	7,87
— — n° 1 mélangée à parties égales d'eau du lac, après quatre jours de contact dans des bouteilles bien closes.......		0,50	0,000630	0,000670	0,43
— — 1 volume n° 1 mélangée de 2 volumes d'eau du lac....................		0,45	0,000567	0,000600	0,29

Détermination quantitative du principe sulfuré des eaux d'Enghien (suite).

		Solution iodée.	Poids du soufre.	Hydrog. sulf. en poids.	Hydr. sulf. en vol.
14 août 1851.					
		cc	en gr	gr	cc
Eau sulfurée du puits Théodore... 1re expérience.	1000 = 8,0	= 0,010091	= 0,010720	= 7,0
2e expérience.	Même résultat.				
— — de la cuve froide..................	1000	3,9	0,004819	0,005220	3,41
— — du robinet d'eau froide..............	1000	2,5	0,003153	0,003350	2,18
9 septembre 1851.					
Eau sulfurée de la source n° 1..................	1000	20,5	0,025858	0,027470	17,93
— — — n° 2..................	1000	23,5	0,029643	0,031490	20,56
— — — n° 3..................	1000	14,0	0,017659	0,018760	11,25
— — — n° 4..................	1000	18,5	0,023331	0,024790	16,18
12 septembre 1851.					
Eau sulfurée de la source n° 1..................	1000	22,6	0,028507	0,030280	19,77
— — — n° 2..................	1000	24,8	0,032274	0,033230	20,70
— — — n° 3..................	1000	16,1	0,020308	0,021570	14,08
— — — n° 4..................	1000	20,2	0,025479	0,027060	17,67
— — — n° 5..................	1000	32,4	0,040868	0,043440	28,25
— — du n° 5, dont on avait extrait le gaz et refroidie......................	1000	2,5	0,003153	0,003350	2,18

Détermination quantitative du principe sulfuré des eaux d'Enghien (suite).

18 septembre 1851.

		Solution iodée.	˙Poids du soufre.	Hydrog. sulf. en poids.	Hydr. sulf en vol.
Bain préparé avec douze seaux d'eau sulfurée froide prise à la source n° 1, et cinq seaux d'eau ordinaire à 65° ; la température du mélange était à 34°....	ce 1000 =	ce 9,0 =	gr 0,011352 =	gr 0,012060 =	ce 7,87
Les 1000 centimètres cubes du mélange ci-dessus ne renfermaient en réalité que 604 centimètres cubes d'eau sulfurée qui auraient exigé..................	1000	12,0	0,151365	0,016080	8,92
Eau sulfurée de la source n° 1..................	1000	20,1	0,025353	0,026930	17,58
—— —— —— n° 2..................	1000	24,4	0,030777	0,032690	20,25
—— —— —— n° 3..................	1000	17,6	0,022200	0,023580	15,40
—— —— —— n° 4..................	1000	18,0	0,022704	0,024120	15,75
—— —— —— n° 5..................	1000	31,5	0,039733	0,042210	27,56

13 août 1852.

	Solution iodée.	˙Poids du soufre.	Hydrog. sulf. en poids.	Hydr. sulf en vol.
Eau sulfurée de la source n° 1..................	1000	20,93	0,026450	0,028040	18,31
—— —— —— n° 2..................	1000	24,8	0,031274	0,033230	20,70
—— —— —— n° 3..................	1000	12,2	0,015388	0,016340	10,67
—— —— —— n° 4..................	1000	18,8	0,023720	0,026190	16,45
—— —— —— n° 5..................	1000	41,2	0,051968	0,056200	26,06

26 août 1852.

	Solution iodée.	Poids du soufre.	Hydrog. sulf. en poids.	Hydr. sulf. en vol.
	cc	gr	gr	cc
Eau sulfurée du puits Théodore après le nettoyage... 1000 =	12,4 =	0,015186 =	0,016610 =	10,75
— — de la source n° 1................. 1000	21,4	0,026993	0,028670	18,62
— — — n° 2.................. 1000	24,5	0,030904	0,032830	20,43
— — — n° 3.................. 1000	18,5	0,023331	0,024790	16 18
— — — n° 4........ 1000	20,7	0,026110	0,027730	18,11
— — — n° 5.................. 1000	41,1	0,051842	0,055070	25,97

2 septembre 1852.

	Solution iodée.	Poids du soufre.	Hydrog. sulf. en poids.	Hydr. sulf. en vol.
Eau sulfurée puisée le 4 mai aux différentes sources, et conservée dans des bouteilles jusqu'au 2 septembre. Source n° 1.... 1000	18,2	0,022953	0,024380	15,92
— — — n° 2.... 1000	20,0	0,025227	0,026800	17,50
— — — n° 3 (1). 1000	2,73	0,003442	0,003650	2,38
— — — n° 4.... 1000	18,41	0,023229	0,024660	16,01
— — — n° 5.... 1000	27,82	0,035083	0,037270	24,34
puisée le 26 août, placée dans des bouteilles couchées. Source n° 1....... 1000	15,77	0,019880	0,021130	13,79
— — — n° 2....... 1000	18,28	0,023057	0,024490	15,93
— — — n° 3....... 1000	8,87	0,011188	0,011880	7,76
— — — n° 4....... 1000	14,24	0,017961	0,019080	11,45
— — — n° 5....... 1000	31,0	0,039102	0,041540	27,12
puisée le 2 septemb. 1852. Source n° 1. 1000	21,21	0,026753	0,028420	18,55
— — — n° 2. 1000	24,6	0,031029	0,032960	20,52
— — — n° 3. 1000	20,0	0,025227	0,026800	17,50
— — — n° 4. 1000	21,51	0,026564	0,028820	18,85
— — — n° 5. 1000	40,10	0,050581	0,053730	25,09

(1) La partie supérieure de cette eau est recouverte d'une pellicule de soufre due à l'action de l'air, la bouteille étant restée debout.

Détermination quantitative du principe sulfuré des eaux d'Enghien (suite).

9 septembre 1852.		Solution iodée.	Poids du soufre.	Hydrog. sulf. en poids.	Hydr. sulf. en vol.
	cc	cc	gr	gr	cc
Eau sulfurée de la source n° 1.................	1000 =	21,21 =	0,026753 =	0,028420 =	18,55
— — — n° 2.................	1000	24,36	0,030727	0,032640	20,31
— — — n° 3.................	1000	26,19	0,033035	0,035000	22,91
— — — n° 4.................	1000	23,82	0,030045	0,031910	20,89
— — — n° 5.................	1000	40,21	0,050719	0,053880	25,19
— — de la source n° 5, chauffée à 70° dans une fiole complétement remplie et munie d'un tube propre à recueillir les gaz refroidis à 11°..............	1000	40,21	0,050719	0,053880	25,19
28 septembre 1852.					
Eau sulfurée de la source n° 1.................	1000	22,5	0,028380	0,030150	19,68
— — — n° 2.................	1000	25,5	0,032150	0,034470	22,31
— — — n° 3.................	1000	29,0	0,036579	0,038860	25,37
— — — n° 4.................	1000	25,5	0,032155	0,030150	19,68
— — — n° 5.................	1000	40,0	0,050455	0,053600	25,01

Détermination quantitative du principe sulfuré des eaux d'Enghien (suite).

			Solution iodée.	Poids du soufre.	Hydrog. sulf. en poids.	Hydr. sulf. en vol.
Fin octobre 1852.			cc	gr	gr	cc
Eau sulfurée de la source n° 1 av. la vidange du lac.	1000 =	25,0 =	0,031525 =	0,033500 =	21,87
— — — n° 2	1000	28,8	0,036327	0,038590	25,20
— — — n° 3	1000	31,4	0,039607	0,042070	27,37
— — — n° 4	1000	30,2	0,038093	0,040460	26,42
— — — n° 5	1000	41,0	0,051716	0,054940	25,88
— — du réservoir n° 1	1000	21,6	0,027245	0,028940	18,90
— — — n° 2	1000	30,0	0,037841	0,040200	26,25
— — du puits Théodore	1000	25,6	0,032281	0,034300	22,40
14 novembre 1852.						
Eau sulfurée de la source n° 1, le lac étant à sec	1000	22,92	0,028910	0,030710	20,05
— — — n° 2	1000	24,0	0,030273	0,032160	20,00
— — — n° 3	1000	24,54	0,030954	0,032880	20,46
— — — n° 4	1000	27,27	0,034387	0,036540	23,86
— — — n° 5	1000	24,36	0,030727 (1)	0,032640	20,31
— — du puits Théodore	1000	15,7	0,019803	0,021100	13,70

(1) Cette source était environnée d'eau.

Détermination quantitative du principe sulfuré des eaux d'Enghien (suite).

EXPÉRIENCES FAITES LE LAC ÉTANT A SEC.

	Solution iodée.	Poids du soufre.	Hydrog. sulf. en poids.	Hydr. sulf. eu vol.
	cc	cc	gr	gr	cc
Eau sulfurée d'une petite source située au nord du lac et mise à découvert lors du desséchement......................	1000 = 67,5 =	0,085117 =	0,090450 =	59,07
— — puisée à l'extrémité nord-ouest du lac dans une flaque (1)....	1000 6,75	0,085117	0,010380	6,78
— — d'une flaque trouble près. la chaussée nord du lac....................	1000 4,5	0,005676	0,006030	2,93
— — d'une flaque près du pont...........	1000 5,1	0,006433	0,006830	4,46
— — d'une flaque à peu près limpide.......	1000 5,7	0,007189	0,007630	2,98
— — d'une flaque communiquant avec la précédente......................	1000 5,7	0,007189	0,007630	4,98

10 décembre 1852.

	Solution iodée.	Poids du soufre.	Hydrog. sulf. en poids.	Hydr. sulf. eu vol.
Analyse d'eaux puisées le 2 septembre, renfermées dans des bouteilles goudronnées et capsulées ; source n° 1............	1000 21,4	0,026993	0,028670	18,62
— — — n° 2............	1000 24,5	0,030903	0,032830	20,43
— — — n° 3............	1000 20,5	0,025858	0,027470	17,93
— — — n° 4............	1000 21,0	0,026488	0,028140	18,37
— — — n° 5............	1000 41,0	0,051716	0,054940	25,88

(1) Il existait après la vidange du lac des flaques d'eau trouble et d'eau limpide ; ces dernières ne renfermaient pas de traces de principes sulfuré ; aussi ne donnons-nous que l'analyse des flaques troubles qui nous ont paru intéressantes.

Détermination quantitative du principe sulfuré des eaux d'Enghien (suite).

	Solution iodée.	Poids du soufre.	Hydrog. sulf. en poids.	Hydr. sulf. en vol.

28 décembre 1852.

	cc	cc	gr	gr	cc
Eau sulfurée de la source n° 1	1000 =	16,8 =	0,021198 =	0,022510 =	14,70
— — — n° 2	1000	19,15	0,024165	0,025660	16,75
— — — n° 3	1000	18,12	0,022856	0,024280	15,85
— — — n° 4	1000	18,12	0,022856	0,024280	15,85
— — La source n° 5 était submergée.					

6 février 1853.

Eau sulfurée de la source n° 1	1000	20,18	0,025454	0,027040	17,65
— — — n° 2	1000	22,92	0,028893	0,030710	20,05
— — — n° 3	1000	14,36	0,018118	0,019240	11,56
— — — n° 4	1000	21,36	0,027283	0,028620	18,69
— — — n° 5	1000	42,0	0,052977	0,056280	26,76

27 février 1853.

Eau sulfurée de la source n° 1	1000	23,4	0,029516	0,031350	20,37
— — — n° 2	1000	26,0	0,032795	0,034840	22,75
— — — n° 3	1000	15,2	0,019172	0,020360	13,30
— — — n° 4	1000	23,14	0,029188	0,031000	20,28
— — — n° 5	1000	44,64	0,056307	0,069810	28,06
— — du réservoir n° 1	1000	16,0	0,020182	0,021440	14,00

Les tableaux qui précèdent présentent un résumé succinct des nombreuses déterminations du principe sulfuré des eaux d'Enghien, soit au moment où elles sortent du sein de la terre, soit après les avoir placées dans des circonstances spéciales dont il nous importait de déterminer l'influence sur ce principe sulfuré.

Mieux que tous les raisonnements, mieux que toutes les hypothèses, ces tableaux démontrent ce que la médecine peut espérer des eaux d'Enghien, lorsqu'on sera parvenu à leur conserver tout leur principe actif; ils prouvent de plus que si les eaux présentent des variations continuelles dans les quantités de principe sulfuré qu'elles renferment, cependant les différences qu'on observe ne dépassent jamais certaines limites; aussi ces variations insignifiantes pour les malades n'offrent guère d'intérêt qu'aux personnes qui s'occupent de la *genèse* des eaux minérales.

Car, il faut bien l'avouer, malgré les nombreux et intéressants travaux qui ont été publiés sur cette question, l'origine des eaux minérales n'en reste pas moins enveloppée de la plus grande obscurité.

En comparant les résultats contenus dans nos tableaux d'analyse avec celui des observations météorologiques placé à la fin de notre ouvrage, il sera facile d'apprécier le rôle que peuvent jouer la température et la pression barométrique sur la richesse des eaux d'Enghien, et alors nous pourrons, en traitant de leur origine, examiner si le foyer où elles se forment se trouve oui ou non situé, comme on l'admet généralement, dans le voisinage du lieu où elles se rendent.

Dans le chapitre V nous avons recherché qualitativement les corps que renferment les eaux d'Enghien puisées à la source ; mais il existe souvent dans les eaux des quantités si minimes de certaines substances, qu'en opérant de cette manière il est impossible de les déceler ; tels sont, par exemple : l'acide azotique, le brôme, l'iode, l'arsenic, etc. Dans ce cas, pour rendre l'analyse quantitative aussi complète que possible, il faut évaporer une quantité d'eau convenable, afin de pouvoir rechercher dans le résidu ou les liqueurs concentrées, les corps dont on n'a pu démontrer la présence dans les eaux à l'état naturel.

L'évaporation cependant, et il faut bien tenir compte de ce fait, modifie profondément la nature des composés que renferment les eaux, car des doubles décompositions se produisent par suite du changement qu'apporte la concentration dans le coefficient de solubilité de plusieurs corps.

Toutefois l'altération que nous venons de signaler ne présente aucun inconvénient lorsqu'il s'agit de démontrer l'existence ou l'absence d'un corps dans l'eau que l'on étudie, pourvu toutefois que cette substance ne soit pas volatile.

L'analyse qualitative d'une eau minérale doit donc toujours se faire à l'aide de deux expériences qui se complètent l'une l'autre.

A l'aide de la première on recherche dans l'eau, au moment où elle sort de la terre, les substances volatiles et tous les corps qui s'y rencontrent en quantités assez considérables pour être directement démontrés.

Dans la seconde, on évapore une certaine quantité de la même eau, afin de réunir dans le plus petit volume possible les corps dont il est possible de démontrer la présence dans des liqueurs étendues, comme la potasse, la soude ; ou ceux qui n'existent qu'en très petite quantité, comme cela se rencontre fréquemment pour le brôme, l'iode et l'acide azotique.

Telle est la marche que nous conseillerons de suivre dans l'analyse des eaux minérales, si l'on veut déterminer rigoureusement la présence de tous les corps qu'elles renferment.

Nous avons nous-mêmes employé cette méthode dans l'analyse des eaux d'Enghien : les résultats que nous avons obtenus en agissant sur les eaux naturelles se trouvent consignés dans le chapitre précédent ; nous décrirons ici la recherche de la potasse, de la soude, de l'ammoniaque, du brôme, de l'iode et de l'acide azotique, etc.

Comme nous nous sommes servis des résidus dont nous avons fait usage dans l'analyse quantitative, nous décrirons d'abord les opérations à l'aide desquelles nous avons obtenu ces résidus.

Nous avons fait usage, pour l'évaporation des eaux d'Enghien, d'une grande capsule de porcelaine neuve, lavée à l'acide azotique et à l'eau distillée, d'une capacité d'environ 8 litres. On puisait au même instant toute l'eau qu'on voulait évaporer, puis on remplissait aux trois quarts la capsule en ayant soin de mesurer l'eau à l'aide d'un ballon soigneusement jaugé ; la capsule était recouverte d'un papier sans colle soutenu par des baguettes de verre, afin de préserver l'eau des poussières extérieures. La capsule était placée sur un fourneau et soutenue par un triangle de fer ; tant qu'il fut possible de maintenir la capsule pleine, on se contenta du triangle, mais lorsque le niveau vint à baisser, on plaça sur le triangle un disque de fer percé afin de

soustraire les corps déposés sur les parois de la capsule
à une température trop élevée.

On maintenait l'eau à une température un peu inférieure à son point d'ébullition, afin d'éviter les soubresauts ; notre capsule présentant une large surface, on
obtenait même à cette température une évaporation
assez rapide pour se procurer en une journée le résidu
de 25 litres d'eau.

Lorsqu'il ne restait plus dans la capsule qu'une petite quantité d'eau à évaporer, on enlevait presque tout
le feu, puis on promenait circulairement cette eau sur
les parois de la capsule : de cette manière on terminait
rapidement et sans perte l'opération.

La capsule, soigneusement enveloppée de papier,
était transportée par l'un de nous à notre laboratoire ;
là on détachait le résidu à l'aide d'une lame de platine,
ce qui, dans quelques cas, ne présentait pas la moindre
difficulté, comme pour le résidu de la source n° 5; d'autres fois, au contraire, il fallait, après s'être servi de la
lame de platine, humecter avec de l'eau distillée ce qui
restait sur les parois, afin de détacher avec plus de facilité tout le résidu ; enfin nous fûmes obligés une fois de
nous servir d'une petite quantité d'acide azotique pour
enlever ce qui n'avait pu être détaché par la lame métallique. Dans ce dernier cas, la liqueur acide fut évaporée
ainsi que les eaux de lavage dans une petite capsule
de porcelaine, puis chauffée au rouge et pesée avec soin ;
nous prîmes alors un poids connu du résidu enlevé de
la grande capsule, on le traita par un peu d'acide
azotique, puis après avoir calciné on le pesa ; il nous
fut ainsi facile de connaître à quelle quantité de résidu
correspondait le premier produit de la petite capsule.

Le résidu provenant de chaque source fut placé dans une petite capsule et mis dans une étuve à eau bouillante ; le séjour fut prolongé jusqu'à ce que chaque résidu donnât le même poids après deux pesées constantes.

On réduisait alors chaque résidu en poudre fine dans un mortier de porcelaine chauffé, puis on l'introduisait dans un flacon bouché à l'émeri et préalablement séché à l'alcool, et dont le bouchon était enduit d'un peu de suif. Nous avons réuni dans le tableau suivant les résultats que nous a fournis l'évaporation de l'eau des différentes sources :

Litres.	Sources.	Résidu séché à 100°	Pour 1 litre.	1 litre renfer. résid. précéd. calciné au rouge.
		gr		
25	Nos 1	24,351	0,97404	0,71576
15	2	14,161	0,94406	0,65908
15	3	14,410	0,89400	0,64050
10	4	10,455	1,04550	0,71378
10	5	7,783	0,55714	0,61485

En comparant les nombres qui précèdent, on voit que les résidus fournis par litre d'eau des quatre premières sources n'offrent entre eux que des différences très légères, tandis qu'un litre de l'eau n° 5 laisse un résidu beaucoup plus faible, et cependant il est facile de voir dans les tableaux de la richesse en principe sulfuré (page 58) que cette eau n° 5 renferme beaucoup plus de soufre que les autres ; du reste il était facile de prévoir ce résultat, puisque cette même eau nous a donné une densité plus faible que celle des quatre premières sources.

Avant de procéder à l'analyse quantitative des résidus précédents, nous avons recherché la présence des corps qu'il nous avait été impossible de trouver dans les eaux

non concentrées; ces substances assez nombreuses
sont :

La potasse,	L'oxyde de fer,
La soude,	L'acide silicique.
L'ammoniaque,	Le soufre,
L'alumine,	La matière organique.

Pour procéder à cette recherche, nous avons pris
deux grammes de chacun des précipités provenant de
l'évaporation de l'eau des cinq sources ; puis nous les
avons chauffés peu à peu jusqu'au rouge dans un creuset de platine à l'aide d'une lampe à alcool à double
courant ; le résidu s'est coloré en noir par suite de la
carbonisation de la matière organique. En continuant
à chauffer, la coloration noire disparut, et la substance
calcinée devint d'un blanc très légèrement rose ; dans
cette première partie de l'opération, nous n'avons vu se
dégager aucune vapeur blanche, ce qui eût eu lieu
s'il avait existé une quantité un peu notable de sels
ammoniacaux. Il nous a été également impossible de
constater le dégagement soit de la vapeur de soufre,
soit de l'acide sulfureux, ce qui n'était pas une preuve
de l'absence du soufre libre, car ce corps eût pu, sous
l'influence de la chaleur, se combiner aux bases contenues dans le résidu.

On laissa alors refroidir le creuset, puis on y versa de
l'acide sulfurique étendu d'eau; la température s'éleva
beaucoup par suite de la présence de la chaux provenant de la décomposition du carbonate. Il se dégagea
de l'acide chlorhydrique, il ne se dégagea ni acide sulfhydrique, ni acide sulfureux qui eussent dû prendre
naissance si, dans l'évaporation de l'eau ou la calcina-

tion du résidu, il se fût formé un *sulfure*, un *sulfite* ou *un hyposulfite* par suite de la réaction du soufre sur la chaux, la soude ou la potasse ; ces gaz se fussent encore dégagés si les eaux eussent contenu un *sulfure* ou un *hyposulfite* tout formé.

Acide silicique. — Le produit de la calcination disparut en partie dans la liqueur acide ; on évapora de nouveau, puis on soumit à une nouvelle calcination afin de rendre insoluble l'acide silicique qui pouvait s'être combiné aux bases et que l'acide sulfurique avait rendu libre.

En traitant de nouveau le contenu du creuset par l'acide sulfurique et de l'eau en quantité convenable, on obtint un résidu assez considérable d'acide silicique dont il fut très facile de constater tous les caractères.

Alumine. — La liqueur acide dont on avait séparé l'acide silicique fut sursaturée par l'ammoniaque ; il se forma un trouble très léger, puis il se déposa peu à peu un précipité floconneux facile à reconnaître pour de l'alumine ; on lava par décantation ce précipité qui fut recueilli sur un filtre de papier à analyse sans plis ; lorsque ce précipité eut pris assez de consistance, on le plaça, après avoir enlevé le filtre, dans une petite capsule de platine ; par la calcination il prit une teinte grisâtre assez foncée.

Oxyde de fer. — On traita cet alumine par l'acide sulfurique concentré à l'aide d'une chaleur convenable ; la liqueur étendue d'eau saturée par l'ammoniaque, puis acidulée avec l'acide acétique, donna par le ferrocyanure de potassium une coloration bleue très visible, mais plus intense dans les résidus des sources n°s 1 et 2 que dans ceux des trois dernières.

Ainsi, nous avons constaté dans toutes les sources la présence du fer qui avait été trouvé dans quelques unes par MM. Rivet et Fremy.

Lithine. — La liqueur alcaline d'où s'étaient déposés l'alumine et l'oxyde de fer fut additionnée de carbonate d'ammoniaque et portée à l'ébullition, il se forma un abondant précipité de carbonate de chaux et de carbonate de magnésie ; la liqueur fut filtrée et évaporée dans une capsule de platine. Nous fûmes surpris de voir ce liquide se troubler lorsqu'il ne resta plus environ que 60 grammes de liqueur dans la capsule ; nous attribuâmes, tout d'abord, ce précipité soit à une petite quantité de carbonate de magnésie provenant d'un peu de magnésie retenue en dissolution par le sel ammoniacal contenu en assez grande abondance dans la liqueur, soit à un peu de sulfate de chaux qui aurait échappé à l'action du carbonate d'ammoniaque ; ces deux hypothèses nous paraissaient vraisemblables.

L'évaporation fut donc poussée jusqu'à siccité, en ayant soin de ne chauffer la capsule que par le côté, afin d'éviter les soubresauts qui nous avaient, dans une première expérience, fait perdre une partie du produit. Puis on chauffa au rouge pour dégager les sels ammoniacaux ; de l'eau distillée versée sur la masse en laissa une partie indissoute ; on ajouta à la liqueur un léger excès de carbonate de soude afin de précipiter *complétement* la magnésie à l'état de carbonate qui fut séparé par le filtre ; la liqueur limpide fut évaporée à sec et reprise par une petite quantité d'eau distillée qui laissa encore cette fois une certaine quantité de substance insoluble ; elle semblait cependant disparaître en partie par une addition d'eau un peu considérable.

Il était cette fois impossible d'hésiter, car nous n'avions plus dans nos liqueurs de sels ammoniacaux pouvant tenir en dissolution une partie du carbonate de magnésie ; donc il fallait admettre, ou que le carbonate de magnésie était soluble, en quantité appréciable, dans le carbonate de soude, ou que les eaux d'Enghien renfermaient de la lithine, puisque cet oxyde est le seul qui présente un carbonate beaucoup plus soluble que les carbonates de chaux, de magnésie, tandis que ce carbonate, moins soluble que les sels correspondants de potasse et de soude, peut se déposer de liqueurs convenablement concentrées.

Pour juger la question d'une manière définitive, nous avons traité séparément les divers résidus insolubles laissés par la solution du carbonate de soude à la suite d'évaporations successives (la chaux, on se le rappelle, avait été éliminée par le carbonate d'ammoniaque) et les liqueurs limpides séparées de ces résidus ; on versa dans une portion de ces dernières du phosphate de soude et de l'ammoniaque afin de savoir si elles renfermaient de la magnésie et de la lithine, car ces deux oxydes forment avec les réactifs précédents des précipités peu solubles.

Il se forma un précipité assez abondant de phosphate, dont il fallait déterminer la nature : pour cela on versa dans une autre portion de la liqueur de la potasse qui, d'après les auteurs, devait précipiter la magnésie et laisser la lithine en dissolution ; il se forma, en effet, un précipité, mais la liqueur filtrée et évaporée à sec laissa encore, lorsqu'on la reprit par l'eau, un résidu de magnésie, la potasse précipitée de la liqueur par le chlorure de platine et le platine éliminé par la calcination ; on a pu constater dans la liqueur la présence d'un corps colorant faiblement en rouge la flamme de la lampe à alcool. Était-ce de la lithine?

Les précipités, après avoir été dissous par l'acide sulfurique, furent traités comme les liqueurs précédentes et donnèrent les mêmes résultats.

En admettant, ce que nous ne considérons pas comme certain, la présence de la lithine dans les eaux d'Enghien, elle n'y existerait qu'en très petite quantité.

Nous continuerons ces recherches sur des quantités d'eau plus considérables que celles qui nous ont servi, et nous en publierons les résultats. Cependant il est facile de conclure, de tout ce qui précède, que la séparation de la magnésie, de la potasse et de la soude, à l'aide du carbonate d'ammoniaque, même en l'absence des sels ammoniacaux, présente toujours de grandes difficultés, exige de nombreuses précautions, parce qu'il y a toujours une petite quantité de carbonate de magnésie qui reste en dissolution; on peut adresser le même reproche au carbonate de soude, qui dissout également une certaine quantité de carbonate de magnésie.

Potasse. — Les liqueurs qui nous avaient servi dans les expériences précédentes ne pouvant être utilisées pour la recherche de la potasse et de la soude, nous avons employé à cette expérience 10 grammes du résidu provenant de l'évaporation de l'eau de la source n° 1. On les plaça dans un flacon bouché à l'émeri avec de l'eau distillée, et l'on renouvela plusieurs fois cette eau, afin d'extraire aussi complétement que possible les sels solubles. Les liqueurs filtrées furent évaporées aux trois quarts, puis abandonnées au repos, afin de séparer la majeure partie du sulfate de chaux.

les eaux de lavages furent réunies aux eaux-mères filtrées, on porta ces liqueurs à l'ébullition et on y ajouta
du carbonate d'ammoniaque, on évapora à siccité sans
calciner ; la substance sèche fut reprise par l'eau qui
laissa du carbonate de chaux et de magnésie ; le liquide filtré, soumis à l'évaporation, laissa déposer une
substance blanche assez pesante qui formait des croûtes
au fond de la capsule, et occasionnait les soubresauts
dont nous avons déjà parlé ; le résidu fut calciné, afin
de chasser la petite quantité de sels ammoniacaux et
les matières organiques. L'eau distillée, versée sur le
produit de la calcination, laissa un résidu insoluble
peu considérable ; cependant ce ne fut qu'après plusieurs additions de carbonate d'ammoniaque, d'évaporations et de calcinations, que l'on parvint à se procurer une liqueur dont une petite partie ne forma plus
de précipité avec le phosphate de soude et l'ammoniaque.

Cette liqueur, préalablement débarrassée par la calcination de la très petite quantité des sels ammoniacaux
qu'elle renfermait, fut traitée par le chlorure de platine et l'alcool auquel on fut obligé d'ajouter un peu
d'eau pour permettre à tous les sels de rester en dissolution, et on abandonna au repos ; après douze heures,
il s'était déposé des paillettes cristallines de chlorure
double de platine et de potassium.

Ce chlorure double, lavé avec de l'alcool et décomposé par la chaleur, donna une substance *soluble dans
l'eau et précipitable en blanc par l'acide perchlorique*,
caractère essentiel de la potasse. Nous sommes entrés
dans tous les détails de cette opération, parce que la
présence de la potasse a été niée dans l'eau d'En-

ghien, après y avoir été découverte par Longchamp.

Soude. — Les eaux-mères du chlorure double de platine et de potassium furent évaporées à sec et le résidu calciné, pour se débarrasser du platine ; le produit de la calcination, traité par l'eau distillée, donna un liquide, qui forma avec l'antimoniate basique de potasse un précipité blanc très abondant, preuve évidente de la présence de la soude, que Longchamp ne signale pas dans son travail sur les eaux d'Enghien, bien que Fournoy et Delaporte y eussent constaté la présence du chlorure de sodium.

Brôme et iode. — Une partie de la liqueur précédente, qui ne nous avait pas servi pour constater la présence des alcalis, fut employée à la recherche du brôme et de l'iode ; on la divisa en deux portions qui furent placées dans deux tubes bouchés et additionnés d'une solution récente d'amidon ; sur l'orifice de l'un de ces tubes, on inclina un flacon renfermant une solution de chlore, de manière à faire arriver dans le tube une petite quantité de chlore gazeux ; il nous fut impossible d'obtenir ni de coloration jaune ni de coloration bleue.

On ajouta dans le second tube un peu d'acide azotique, qui ne produisit par la moindre coloration, même par l'addition de quelques gouttes d'une solution d'azotite de potasse ; cependant ce dernier procédé permet de déceler des traces excessivement petites d'iode.

Enfin pour contrôler cette expérience, on prit une nouvelle quantité de résidu, et après l'avoir épuisée par l'eau, on versa, dans la liqueur acidulée par l'acide azotique, de l'azotate d'argent ; le précipité obtenu fut lavé avec soin; il disparut complétement par l'action de l'ammoniaque.

Soufre. — Pour rechercher la présence du soufre dans le résidu de l'évaporation des eaux d'Enghien, nous nous sommes servis de la partie non dissoute par l'eau, du résidu n° 1 employé plus haut; après avoir desséché à l'étuve cette substance insoluble, on la mit en contact avec du sulfure de carbone bien pur, qui laissa une petite quantité de soufre par son évaporation.

Ammoniaque. — Voulant nous assurer si le résidu des eaux d'Enghien renfermait de l'ammoniaque, ainsi qu'on l'a prétendu dans ces derniers temps, nous avons mêlé avec de la chaux vive une partie du résidu de l'une des sources; le mélange fut placé dans un tube bouché où l'on introduisit un papier de tournesol très sensible, qui ne *changea pas de couleur;* une baguette de verre imprégnée d'acide acétique ne donna pas la *moindre fumée blanche.* Donc les eaux d'Enghien ne renferment pas de sels ammoniacaux fixes.

Nous préférons dans ces recherches l'acide acétique à l'acide chlorhydrique, qui peut donner lieu à une foule d'erreurs, ainsi que nous l'avons démontré dans nos communications à la Société de biologie. Mais si l'on vient à verser sur le mélange pulvérulent contenu dans le tube quelques gouttes d'une solution de potasse caustique et à chauffer assez fortement, il se forme de l'ammoniaque en abondance, par suite de la destruction de la matière organique contenue dans le résidu; cette substance azotée provient sans doute de la destruction des infusoires nombreux que nous avons découverts dans les eaux d'Enghien et dont nous publierons prochainement une monographie.

En résumant cette partie de nos recherches, on voit que les eaux d'Enghien contiennent, outre les substances désignées dans le chapitre V, de la potasse, de la soude, de l'alumine, de l'oxyde de fer, de l'acide silicique et peut-être de la lithine. Mais il nous a été impossible d'y démontrer la présence du brôme et de l'iode, bien que le chlore y existe en quantité appréciable.

Analyse quantitative des résidus. — Afin d'éviter les répétitions, nous croyons devoir, en commençant cette analyse, prévenir que nous avons suivi exactement la même méthode pour la détermination des corps gazeux, des bases et des acides dans les résidus provenant de l'eau des cinq sources que nous avons étudiées.

Azote. — Pour déterminer la quantité d'azote contenue dans les eaux d'Enghien, nous nous sommes servis de l'appareil dont nous avions déjà fait usage pour la recherche de ce gaz, et décrit au chapitre V.

Cet appareil se composait d'un ballon contenant exactement deux litres, au col duquel était adapté, à l'aide d'un bouchon de liége fin, un tube recourbé propre à recueillir le gaz et qui plongeait dans de l'eau sulfurée provenant de la même source que celle dont le ballon était rempli ; sur l'extrémité du tube était placé un petit flacon bouchant à l'émeri, destiné à recueillir les gaz, et rempli de la même eau.

L'eau du ballon était peu à peu portée à l'ébullition ; cette température était maintenue jusqu'à ce que la vapeur d'eau, se condensant avec bruit dans l'eau de la cuve où venait plonger l'extrémité du tube, ne laissât plus dégager la plus petite bulle de gaz.

Nous avons déjà décrit, à l'analyse qualitative, les divers phénomènes que présente l'eau d'Enghien sous l'influence de la chaleur ; ajoutons seulement que l'azote se dégage longtemps avant les autres gaz, ce qui tient sans doute à son peu de solubilité dans l'eau.

Les gaz étant recueillis, on fermait les flacons avec leurs bouchons enduits d'un peu de suif, puis on plongeait le col dans l'eau afin d'éviter la rentrée de l'air pendant le trajet d'Enghien à Paris.

On plaçait alors dans une cloche graduée le gaz provenant de chacune des sources, et qui était formé par un mélange d'acide sulfhydrique, d'acide carbonique et d'azote. On introduisait successivement dans les cloches, à l'aide de fils de cuivre, soit un cristal d'acétate de plomb imprégné d'acide acétique, soit un cristal de sulfate de cuivre, soit enfin un bâton de potasse caustique ; car bien que nous n'ayons pas eu l'intention de doser l'acide sulfhydrique et l'acide carbonique dans des expériences de ce genre, nous avons pensé qu'il serait intéressant de déterminer, même d'une manière approximative, le rapport des gaz que l'on obtenait des eaux d'Enghien sous l'influence de la chaleur.

2 litres d'eau de la source n° 1 ont donné, par l'ébullition, 79 centimètres cubes de gaz, qui furent traités directement par la potasse caustique, et se réduisirent à 32^{cc},5. Le mélange d'acide carbonique et d'acide sulfhydrique absorbé par la potasse était donc égal à 46^{cc},5.

2 litres d'eau de la source n° 2 donnèrent, également par l'ébullition, 97^{cc},5. On introduisit dans la cloche un cristal d'acétate de plomb imprégné d'acide acétique, et on l'y laissa jusqu'à ce que le gaz ne diminuât plus de volume : il restait alors 38^{cc},7 de gaz ; l'acétate de plomb avait donc absorbé 58 centimètres cubes d'acide sulfhydrique. On fit alors passer un bâton de

potasse caustique qui enleva l'acide carbonique et réduisit le volume à 34^{cc},3 ; la potasse n'avait donc absorbé
que 4^{cc},4 d'acide carbonique, ce qui est loin de représenter tout l'acide carbonique contenu dans les eaux
d'Enghien.

2 litres d'eau de la source n° 3 fournirent, par l'ébullition, 104 centimètres cubes de gaz, dans lequel on fit
passer un cristal de sulfate de cuivre acidulé par l'acide
sulfurique : le mélange gazeux se réduisit à 41^{cc},3 ; la
potasse, introduite après le sulfate de cuivre, réduisit
le volume à 36^{cc},8.

2 litres d'eau de la source n° 4 donnèrent, sous l'influence de la chaleur, 86^{cc},7 de gaz, qui, par le sulfate
de cuivre acidulé, laissèrent 37 centimètres cubes ; la
potasse, substituée au sulfate de cuivre, n'absorba rien.

2 litres d'eau de la source n° 5 ont fourni, par l'ébullition, 105 centimètres cubes de gaz, qui se réduisirent
à 36^{cc},5 par le sulfate de cuivre, et à 24 centimètres
cubes par l'action de la potasse.

On prit avec soin la pression barométrique et la température au commencement et à la fin de chaque
expérience, et toutes les corrections furent faites d'a-
près la formule :

$$V^{1} = V \frac{1}{1 + \alpha t} \times \frac{H - f}{760},$$

dans laquelle,

V^{1} = le volume de gaz à 0° et à la pression normale,

V = le volume du gaz trouvé,

α = le coefficient de dilatation des gaz,

t = la température,

H = la pression atmosphérique observée,

f = la tension de la vapeur d'eau,

760 = la pression barométrique normale.

Nous avons trouvé de cette manière que :

1 litre de la source n° 1 renferme	15,52	ou 0,01956 azote.	
—	2 —	16,87 ou 0,02126	—
—	3 —	18,09 ou 0,02329	—
—	4 —	17,97 ou 0,02264	—
—	5 —	11,74 ou 0,01479	—

On voit donc que, sous l'influence de la chaleur, l'eau d'Enghien abandonne les gaz qu'elle tient en dissolution, et surtout son azote. Ce dernier gaz varie pour chacune des sources ; il semble exister un certain rapport inverse entre le volume de cet azote et la richesse en principe sulfuré de l'eau : le tableau qui précède démontre ce fait d'une manière évidente. L'eau des sources n°s 3 et 4 sont les moins riches en principe sulfuré ; elles contiennent, au contraire, la plus grande quantité d'azote. Les sources n°s 1 et 2, qui présentent une quantité d'hydrogène sulfuré un peu plus grande que les sources précédentes, renferment une quantité d'azote un peu plus petite ; enfin l'eau de la source n° 5, qui, de toutes les sources, est la plus riche en principe sulfuré, est aussi celle qui donne le moins d'azote.

Quelle est l'origine de cet azote? Provient-il de l'atmosphère? est-il, au contraire, un produit de décomposition provenant de certaines substances détruites sous des influences inconnues?

Dans la première hypothèse, il faudrait admettre qu'après sa formation le principe sulfuré s'est trouvé en contact avec de l'eau ordinaire saturée d'air, et s'y est dissous, puis a réagi sur l'oxygène contenu dans cette eau pour former de nouveaux produits. Si ce principe sulfuré est un monosulfure, une portion du métal devra

s'oxyder, puis s'unir à l'acide carbonique contenu dans
la même eau, tandis que le composé sulfuré passera à
l'état de polysulfure ; on ne saurait admettre cette hypothèse pour l'eau d'Enghien, puisqu'elle ne présente
pas la moindre coloration et qu'elle ne laisse point déposer de soufre quand on y verse une acide non oxydant. Tous ces phénomènes trouvent, au contraire,
une explication naturelle, si l'on admet que le principe
sulfuré des eaux d'Enghien est de l'acide sulfhydrique
libre : car l'oxygène de l'eau ordinaire, en réagissant
sur cet acide, forme de l'eau et met du soufre en liberté ;
ce soufre se dépose dans le sol au travers duquel l'eau
est obligée de filtrer. N'est-il pas probable que la formation des dépôts de soufre des terrains secondaires et
tertiaires n'a pas d'autre origine. Quant à la seconde
hypothèse dans laquelle on pourrait admettre que l'a-
zote provient de la destruction de certaines matières
organiques, elle n'est pas improbable ; mais les phénomènes chimiques qui se passent dans la formation des
lignites et de la tourbe sont trop peu connus pour qu'il
soit possible actuellement de soutenir ou de rejeter
cette hypothèse en s'appuyant sur des données scientifiques certaines.

Acide carbonique libre. — Le dosage de l'acide carbonique libre dans les eaux minérales, s'il ne présente
pas de difficultés insurmontables, exige cependant, lorsqu'on se sert des procédés ordinaires, l'emploi d'un temps
considérable. Nous avons imaginé un procédé de dosage
qui réunit à la précision la rapidité la plus grande.

Ce procédé repose sur la propriété que possède l'a-
cide carbonique de précipiter la chaux contenue dans
le sucrate de cette base. On comprend avec facilité

qu'en versant dans une quantité d'eau minérale connue un volume déterminé d'un sucrate dont on connaît la richesse, il se formera un précipité de carbonate de chaux ; en prenant alors la moitié des liqueurs sur lesquelles on opère et dosant la chaux à l'aide d'un acide titré dont on connaît *rigoureusement* la composition, une simple soustraction suffit alors pour faire connaître la chaux précipitée, et par suite la quantité d'acide carbonique libre avec lequel elle se trouve combinée.

Pour déterminer la valeur de ce procédé qui, nous l'espérons, rendra quelques services dans l'analyse des eaux douces ou minérales, nous avons fait les expériences préliminaires suivantes.

On a avancé, il y a quelques années, que le carbonate de chaux était soluble dans le sucrate de chaux ; ce fait, s'il s'était vérifié, nous eût empêchés d'employer le sucrate de chaux dans le dosage de l'acide carbonique libre. En effet, si une portion du carbonate de chaux était restée en dissolution dans le sucrate, on eût retrouvé dans la liqueur une quantité de base trop grande, et par suite on eût trouvé moins d'acide carbonique qu'il en existait réellement.

Pour nous convaincre de la réalité de l'assertion qui précède, nous avons préparé une solution d'acide carbonique contenant un volume de gaz égal au sien ; nous avons étendu 1 volume de cette solution d'assez d'eau distillée pour en faire 300 volumes, puis nous avons ajouté à ce liquide 1 volume de sucrate de chaux saturé. Le vase, complétement rempli, fut exactement bouché ; on vit bientôt apparaître un trouble qui alla en augmentant, et peu à peu il se déposa du carbonate de chaux.

Nous avons répété plusieurs fois la même expérience en faisant varier les quantités de sucrate, et toujours nous avons obtenu du *carbonate de chaux*.

Il est donc démontré, pour nous, que si le sucrate de chaux dissout du carbonate de la même base, c'est *en quantité impondérable*.

Rassurés sur l'insolubilité du carbonate de chaux, voici de quelle manière nous avons procédé au dosage de l'acide carbonique libre contenu dans les eaux d'Enghien.

On prit 1 litre d'eau de chacune des sources et l'on y ajouta 1 volume connu de sucrate de chaux ; nous avions préparé une quantité de sucrate assez considérable pour faire toutes nos recherches et l'avions placé dans des flacons de 125 grammes, bouchant à l'émeri, afin d'éviter l'action de l'acide carbonique de l'air : il se formait un précipité. On filtrait la moitié de la liqueur dans laquelle la chaux non employée était dosée par l'acide sulfurique normal ; en multipliant par 2 cette chaux, on obtenait la totalité de ce qui restait libre, et enfin en soustrayant ce poids du poids de la chaux contenue dans le sucrate employé, on trouvait la chaux qui avait saturé les acides.

Dans l'emploi de ce procédé, il faut tenir compte de la présence, dans l'eau dont on fait l'analyse, des bases précipitables par la chaux, sans quoi on s'exposerait à commettre des erreurs, puisqu'une portion de la chaux se combinerait avec les acides saturant ces bases et serait considérée comme ayant servi à précipiter l'acide carbonique ; il suffit donc, pour obtenir des données exactes, de faire à l'aide du calcul la soustraction de la chaux employée à la précipitation des bases.

L'acide sulfurique normal dont nous nous sommes
servis avait été préparé en mélant 49 grammes d'acide
sulfurique pur à une quantité d'eau distillée assez grande
pour former un litre à la température de 10 degrés.

Ne connaissant pas assez rigoureusement l'état de
concentration de l'acide, qu'il nous avait été impossible
de distiller nous-mêmes, nous avons précipité 20 centimètres cubes de l'acide normal par l'azotate de baryte.
Le sulfate de baryte, lavé avec le plus grand soin et calciné, pesait $2^{gr},101$; donc nos 20 centimètres cubes
contenaient $0^{gr},7219$ d'acide sulfurique anhydre. Par
suite, 1 litre d'acide normal renfermait $36^{gr},095$ d'a-
cide anhydre et chaque centimètre cube $0^{gr},036095$,
représentant $0^{gr},0275815$ de chaux.

Comme 20 centimètres cubes du sucrate qui nous a
servi exigeaient pour leur saturation $10^{cc},50$ de notre
acide normal, 1 centimètre cube de sucrate renfermait
$0^{gr},0145032$ de chaux et chaque centimètre cube d'acide
correspondait à $1^{cc},7478$ de sucrate de chaux.

En résumé :

1^{cc} acide sulfurique normal	$= 0^{gr},036095$	acide anhydre.
1^{cc} —	$= 0^{gr},0275815$	de chaux.
1^{cc} —	$= 1^{cc},7478$	sucrate.
1^{cc} —	$= 0^{gr},0275815$	de chaux.
1 de notre sucrate......	$= 0^{gr},014503$	—

Nous avons, dans le tableau qui suit, donné un résumé succinct des opérations et des calculs que nous
avons effectués dans le but de déterminer l'acide carbonique libre contenu dans les eaux d'Enghien ; il est
facile, en l'examinant, de se rendre compte de notre
manière d'opérer. Nous mesurons exactement 1000 centimètres cubes de l'eau de la source sur laquelle nous

voulons agir ; on verse un volume déterminé de sucrate de chaux, soit 30 centimètres cubes : la liqueur
se trouble aussitôt par suite de la précipitation
du carbonate de chaux et des bases. Nous filtrons
rapidement 500 centimètres cubes de la liqueur, qui,
du reste, ne se trouble pas au contact de l'air pendant
la durée de la filtration ; nous dosons alors la chaux
contenue dans ces 500 centimètres cubes de liquide
avec l'acide sulfurique normal, et à l'aide du calcul nous
déterminons la quantité de chaux qui reste dans la
totalité de la liqueur.

Soustrayant cette chaux de celle qui a été employée,
nous obtenons le poids de cet oxyde qui a servi à précipiter les autres bases et l'acide carbonique ; connaissant
par l'analyse des résidus de l'évaporation le poids des
bases précipitables par la chaux contenues dans 1000 centimètres de l'eau minérale dont on fait l'analyse, nous
calculons le poids de chaux nécessaire à la précipitation
de ces bases, et, en soustrayant ce poids de la chaux
employée dans l'opération, on trouve la quantité de
cette base qui a précipité l'acide carbonique libre.

Enfin, le calcul nous donne le poids de l'acide carbonique auquel correspond le dernier poids de chaux
obtenu.

Ce procédé présente surtout l'avantage de permettre
une détermination rapide de l'acide libre et d'observer
très souvent les eaux minérales sous le rapport de leur
richesse en acide carbonique : question très intéressante, surtout pour les eaux sulfurées, puisqu'on fait
jouer dans leur production un rôle très important à
l'acide carbonique ; aussi nous proposons-nous d'étudier les eaux d'Enghien à ce point de vue.

Pour donner à notre procédé de dosage de l'*acide carbonique libre* contenu dans les eaux minérales toute la rapidité et la précision désirables, en simplifiant les corrections, nous avons déjà fait des expériences qui nous donnent des résultats très rigoureux. Bien que ce travail ne soit pas encore terminé, nous exposerons cependant les principes sur lesquels il repose, afin qu'on ne puisse pas, comme cela nous est déjà arrivé, nous soustraire ce procédé tout en ayant l'audace de dire qu'on nous l'a communiqué. On a vu que dans notre première manière d'opérer nous sommes obligés de faire des corrections assez nombreuses, par suite de la présence des bases précipitables par la chaux. Nous évitons les corrections en versant dans l'eau minérale quelques gouttes d'une solution alcoolique de potasse qui, par conséquent, ne renferme pas de carbonate ; nous prenons la précaution d'opérer dans des flacons à l'émeri parfaitement remplis, tout en ayant soin de ne donner à l'eau qu'une réaction alcaline très légère, résultat auquel nous arrivons facilement en nous servant d'une solution alcaline faible et comme réactif d'un papier de tournesol violet qui indique des traces d'alcali.

On filtre alors le liquide pour s'en procurer 1000 centimètres cubes dans lesquels on verse quelques gouttes d'acide sulfurique faible, jusqu'à ce que le papier de tournesol violet indique une légère réaction acide persistant lorsqu'on le chauffe.

On est alors certain d'avoir saturé la potasse ayant servi à précipiter l'alumine et la magnésie, ainsi que toutes les bases précipitables par cet alcali ; aussi peut-on ajouter le sucrate de chaux dans une partie de la liqueur filtrée, car la chaux ne précipitera que l'acide carbo-

nique libre, en admettant toutefois que l'eau minérale
ne renferme pas de sulfate de soude ou de potasse en
quantité assez considérable pour qu'il se précipite du
sulfate de chaux. On sépare le dépôt à l'aide du filtre,
et enfin on détermine avec l'acide sulfurique normal la
chaux qui n'a pas servi; une simple soustraction donne
la chaux employée, et par suite le poids de l'acide carbonique libre.

Bien que le problème semble plus difficile à résoudre
lorsque l'eau minérale renferme un bicarbonate alcalin
et de l'acide carbonique libre, la difficulté n'est qu'apparente, et notre procédé permet non seulement de
trouver l'acide carbonique libre, mais encore de connaître la quantité de cet acide qui forme le bicarbonate,
et par suite le carbonate neutre; s'il n'existe dans
l'eau que de la potasse ou de la soude en combinaison
avec l'acide carbonique, il sera même possible de doser
la quantité de ces bases qui entre dans le carbonate.

Il est évident que, dans une semblable circonstance,
on ne peut songer à précipiter la base alcaline que l'eau
renferme à l'état de bicarbonate, mais on peut en déterminer facilement la quantité à l'aide de l'alcalimétrie;
cette détermination une fois opérée, il suffit de verser
dans 1000 centimètres cubes d'eau minérale un volume
connu de sucrate de chaux titré. S'il ne se forme pas de
précipité, c'est une preuve que l'eau ne renferme pas
d'acide carbonique libre et que toute la base est transformée en bicarbonate; car s'il existait un carbonate simple,
il devrait y avoir également précipitation de carbonate
de chaux. On porte alors la liqueur à l'ébullition ; le
bicarbonate se décompose, réagit sur le sucrate, et par
l'acide carbonique qui devient libre et par le carbonate

neutre qui prend naissance, du carbonate de chaux se précipite.

Lorsque la liqueur a été ramenée à la température initiale, on note la perte en volume qu'elle a éprouvée par l'ébullition, afin de ne pas commettre d'erreurs dans les calculs.

La moitié de la liqueur ayant été filtrée, on cherche combien il faut d'acide normal pour en opérer la saturation; et comme l'acide employé a saturé l'alcali et la chaux, pour connaître cette dernière, il suffit de retrancher de la totalité de l'acide employé celui qui a servi à saturer l'alcali dans l'expérience préliminaire.

L'eau minérale renferme-t-elle à la fois un bicarbonate alcalin et de l'acide carbonique libre, on détermine, comme dans l'expérience précédente, la quantité d'acide sulfurique nécessaire à la saturation de l'alcali, puis on ajoute du sucrate de chaux : ce sucrate ne précipite que l'acide carbonique libre. On filtre alors une partie de la liqueur, et l'on cherche la quantité d'acide sulfurique normal qui est nécessaire pour la saturer; par le calcul, on reporte sur la totalité de la liqueur dont on se sert l'acide sulfurique employé, et en soustrayant celui qui a réagi sur l'alcali, on connaît la chaux qui a précipité l'acide carbonique libre.

Bien que l'essai alcalimétrique préliminaire permette de connaître la quantité d'alcali contenue dans l'eau minérale à l'état de bicarbonate, et par suite de trouver l'acide carbonique avec lequel il est combiné, on peut, si on le désire, contrôler cette analyse préliminaire de la manière suivante :

On prend un volume déterminé de l'eau minérale

dont l'acide carbonique libre a été précipité, on porte à l'ébullition pour former du carbonate de chaux avec l'acide du bicarbonate; puis, dans la liqueur refroidie, on cherche, toujours à l'aide de l'acide sulfurique normal, la chaux qui reste en dissolution, et par suite celle qui a précipité l'acide carbonique. A l'aide d'une proportion dans laquelle on fait entrer l'équivalent de l'acide carbonique et celui de la soude, si c'est du bicarbonate de soude que l'eau renferme, et le poids de l'acide carbonique trouvé, on doit obtenir comme valeur de x le poids de soude indiqué par l'essai alcalimétrique préliminaire.

Dans le tableau qui suit, la première colonne donne la quantité d'eau minérale sur laquelle on a opéré, 1000 centimètres cubes, et le numéro de la source à laquelle elle a été puisée.

La seconde représente le volume de sucrate de chaux ajouté à l'eau précédente.

La troisième renferme le volume d'acide normal employé pour détruire la chaux contenue dans 500 centimètres cubes de la liqueur précédente après la précipitation de l'acide carbonique libre.

La quatrième contient les nombres représentant le volume de sucrate non décomposé contenu dans la totalité de la liqueur.

La cinquième contient le volume de sucrate employé pour précipiter l'acide carbonique libre de 1000 centimètres cubes d'eau minérale et les bases déplacées par la chaux.

Dans la sixième, on trouve le poids de la chaux ayant servi à précipiter l'acide carbonique libre, la magnésie et l'alumine.

Dans la septième, on a placé le poids de la chaux ayant précipité la magnésie.

Dans la huitième, on voit la chaux ayant déplacé l'alumine.

La neuvième renferme la chaux ayant formé un carbonate avec l'acide carbonique libre.

Enfin, la dixième colonne donne le poids de l'acide carbonique libre calculé d'après le poids de la chaux contenue dans la colonne précédente.

En examinant les nombres qui suivent, on voit dans la première expérience que 1000 centimètres cubes d'eau des sources n°ˢ 1, 3, 4 renferment, à quelques milligrammes près, la même quantité d'acide carbonique libre ; que 1000 centimètres cubes d'eau de la source n° 2 en contiennent 2 centigrammes de plus que les précédentes, et que 1000 centimètres cubes d'eau de la source n° 5 en ont fourni presque le double de ce qui est contenu dans les trois premières.

La seconde expérience offre des nombres bien plus variés et qui diffèrent de ceux obtenus dans la première. En effet, 1000 centimètres cubes d'eau de la source n° 2, qui est ici la plus faible, contiennent presque identiquement la même quantité d'acide carbonique libre que 1000 centimètres cubes de l'eau n° 3 de la première expérience. Il en est à peu près de même pour l'eau n° 4 de la seconde expérience et l'eau n° 2 de la première. L'eau n° 3, qui dans la première expérience était une des plus faibles, présente dans la seconde une richesse en acide carbonique un peu plus considérable que celle du n° 5. Enfin cette dernière, qui dans la première expérience contenait beaucoup plus d'acide carbonique que les autres, a perdu dans la seconde 22 milligrammes d'acide carbonique, et se trouve ainsi un peu plus pauvre que le n° 3.

On voit donc que les eaux d'Enghien présentent, dans la quantité d'acide carbonique libre qu'elles renferment, des variations analogues à celles du principe sulfuré ; nous ignorons s'il y a quelques rapports entre les variations de ces deux principes, notre procédé de dosage de l'acide carbonique nous permettra de résoudre cette question.

Il est cependant un fait qui ressort très nettement des expériences consignées dans le tableau : c'est que la source n° 5, la plus riche en principe sulfuré, offre aussi, généralement, la plus grande quantité d'acide carbonique libre, ce qui est complétement en désaccord avec cette hypothèse, qui admet que les eaux d'Enghien doivent leur principe sulfuré à la transformation du sulfate de chaux en sulfure et à la décomposition d'une partie de ce sulfure par l'acide carbonique renfermé dans l'eau. Comment donc concilier alors ce fait, que l'eau n° 5 renferme simultanément la plus grande quantité d'acide carbonique libre et de principe sulfuré ?

Un examen superficiel des nombres contenus dans les deux expériences de dosage de l'acide carbonique libre résumées ci-contre pourrait faire croire que si dans la seconde analyse les eaux n°° 2 et 5 sont moins riches que dans la première, ce fait tient à l'emploi d'une plus grande quantité de sucrate qui a pu dissoudre du carbonate ; pour se convaincre de la nullité de cette supposition, il suffit de remarquer que les n°° 1, 3 et 4 sont au contraire plus riches que dans la première observation.

TABLEAU *résumant les opérations effectuées, à l'aide du sucrate de chaux, pour le dosage de l'acide carbonique libre dans 1000 centimètres cubes d'eau de chacune des sources d'Enghien.*

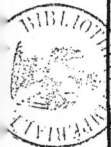

A 1000cc d'eau des sources.	On ajoute sucrate de chaux.	500cc liqueur filtrée exigent acide sulfurique normal.	Sucrate restant dans toute la liqueur.	Sucrate ayant été détruit.	Chaux ayant précipité l'acide carbonique et les bases.	Chaux ayant précipité la magnésie.	Chaux ayant précipité l'alumine.	Chaux ayant précipité l'acide carbonique libre.	Acide carbonique libre.
	cc	cc	cc	cc	gr	gr	gr	gr	gr
Première expérience.									
N° 1...	19	1,40	4,98	14,02	0,20333	0,0541	0,01962	0,13061	0,10262
2...	20	1,10	3,92	10,08	0,23321	0,0493	0,01494	0,16097	0,12047
3...	20	0,95	3,38	16,62	0,24099	0,0493	0,01684	0,17475	0,10858
4...	20	1,40	5,78	14,22	0,20679	0,0495	0,02231	0,13458	0,10572
5...	40	4,75	17,26	22,74	0,32073	0,0650	0,01244	0,25129	0,19270
Deuxième expérience.									
N° 1...	30	3,60	12,93	17,07	0,24751	0,0541	0,01962	0,17379	0,13654
2...	30	4,45	16,01	13,99	0,20285	0,0493	0,01494	0,13861	0,10890
3...	30	2,65	9,53	20,47	0,29691	0,0493	0,01684	0,22067	0,17052
4...	30	3,90	13,82	16,18	0,23401	0,0495	0,02231	0,16280	0,12791
5...	50	8,10	29,71	20,29	0,29420	0,0650	0,01244	0,21676	0,17031

MOYENNE DE L'ACIDE CARBONIQUE.

1000cc d'eau sulfurée de la source n° 1 = 0,11058 gr
— — — n° 2 = 0,11768
— — — n° 3 = 0,13955
— — — n° 4 = 0,12130
— — — n° 5 = 0,18154

Hydrogène sulfuré. — Nous avons, dans le premier paragraphe de ce chapitre, exposé les précautions dont nous nous sommes entourés pour déterminer la quantité de principe sulfuré contenu dans les eaux d'Enghien. Les nombreux tableaux placés dans ce paragraphe permettent de suivre chacune des analyses que nous avons faites; cependant, pour donner une idée d'ensemble et pouvoir saisir d'un seul coup d'œil les différences que présentent entre elles les sources et les variations offertes par chacune d'elles, nous avons résumé nos analyses dans le tableau suivant, qui présente le poids d'hydrogène sulfuré contenu dans chacune des sources.

1000ᶜᶜ EAU SULFURÉE RENFERMENT HYDROGÈNE SULFURÉ

SOURCES:

N° 1.	N° 2.	N° 3.	N° 4.	N° 5.
gr	gr	gr	gr	gr
0,022244	0,026800	0,013400	0,024520	0,053600
0,022440	0,025120	0,024520	0,022780	0,033040
0,022440	0,023660	0,009480	0,020100	0,042210
0,025460	0,026340	0,010260	0,021440	0,041800
0,021440	0,031490	0,018760	0,024790	0,043410
0,027470	0,033230	0,023580	0,024120	0,042210
0,030280	0,032690	0,016340	0,026190	0,056200
0,026930	0,033230	0,024790	0,027730	0,055070
0,028040	0,028670	0,026880	0,028820	0,041540
0,028670	0,032960	0,021570	0,027060	0,053730

Moyenne de dix analyses.

| 0,0255414 | 0,0294190 | 0,0156950 | 0,0247550 | 0,0462810 |

On voit que de toutes ces sources c'est le n° 3 qui est la plus faible, et qui, en même temps, offre les variations les plus grandes dans sa richesse en hydrogène sulfuré, de 9 à 24, ou 26, par exemple; les oscillations du principe sulfuré dans les autres sources présentent

des différences moins considérables : de 21 à 30 pour le
n° 1, de 25 à 33 pour le n° 2, de 20 à 28 pour le n° 4,
de 41 à 56 pour le n° 5. Quant au nombre 0,033, comme
nous ne l'avons jamais retrouvé depuis cette époque,
nous ne pensons pas devoir le comparer aux autres
nombres.

La source n° 5 est de beaucoup la plus riche en principe sulfuré, elle en renferme à peu près le double de
ce qui existe dans les autres sources. Si l'on compare
toutes les sources entre elles, on voit qu'elles présentent
une marche assez régulière : quand le principe sulfuré
augmente dans l'une, il augmente également dans les
autres, bien que cependant il n'y ait rien d'absolu à cet
égard, et jamais le maximum de principe sulfuré ne se
trouve à la fois dans toutes ; il en est de même du minimum. Aussi ne trouve-t-on que deux concordances,
l'une pour les maxima, l'autre pour les minima : ainsi le
maximum du n° 1 correspond au maximum du n° 5, le
minimum du n° 3 au minimum du n° 4.

Dosage des acides. — L'analyse qualitative nous
ayant démontré qu'il n'existait dans les résidus dont il
nous restait à faire l'analyse, ni acide azotique, ni acide
phosphorique, il nous fallait déterminer le poids des
acides carbonique, silicique et sulfurique qui existaient
dans nos résidus.

Nous avons pris à cet effet 2 grammes de chacun
des résidus provenant de l'évaporation de l'eau des cinq
sources, et nous les avons calcinés pour en détruire la
matière organique ; il resta dans le creuset un produit
très blanc présentant une teinte légèrement rosée, due
sans doute à la petite quantité de sesqui-oxyde de fer
décelé par l'analyse qualitative.

2 gr. résidu de la source n° 1 ont donné 1,434 résidu calciné.

—	2	. . . .	1,468	—
—	3	. . . .	1,520	—
—	4	. . . .	1,375	—
—	5	. . . .	1,406	—

Acide silicique. — On versa sur chacun de ces résidus de l'acide azotique étendu d'eau, afin de détruire les silicates; on chassa l'acide par la chaleur, puis on chauffa au rouge naissant afin de rendre l'acide silicique complétement insoluble dans l'acide azotique.

Le produit de cette calcination fut traité par l'eau acidulée avec l'acide azotique qui laissa l'acide silicique; cet acide fut lavé jusqu'à ce qu'une portion d'eau de lavage évaporée dans une capsule de verre ne laissât plus qu'une trace à peine visible.

L'acide silicique recueilli fut alors porté au rouge et pesé; on obtint pour les 2 grammes de résidu employés les quantités qui suivent :

		^{gr}
Source n° 1	. . . .	0,0591
— 2	. . . .	0,0320
— 3	. . . .	0,0410
— 4	. . . .	0,0739
— 5	. . . .	0,1310

Ce qui donne pour 1000 centimètres cubes d'eau :

Sources.	Acide silicique.
	^{gr}
N° 1	0,02878
2	0,01510
3	0,01792
4	0,03838
5	0,05098

La source n° 5 se distingue donc encore des autres sources par une quantité d'acide silicique plus considérable; car bien qu'un litre d'eau de cette source ne laisse pour son évaporation que $0^{gr},7783$ de résidu, ce

poids renferme $0^{gr},05093$ d'acide silicique, tandis que
$1^{gr},0455$ de résidu, correspondant également à un litre
d'eau de la source n° 4, qui après la source n° 5
est la plus riche en acide silicique, ne renferment que
$0^{gr},03837$; les résidus des autres sources en contiennent
beaucoup moins encore.

Acide sulfurique. — Les liqueurs séparées de l'acide
silicique et provenant de son lavage furent réunies et
nous servirent à doser l'acide sulfurique.

Ayant éprouvé comme tous les chimistes, et dans
des circonstances impossibles à déterminer, de nombreuses difficultés pour opérer le lavage du sulfate de
baryte, nous avons appliqué au dosage de l'acide sulfurique dans les eaux d'Enghien un procédé qui déjà
nous avait donné de très bons résultats.

Nos liqueurs furent acidulées par l'acide azotique de
manière à donner une réaction franchement acide;
alors, au lieu de verser dans ces liqueurs où nous désirions doser le chlore, une solution d'azotate de baryte,
nous y ajoutâmes de l'azotate de baryte *cristallisé*,
ayant soin de maintenir ces liqueurs à une température d'environ 40 ou 50 degrés.

L'azotate de baryte se recouvrait d'une couche de
sulfate qui ralentissait sa dissolution; mais, et c'est là
l'avantage de notre modification, le sulfate de baryte
qui prenait naissance formait des cristaux *plus volumineux, plus denses:* alors, loin de surnager en partie
la liqueur, comme cela se rencontre fréquemment, il
se dépose au fond du vase et peut être lavé par décantation.

Il faut à peu près une heure pour opérer la dissolution de l'azotate de baryte; ce temps est bien plus que

compensé par la rapidité avec laquelle se fait le lavage, puisqu'on peut opérer par décantation et qu'il suffit de quelques minutes pour obtenir une liqueur claire. Ajoutons qu'en agissant par notre méthode, le sulfate de baryte ne traverse *jamais* les filtres, ce qui arrive très souvent lorsqu'on verse le sel de baryte dissous dans les liqueurs où l'on veut doser l'acide sulfurique.

Lorsqu'une portion des liqueurs de lavage ne se trouble plus par le sulfate de soude, nous jetons le précipité de sulfate de baryte sur le filtre, où il s'égoutte rapidement ; nous plaçons le filtre, et le précipité à l'étuve. Quand la dessiccation est complète, nous réunissons le sulfate vers le centre du filtre, dont on place les bords par portion dans un creuset de platine rouge ; nous versons ensuite le sulfate au fond du creuset, et la portion du filtre qui le contenait est incinérée autant que possible sans toucher le sulfate. En opérant de cette manière, on évite les transvasements du précipité, ce qui est toujours, quelque soin qu'on prenne, une cause d'erreur. On évite ainsi, autant que possible, la formation du sulfure de barium, ce qui ne nous empêche pas de chauffer le produit de la calcination avec un peu d'acide sulfurique, pour être certains qu'il n'existe pas la moindre trace de sulfure au moment où l'on fait la pesée.

En opérant comme ci-dessus, nous avons obtenu pour 2 grammes de résidu des sources :

	Sulfate de baryte.		Acide sulfurique.
	gr		gr
N° 1.............	1,905	=	0,65456
2.....	1,773	=	0,60920
3............	1,785	=	0,61336
4.............	1,616	=	0,53648
5............	0,890	=	0,30580

Ce qui donne pour 1000 centimètres cubes des sources :

Acide sulfurique.

	gr
Nᵒ 1	0,31877
2	0,28754
3	0,27415
4	0,28048
5	0,11900

Pour l'acide sulfurique comme pour l'acide silicique, la source nᵒ 5 se distingue encore des autres sources, puisqu'elle renferme moins de la moitié de cet acide contenu dans l'eau des autres sources. Mais il est assez singulier de voir que la source nᵒ 3, qui est de beaucoup la plus faible en principe sulfuré, et qui par conséquent devrait, d'après certaines hypothèses, renfermer la plus grande quantité de sulfate de chaux, est au contraire celle qui contient le moins d'acide sulfurique après le nᵒ 5.

Nous avons dosé le chlore dans le liquide d'où l'acide sulfurique avait été précipité par l'azotate de baryte, et les eaux de lavage provenant de ces opérations. On versa dans ces liqueurs fortement acidulées par l'acide azotique une solution d'azotate d'argent : il se forma un chlorure qui gagna le fond du vase. On le lava par décantation jusqu'à ce que les eaux de lavage ne fussent plus troublées par le chlorure de sodium ; on recueillit alors le chlorure d'argent sur un très petit filtre, et après avoir séché, on chauffa dans un creuset de porcelaine pour brûler le filtre, puis on versa sur le chlorure d'argent quelques gouttes d'eau régale afin de détruire complétement la matière du filtre et de ramener à l'état de chlorure la petite quantité d'argent qui aurait pu être réduit ; enfin le chlorure fut chauffé jusqu'à fusion.

On obtint ainsi pour les 2 grammes de résidu qui nous avaient servi et provenant des sources :

	Chlorure d'argent.		Chlore.
	gr		gr
N° 1...............	0,1968	=	0,04769
2...............	0,1945	=	0,04899
3...............	0,2005	=	0,04958
4...............	0,2062	=	0,05101
5...............	0,2245	=	0,05552

Ce qui donne pour 1000 centimètres cubes d'eau des sources :

	Chlore.
	gr
N° 1..................	0,023225
2..................	0,022703
3..................	0,022163
4..................	0,037111
5..................	0,021605

D'après ce dosage du chlore, on voit qu'à poids égal le résidu de la source n° 5 contient plus de chlore que celui des autres sources ; mais comme un litre d'eau de cette même source renferme moins de substances solides que les numéros qui la précèdent, elle contient en réalité moins de chlore.

Acide carbonique combiné. — Le procédé de dosage ordinairement employé pour déterminer le poids de l'acide carbonique combiné avec les bases convenait peu à l'analyse des résidus des eaux d'Enghien, qui renferment des quantités peu considérables de carbonates. Il nous fallait donc trouver un procédé d'analyse qui nous permît de pouvoir déterminer aussi rigoureusement que possible les petites quantités d'acide carbonique dont nous avions à trouver le poids.

Nous avions remarqué dans nos expériences précédentes que les résidus des eaux d'Enghien perdaient

assez facilement, sous l'influence de la calcination, tout
l'acide carbonique qu'ils renfermaient, car en les traitant alors, soit par l'acide sulfurique, soit par l'acide
azotique, et faisant passer les gaz provenant de ce
traitement à travers une solution de chlorure de calcium ammoniacale, il ne se formait pas de précipité de
carbonate de chaux.

De plus, l'analyse qualitative nous avait démontré
qu'il ne pouvait se dégager que de l'acide chlorhydrique sous l'influence de l'acide sulfurique. Bien fixés
sur ces faits à l'aide d'expériences préliminaires, voici
le procédé que nous avons employé et qui peut rendre
de grands services dans des circonstances analogues à
celles où nous nous trouvions placés.

Nous avons pesé 2 grammes de résidu de chacune
des cinq sources que nous destinions à la détermination
des bases; nous avons calciné chacun de ces poids dans
un creuset de platine à l'aide d'une lampe à double
courant, jusqu'à ce que deux pesées nous eussent
donné le même poids : du reste, quelques gouttes
d'acide azotique versé sur le produit de la calcination
nous faisaient connaître si tout le carbonate avait été
décomposé. On pesait alors le creuset et son contenu.
Arrivé à ce terme, on versait sur le produit calciné de
l'acide sulfurique étendu d'un peu d'eau : il y avait élévation de température due à l'action de l'acide sur la
chaux vive, et dégagement d'acide chlorhydrique.
Nous chassions alors l'acide, en inclinant le creuset au-
dessus de la flamme et ne chauffant que le bord ; de
cette manière on évite facilement les soubresauts. Lorsque la masse était sèche, on la portait au rouge pour
chasser l'excès d'acide sulfurique, puis on portait de

nouveau le creuset sur la balance : l'augmentation de poids faisait connaître l'acide sulfurique qui s'était fixé sur la base à la place de l'acide carbonique, et sur l'oxyde du métal avec lequel était combiné le chlore. Il fallait donc soustraire du poids de l'acide sulfurique fixé celui qui avait remplacé le chlore ; nous y arrivions facilement à l'aide du calcul, puisque pour remplacer 443,2 de chlore combiné avec un métal, il faut 500 d'acide sulfurique et 100 d'oxygène. Donc, en représentant par p le poids du chlore contenu dans 2 grammes de résidu, la proportion suivante nous donnait la quantité d'acide sulfurique et d'oxygène à soustraire :

$$443,2 \; : \; 600 \; :: \; p \; : \; x \; ;$$

d'où

$$x = \frac{600 \times p}{443,2}.$$

En soustrayant donc x du poids total d'acide sulfurique fixé sur le résidu, il restait le poids de cet acide correspondant à l'acide carbonique chassé, dont il était très facile de trouver le poids à l'aide de la proportion suivante dans laquelle p' représente le poids de l'acide sulfurique ayant remplacé l'acide carbonique :

$$500 \; : \; 275 \; :: \; p' \; : \; x' \; ;$$

d'où

$$x' = \frac{275 \times p'}{500}.$$

En opérant à l'aide de la méthode que nous venons de décrire, nous avons trouvé pour le poids de l'acide sulfurique ayant remplacé l'acide carbonique contenu dans 2 grammes de résidu d'eau des sources :

Acide sulfurique.

gr

N° 1.................... 0,360
2.................... 0,372
3.................... 0,345
4.................... 0,421
5.................... 0,796

Ce qui donne, après correction faite, pour le chlore pour 1000 centimètres cubes d'eau des sources :

Acide carbonique combiné.

gr

N° 1.................... 0,095340
2.................... 0,079700
3.................... 0,065820
4.................... 0,100410
5.................... 0,139002

L'eau de la source n° 5 est donc celle qui renferme la plus grande quantité d'acide carbonique combiné, ce qui semblerait indiquer un certain rapport entre l'acide carbonique et l'acide sulfhydrique renfermé dans ces eaux minérales ; d'autant plus que la source n° 3, qui est la plus faible, renferme aussi la plus petite quantité d'acide carbonique combiné. Les sources n°^{s} 1 et 4, qui possèdent à peu près les mêmes quantités de principe sulfuré, nous ont donné des nombres très approchés pour l'acide carbonique combiné ; il faut cependant remarquer que la source n° 2, habituellement plus riche en principe sulfuré que les sources n°^{s} 1 et 4, renferme moins d'acide carbonique combiné que ces deux dernières.

Détermination des bases.—Les résidus qui nous avaient servi à doser l'acide carbonique combiné avec les oxydes furent employés au dosage des bases. Ces résidus furent traités par une quantité d'eau acidulée convenable pour les dissoudre complétement. On obtint ainsi cinq liqueurs qui furent sursaturées par l'ammoniaque

et dans chacune desquelles on versa de l'oxalate d'ammoniaque ; l'alumine se déposa en même temps que
l'oxalate de chaux. Ces précipités complexes furent
lavés avec soin et recueillis sur un filtre, séchés et calcinés ; on obtint ainsi un mélange d'alumine et de
carbonate de chaux, qui était pour 2 grammes de résidu des sources :

Carbonate de chaux et alumine.

N° 1.................... 0,955
    2.................... 0,923
    3.................... 0,973
    4.................... 0,920
    5.................... 1,123

Chaque résidu fut traité dans le creuset de platine .
par l'acide azotique ; la liqueur acide fut introduite
dans un flacon bouchant à l'émeri, ainsi que les eaux
de lavage ; on versa de l'ammoniaque pure, puis assez
d'eau distillée pour remplir le flacon, qui fut bouché
avec soin.

Nous avions préparé, pour la séparation de l'alumine,
un réactif qui nous sert fréquemment lorsque nous
avons à séparer cette base de la chaux.

Ce réactif n'est autre que de l'ammoniaque pure, à
laquelle nous ajoutons un peu de chlorure de calcium ;
de cette manière, quand l'ammoniaque vient à absorber
l'acide carbonique de l'air, il se forme du carbonate de
chaux qui se dépose au fond du vase, et l'on n'a plus à
craindre la précipitation de la chaux par l'acide carbonique que l'ammoniaque absorbe si rapidement.

L'alumine se déposa au fond du flacon, dont les
liqueurs limpides furent enlevées à l'aide d'une pipette ;
puis on versa de l'eau distillée sur l'alumine, ayant toujours soin de tenir les flacons remplis. On opéra ainsi le

lavage jusqu'à ce que l'oxalate d'ammoniaque ne formât plus de trouble dans les liqueurs limpides ; on jeta sur de petits filtres sans plis l'alumine; après dessiccation on calcina directement avec le filtre, dont il eût été impossible de détacher l'alumine, qui n'existait qu'en très petite quantité.

Les 2 grammes de résidu employés ont donné :

Sources.	Alumine légèrement colorée.		Pour 1000cc.
	gr		gr
N° 1	0,0240	==	0,01168
2	0,0210	==	0,00991
3	0,0230	==	0,00998
4	0,0251	==	0,01313
5	0,0170	==	0,00661

Cette alumine légèrement colorée fut traitée par l'acide sulfurique; on ajouta de l'ammoniaque, puis de l'acide acétique ; le liquide donna avec le cyanoferrure de potassium une coloration bleue évidente pour toutes les sources, mais plus foncée pour les n°ˢ 1 et 2.

La source n° 5 contient à peu près moitié moins d'alumine que les autres sources ; on ne saurait donc trouver la moindre relation entre cette alumine et le précipité sulfuré des eaux d'Enghien.

Le résidu de cette alumine fut soustrait du carbonate de chaux provenant de l'oxalate décomposé par la chaleur.

Nous avons remarqué dans ce dosage de la chaux un fait qui n'est pas sans intérêt: c'est que le résidu de la calcination de l'oxalate, lorsqu'il contient de la chaux libre, n'absorbe pas d'acide carbonique lorsqu'on le chauffe à sec avec du carbonate d'ammoniaque réduit en poudre et mêlé avec soin au produit de la calcination qui, dans ce cas, humecté avec un peu d'eau,

bleuit toujours le papier de tournesol violet. Aussi avons-
nous pris dans chacune de nos opérations la précaution d'ajouter du carbonate d'ammoniaque dissous, et
de calciner légèrement, afin d'éviter une nouvelle décomposition du carbonate.

On obtint ainsi une quantité de carbonate de chaux
qui donna, soustraction faite de l'alumine, pour
2 grammes de résidu d'eau des sources :

	Chaux.		Pour 1000cc.
	^{gr}		^{gr}
N° 1................	0,52136	$=$	0,25390
2................	0,50512	$=$	0,23842
3................	0,53200	$=$	0,23780
4................	0,52596	$=$	0,27529
5................	0,61936	$=$	0,24102

Ce dosage de la chaux offre ce fait curieux, que les
sources n°s 1 et 5 renferment pour 1000 centimètres
cubes à peu près (0^{gr},01) la même quantité de chaux,
bien qu'il existe une différence énorme entre la quantité
de principe sulfuré qu'elles renferment; la même remarque s'applique aux sources 2 et 3, qui, contenant
des quantités d'hydrogène sulfuré très différentes, contiennent également la même quantité de chaux pour
1000 centimètres cubes, à 1 milligramme près.

Il est facile de remarquer, dans tout ce qui précède,
que si l'on parvient à trouver, par rapport au poids d'un
corps quelconque, une relation entre deux ou plusieurs
sources d'eaux d'Enghien, on rencontre toujours une ou
deux sources qui forment exception. Par rapport à la
chaux, c'est le n° 4 qui présente ce phénomène : en effet,
cette source offre une quantité d'hydrogène sulfuré
beaucoup plus grande que le n° 3, à peu près égale à
celles des sources n°s 1 et 2, et bien inférieure à celle
de la source n° 5. Cependant cette source renferme

plus de chaux, non seulement que les sources 1 et 2, mais encore que le n° 5 ; de telle sorte que si l'on était tenté de tirer cette conclusion, que les eaux d'Enghien sont d'autant plus riches en principe sulfuré qu'elles renferment plus de chaux, on se trouverait arrêté par le fait que nous venons de signaler, puisque la source n° 4, qui de toutes les sources d'Enghien nous a fourni la plus grande quantité de chaux, renferme beaucoup moins d'acide sulfhydrique que la source n° 5, et à peu près la même quantité que les n°ˢ 1 et 2.

Nous le répétons ici dans les recherches qui font le sujet de cet ouvrage, nous n'avons été guidés par aucune idée préconçue, par aucun système ; nous avons examiné les faits avec la plus rigoureuse impartialité, et pour rendre le contrôle facile, nous avons consigné sous forme de tableau tous nos résultats. On peut ainsi d'un seul coup d'œil saisir les relations qu'ils présentent, et si dans nos conclusions nous nous sommes trompés, il sera toujours facile de les rectifier ou de les étendre si quelques faits intéressants nous avaient échappé.

Magnésie. — Les liqueurs desquelles s'étaient déposés l'alumine et l'oxalate de chaux furent réunies aux eaux de lavage de ces deux corps ; tous ces liquides, présentant une réaction franchement ammoniacale, furent additionnés de quelques gouttes d'acide phosphorique trihydraté ; après avoir agité, on abandonna au repos pendant vingt-quatre heures. A cette époque, le phosphate ammoniaco-magnésien s'était parfaitement déposé ; les liqueurs, claires, furent filtrées comme dans toutes nos expériences, afin d'éviter les pertes qui pouvaient résulter de l'entraînement mécanique de quelques parcelles de précipité ; le phosphate double fut

lavé par décantation, jusqu'à ce que l'azotate d'uranium
n'y décelât plus la présence de l'acide phosphorique ;
alors on le jeta sur un filtre, et après dessiccation on le
calcina. On obtint ainsi de 2 grammes de résidu d'eau
des sources :

	Pyrophosphate de magnésie.		Magnésie pour 1000cc.
	gr		gr
N° 1...............	0,218	=	0,03889
2...............	0,211	=	0,03681
3...............	0,211	=	0,03486
4...............	0,186	=	0,03645
5...............	0,296	=	0,04220

La source n° 5 renferme donc dans 1000 centimètres
cubes plus de magnésie qu'une quantité égale d'eau des
autres sources.

Nous avons remarqué qu'en employant l'acide phosphorique dans des liqueurs ammoniacales pour précipiter la magnésie, le phosphate ammoniaco-magnésien se dépose plus rapidement que quand on emploie
le phosphate d'ammoniaque pour opérer la même précipitation. Si ce fait se confirmait, il y aurait avantage
à employer directement l'acide, puisque l'opération
devient plus rapide et les lavages beaucoup plus faciles.

Alcalis. — Nous avons décrit précédemment toutes
les difficultés que nous avait présentées dans l'analyse
qualitative la séparation de la magnésie des bases alcalines à l'aide du carbonate d'ammoniaque ou de soude ;
il nous était donc impossible de penser à employer ce
moyen comme procédé de séparation dans l'analyse
quantitative, aussi ne nous en sommes-nous pas servis.

Les liqueurs provenant de la précipitation du phosphate double d'ammoniaque et de magnésie furent
évaporées à sec, et le résidu calciné pour chasser les

sels ammoniacaux. Le résidu dissous dans une petite
quantité d'eau distillée fut traité par l'eau de baryte
afin de se débarrasser de l'acide phosphorique et de la
petite quantité de chaux ou de magnésie qui eût pu
rester en dissolution ; car, ainsi que nous l'avons démontré dans nos recherches sur les phosphates, le
phosphate ammoniaco-magnésien est notablement soluble dans l'eau ; enfin après filtration on précipita la
baryte par l'acide sulfurique, puis on filtra à travers
un filtre à analyse que nous avions pris le soin de laver
à l'acide azotique et à l'eau distillée pour enlever toutes
les bases contenues dans le papier et être certains de
nos résultats.

L'excés d'acide sulfurique fut chassé par calcination,
on détermina le poids du résidu qui était un mélange
de sulfate de soude et de sulfate de potasse ; après avoir
ajouté assez d'eau et d'acide chlorhydrique pour dissoudre les sulfates, on y versa du chlorure de platine et un
mélange d'alcool et d'éther; après vingt-quatre heures
il s'était déposé du chlorure double de potassium et de
platine qui fut lavé par décantation avec un mélange
d'alcool et d'éther pour enlever le sel de soude et l'excès du chlorure de platine employé ; on obtint ainsi du
chlorure double de platine et de potassium dont on prit le
poids après dessiccation, ce qui donna pour 2 grammes
de résidu d'évaporation de l'eau des sources :

Sulfate de soude et de potasse.

N° 1.................. 0,200
2.................. 0,155
3.................. 0,215
4.................. 0,220
5.................. 0,440

Les mélanges de sulfates précédents, traités par le

8

chlorure de platine, ont donné pour les sulfates des sources :

	Chlorure double de platine et de potassium.
N° 1	0,05100
2	0,03667
3	0,04563
4	0,06361
5	0,06641

Ce qui donne pour 1000 centimètres cubes d'eau des sources :

	Chloruro double de platine et de potassium.		Potasse.
N° 1	0,02495	=	0,004792
2	0,01730		0,003441
3	0,02552		0,004926
4	0,02942		0,005675
5	0,05946		0,011465

La source n° 5 se distingue par une quantité de potasse plus considérable, puis viennent les n°ˢ 4, 3, 1, 2.

Soude. — Les quantités de potasse qui précèdent furent ramenées, par le calcul, à l'état de sulfate; puis les poids obtenus soustraits des quantités correspondantes représentant le mélange de sulfate de soude et de sulfate de potasse; les différences représentant le sulfate de soude furent ramenées à l'état d'oxyde de sodium à l'aide de la proportion :

$$887,17 : 387,17 :: p : x,$$

dans laquelle,

887,17 représente l'équivalent du sulfate de soude,

387,17   —   —   de la soude,

p —   le poids de sulfate de soude trouvé pour 1000 centimètres cubes d'eau,

x —   le poids cherché de la soude.

On trouva ainsi qu'il existe dans 1000 centimètres cubes d'eau des sources :

Soude.

N° 1	0,038643
2	0 018822
3	0,038051
4	0,046124
5	0,065475

Enfin, il en est pour la soude comme pour presque toutes les autres bases, la source n° 5 est de beaucoup la plus riche, après elle vient le n° 4, puis les n°s 1, 3, 2.

Après avoir ainsi déterminé le poids de toutes les substances contenues dans l'eau des différentes sources, nous avons pensé qu'il serait intéressant de résumer nos résultats sous forme de tableau, afin de rendre la comparaison plus facile.

Dans le premier de ces tableaux nous avons consigné les nombres fournis par l'analyse des 2 grammes de résidu provenant de l'évaporation de l'eau de chacune des sources, aussi n'y trouve-t-on que les corps volatils ayant formé des combinaisons fixes comme l'acide carbonique combiné, le chlore.

Dans le second tableau se trouvent toutes les substances volatiles et fixes contenues dans 1000 centimètres cubes d'eau de chaque source.

Ces nombres sont à notre avis très importants en ce qu'ils représentent fidèlement les données de l'analyse sans qu'aucune espèce d'idées théoriques les ait modifiés; faisons remarquer toutefois que dans ce tableau tous les métaux sont représentés sous la forme d'oxydes, bien cependant qu'ils soient à l'état métallique dans les chlorures. Cette remarque s'applique surtout ici au sodium, et l'on comprend sans peine que cette circonstance a dû modifier légèrement les résultats.

Ajoutons enfin qu'à la page 73, dernière ligne du

tableau, on a indiqué par erreur que : 1 litre d'eau de
la source n° 5 avait donné 0^{gr},55714 de résidu séché à
100 degrés et 0^{gr},61485 de résidu calciné ; il faut remplacer ces nombres par ceux qui suivent, car 1 litre
d'eau de la source n° 5 donne résidu séché à 100 degrés 0^{gr},7783 et résidu calciné au rouge 0^{gr},54714.

Bien que le tableau ci-contre ne permette pas de
comparer rigoureusement entre elles les différentes
sources, puisque 2 grammes de résidu séché à 100 degrés ne sont pas fournis par des quantités égales d'eau
minérale, on peut cependant entrevoir déjà, en comparant les nombres, que des circonstances diverses doivent modifier les eaux d'Enghien après leur formation,
puisque nous trouvons des nombres très variables pour
la potasse et la soude. Sous ce rapport, la source n° 5
est de beaucoup la plus riche, tandis que la source n° 2
est la plus pauvre.

La chaux présente plus de régularité, bien qu'elle
soit encore en plus grande abondance dans le résidu
de la source n° 5, et c'est encore le résidu de la source
n° 2 qui contient le moins de cette base.

La magnésie est aussi en plus grande quantité dans
le résidu du n° 5 que dans tous les autres. Il en est de
même pour les acides carbonique et silicique ; tandis
qu'au contraire l'alumine et l'acide sulfurique sont en
moindre quantité dans ce résidu que dans ceux des autres sources.

TABLEAU représentant le poids des substances contenues dans 2 grammes de résidu séché à 100°, et provenant de l'évaporation de l'eau de chacune des sources d'Enghien.

	Source n° 1.	Source n° 2.	Source n° 3.	Source n° 4.	Source n° 5.
	gr	gr	gr	gr	gr
Potasse......................	0,009840	0,007390	0,011200	0,010849	0,017000
Soude......................	0,079350	0,039879	0,085127	0,088234	0,168253
Chaux......................	0,521360	0,505120	0,532000	0,525961	0,619360
Magnésie....................	0,079875	0,077993	0,077993	0,060739	0,108454
Alumine	0,024000	0,021000	0,023000	0,025120	0,017000
Oxyde de fer................	traces.	traces.	traces.	traces.	traces.
Chlore......................	0,047690	0,048998	0,049583	0,051012	0,055518
Acide carbonique combiné	0,195783	0,168950	0,147248	0,192080	0,357193
— sulfurique	0,651560	0,609203	0,613360	0,536480	0,305804
— silicique.................	0,059100	0,032000	0,041000	0,073913	0,131000
Eau et matières organiques	0,528442	0,528457	0,388529	0,446812	0,209418

TABLEAU renfermant les poids des corps contenus dans 1000 centimètres cubes, soit 1001 grammes des eaux d'Enghién, tels qu'ils nous ont été fournis par nos analyses.

	Source n° 1, ou Cotte.	Source n° 2, ou Doyeux.	Source n° 3, ou Péligot.	Source n° 4, ou Boulaud père.	Source n° 5, ou de la Pêcherie.
	gr	gr	gr	gr	gr
Eau......................	1000,021279	1000,119187	1000,114778	999,995233	1000,060022
Corps gazeux.					
Azote	0,019560	0,021260	0,023290	0,022640	0,014790
Acide carbonique libre.....	0,119580	0,117680	0,139550	0,121300	0,181540
— carbonique combiné ..	0,095340	0,079700	0,065820	0,100410	0,139002
— sulfhydrique........	0,025544	0,029419	0,015695	0,024755	0,046281
Chlore....................	0,023225	0,022703	0,022163	0,037111	0,021605
Composés fixes.					
Potasse	0,004792	0,003441	0,004926	0,005675	0,011462
Soude	0,038643	0,018822	0,038051	0,046124	0,065475
Chaux....................	0,253002	0,238416	0,237804	0,275296	0,241023
Magnésie.................	0.038899	0,036813	0,034862	0,036456	0,012204
Alumine	0,011688	0,009912	0,009981	0,013131	0,006615
Oxyde de fer.............	traces.	traces.	traces.	traces.	traces.
Lithine	traces.	traces.	traces.	traces.	traces.
Manganèse	»	»	»	»	»
Acide sulfurique..........	0,318769	0,287543	0,274156	0,280484	0,119003
— silicique...........	0,028782	0,015104	0,017924	0,038385	0,050978
Matière organique azotée ...	indéterminée.	indéterminée.	indéterminée.	indéterminée.	indéterminée.
	1001,000000	1001,000000	1001,000000	1001,000000	1001,000000

Dans le tableau suivant nous avons réuni les corps d'après leur plus grande affinité *probable*, car il est impossible d'affirmer, lorsque des bases et des acides nombreux se trouvent en solution dans une grande quantité d'eau, circonstance dans laquelle l'influence du coefficient de solubilité disparaît peut-être complétement, il est impossible, disons-nous, d'admettre que telle base se trouve en combinaison avec tel acide plutôt qu'avec tel autre, et l'on court le risque de tomber dans une erreur tout aussi grave, en admettant que les acides se trouvent également répartis sur toutes les bases, ou que réciproquement les bases se trouvent combinées en quantités égales à tous les acides.

C'est donc bien plutôt pour obéir à l'habitude où l'on est, dans l'analyse des eaux minérales, de représenter les bases combinées aux acides, que pour rendre évident le groupement de ces corps dans les eaux d'Enghien que nous avons composé le tableau qui suit.

Bien que quelques chimistes soient dans l'habitude de répartir un même acide sur toutes les bases, pratique qui n'est justifiée par aucune donnée scientifique, nous avons, autant que possible, groupé les acides et les bases, de manière à donner naissance aux composés les moins solubles.

Cette méthode a au moins l'avantage d'être en harmonie avec les lois admirables découvertes par Berthollet, tandis que la précédente les viole à chaque instant.

Mais, nous le répétons, quelque probable que soit l'existence des composés dont nous représentons les poids, nous nous garderons bien de les considérer comme existants réellement dans les eaux d'Enghien

TABLEAU présentant, d'après nos analyses, la composition de 1 litre ou 1000 centimètres cubes d'eau minérale pesant 1001 grammes.

	Source n° 1, ou Cotte.	Source n° 2, ou Deyeux.	Source n° 3, ou Péligot.	Source n° 4, ou Rouland père.	Source n° 5, ou de la Pêcherie.
	gr	gr	gr	gr	gr
Eau....................	1000,024819	1000,131197	1000,116035	999,977116	999,995680
Corps gazeux.					
Azote..................	0,019560	0,021260	0,023290	0,022640	0,014790
Acide carbonique libre.....	0,119580	0,117680	0,130550	0,121300	0,181540
— sulfhydrique libre....	0,023541	0,029410	0,015695	0,024755	0,046281
Composés fixes.					
Carbonate de potasse.......	»	»	»	»	0,016750
— de soude........	»	»	»	»	0,067747
— de chaux	0,217850	0,181110	0,189580	0,228200	0,297772
— de magnésie.....	0,016766	0,058204	0,007482	0,058333	0,087232
Sulfate de potasse	0,008903	0,006362	0,009108	0,010493	»
— de soude	0,050310	»	0,042777	0,031904	»
— de chaux	0,319093	0,354200	0,276964	0,358228	0,176129
— de magnésie........	0,090514	0,013089	0,091848	0,022214	»
— d'alumine.	0,039045	0,033017	0,033320	0,045443	0,022098
Chlorure de sodium	0,039237	0,032157	0,036527	0,060989	0,043003
— de magnésium....	»	0,007210	»	»	»
Acide silicique............	0,028782	0,015104	0,017924	0,038385	0,050978
Oxyde de fer.............	traces.	traces.	traces.	traces.	traces.
Matière organique azotée...	indéterminée.	indéterminée.	indéterminée.	indéterminée.	indéterminée.
	1001,000000	1001,000000	1001,000000	1001,000000	1001,000000

Afin de rendre nos résultats plus faciles à comparer avec ceux des chimistes qui nous ont précédés dans l'analyse des eaux d'Enghien, nous empruntons à l'ouvrage de Longchamp, pag. 44, et à l'excellent Manuel des eaux minérales naturelles de MM. Patissier et Boutron-Charlard, pag. 202, le tableau des analyses qui suit.

En comparant entre elles les analyses contenues dans ce tableau, il est facile de se convaincre de la réalité de ce que nous disons plus haut à propos du groupement des corps contenus dans les eaux minérales ; car l'arbitraire seul préside à ce groupement, il en résulte que tel chimiste fait combiner telle base avec un acide et tel autre avec un acide différent, sauf à laisser à l'état de liberté, ce qui arrive presque toujours à l'alumine, quelque base ou quelque acide qui se trouvent évidemment combinés.

Nous pensons donc que si dans l'analyse des eaux minérales on tient absolument à représenter les acides combinés avec les bases, il faudrait, dans l'intérêt de la science et de la vérité, représenter ainsi que nous l'avons fait, dans un tableau spécial, les poids des corps tels qu'ils ont été fournis par l'analyse ; de cette manière le contrôle des analyses deviendrait excessivement facile et les résultats des divers expérimentateurs pourraient être comparés d'un seul coup d'œil, sans qu'il soit pour cela besoin de faire des calculs toujours fastidieux. Si cette manière de représenter les résultats des analyses avait été adoptée dans le passé, il est probable que l'on n'observerait pas aujourd'hui les divergences qui divisent encore actuellement les chimistes relativement aux eaux minérales.

RÉSULTAT DE PLUSIEURS ANALYSES DE L'EAU SULFUREUSE D'ENGHIEN.

Eau (1 litre).

SUBSTANCES TROUVÉES dans L'EAU D'ENGHIEN.		FOURCROY. Source du Roi.	M. HENRY fils. Source du Roi.	Source de l'écherie.	M. FRÉMY. Source de la Pêcherie. Pour boisson.	Pour bains.	M. LONGCHAMP Source Colte ou du Roi.	OBSERVATIONS.
		gr	gr	gr	gr	gr	gr	
Substances volatiles.	Azote	»	0 017	0,010	0, 02	0,026	0,0088	(a) Calculé par nous d'après les nombres de Fourcroy
	Acide hydrosulfurique libre	0,057 (a)	0,018	0,016	0,039 (d)	0,057 (d)	0,0160	(a) Fourcroy, ainsi que nous, regardait l'hydrogène sulfuré comme libre.
	Acide carbonique.	0,302	0,248 évalué	0,254	0,260	0,462	0,0904 (c)	(b) Cette analyse fut faite en 1812 et 1813, à l'époque de la création de l'établissement des bains, et alors on avait placé beaucoup de conduits et d'ouvrages en maçonnerie qui ont probablement donné lieu à la quantité de sulfate de chaux trouvée
Substances fixes. / Hydro-sulfates.	de chaux	»	0 016	»	0,104	0,079 } 0,184	0,0920 } 0,1017	(c) M Longchamp a porté les sous-carbonates à l'état de carbonates, comme cela doit être pour la composition naturelle de cette eau, aussi les quantités de ces sels sont-elles plus grandes dans son analyse et la proportion d'acide carbonique libre plus faible, ainsi qu'on le pense bien puisqu'une partie se trouve alors combinée.
	de magnésie		0,101 } 0,117	0,119	»	0,105	»	
	de potasse						0,0097	
	de soude	0,047	0 050	0,0205	»	0,017	»	
Muriates	de chaux	0,051	0,010	»	0,028	0,100	0,0107	(d) M Frémy donne ici tout l'hydrogène sulfuré qu'il a trouvé, soit libre, soit en combinaison.
	de magnésie	»			»	»	0,0443	
	de potasse	0,082	0,105	0,073	0,130	0,024	0,0470	(e) La proportion de sulfate de chaux très forte ici, provient aussi des conduits en maçonnerie que M. Frémy a fait remplacer dans l'établissement par d'autres en zinc.
Sulfates	de chaux	0,372	0,450 (b)	0,161	0,290	1,286 (e)	0,1210	
	de potasse						0 0423	
Sous-carbonates	de chaux	0 530	0,350 } (c)	0,400	0,540	0,392	0,4686 } (c)	
	de magnésie	0,018	0,038 }	0,050	0,061	0 169	0,0525 }	
	de fer	»	»	»	0,065	0,035	»	
Silice		des traces.	0,040	0,051	0 060	0,050	0 0591	
Alumine		»	»	»	»	»	0,0408	
Matière végéto-animale		des traces.	quantité indéterminée.	0,025	0,050	0,045	quantité indéterminée.	
		Hydrog. sulfuré libre en tout, 0,0176 En précipitant le soufre par les acides muriatique ou sulfureux	Hydrogène sulfuré en tout, 0,063 Par les sulfures de plomb et d'argent	Hydrogène sulfuré en tout, 0,064 Idem. Id. 0,0066	Hydrogène sulfuré en tout, 0,039 Par le sulfure de cuivre.	Hydrogène sulfuré en tout, 0,057 Idem.	Hydrogène sulfuré en tout, 0 0633 Par le sulfure de cuivre en précipitant à l'aide du deuto-sulfate acidulé.	

Ici commence la partie la plus délicate de notre travail, l'appréciation des travaux de nos prédécesseurs. A Dieu ne plaise qu'il nous vienne jamais à la pensée de blesser volontairement qui que ce soit; nous ne comprenons ni les inimitiés personnelles, ni les inimitiés scientifiques, l'univers n'est-il pas assez vaste pour que chacun y ait sa part de soleil?

Doit-on se glorifier, en abaissant les autres, d'avoir vécu à une époque scientifique plus avancée que ceux qui nous ont précédés dans la science?

Ce serait, à notre avis, pousser l'ingratitude scientifique jusqu'à ses dernières limites.

Tous les hommes qui travaillent consciencieusement ont droit à nos égards, leurs travaux sont empreints des lumières de leur époque, tous contribuent pour une part plus ou moins grande aux progrès de la science et rendent la voie plus facile à ceux qui les suivent.

Ce court exposé était indispensable pour prouver que, dans nos appréciations, nous ne sommes mûs que par un seul sentiment, l'intérêt de la science et de la vérité.

L'analyse de Fourcroy et Delaporte est la première qui présente de l'intérêt et par les noms qui s'y rattachent et parce que déjà à cette époque l'analyse chimique avait fait des progrès réels, cependant il ne faut pas oublier qu'alors on n'avait pas encore pris l'habitude de sécher à une température constante les substances dont on prenait le poids, ce qui souvent entraînait des différences très grandes entre des opérations de même genre.

Fourcroy et Delaporte ont précipité le soufre de l'eau d'Enghien à l'aide du chlore (acide muriatique oxygéné);

De l'acide sulfureux ;

De l'acide nitrique fumant et coloré en jaune ;

De l'acide arsénieux (acide arsenical).

Avec Bergmann, ces chimistes donnent la préférence aux quantités de soufre qu'ils ont obtenues à l'aide du chlore, bien qu'ils aient cependant remarqué que ce corps employé en excès pouvait empêcher la précipitation du soufre, fait aujourd'hui facile à expliquer, puisqu'alors il se forme de l'acide sulfurique et de l'acide chlorhydrique : nous n'avons pu trouver les quantités de soufre obtenues par ce procédé.

Mais nous avons pu comparer entre eux les poids du soufre trouvés par ces chimistes à l'aide des trois derniers moyens d'analyse, bien qu'ils n'accordent pas une grande importance aux résultats fournis par l'acide sulfureux et l'acide arsénieux qui sont, au contraire, des réactifs pouvant donner les résultats les plus exacts.

Dans la décomposition de l'hydrogène sulfuré par l'acide sulfureux, un tiers du soufre précipité appartient à l'acide sulfureux ainsi que le prouve la formule qui suit :

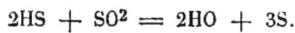

$$2HS + SO^2 = 2HO + 3S.$$

A l'époque où fut faite cette première analyse, on ne possédait que des données très imparfaites sur la composition des corps, tandis qu'aujourd'hui elle est connue avec une précision aussi grande que possible.

Nous avons trouvé en ramenant à 2 livres, qui représentent, à quelques grammes près, un kilogramme, que ces chimistes ont obtenu :

Par l'acide nitrique rouge, 6/10 de grain de soufre $=$ 0,0318^{gr};
—   sulfureux .... 2/3   de grain de soufre $=$ 0,0352 ;
—   arsénieux..... 3/4   de grain de soufre $=$ 0,0390.

On le voit donc, la quantité de soufre obtenue par Fourcroy et Delaporte, loin de différer, comme au tableau, de celle que nous a donnée l'analyse, s'en rapproche de la manière la plus curieuse, quand on calcule leurs résultats d'après les connaissances chimiques actuelles.

Les analyses contenues dans les colonnes 2 et 3 du tableau précédent, indiquent des quantités de soufre et d'hydrogène sulfuré supérieures à celles que nous avons obtenues ; il nous suffira de faire remarquer que ces deux analyses présentent les sources Cotte ou du Roi, ou n° 1, et de la Pêcherie n° 5, comme offrant la même richesse en principe sulfuré, tandis que les nombreuses analyses que nous avons faites démontrent jusqu'à l'évidence que la seconde de ces sources est presque toujours deux fois plus riche que la première.

Il est évident que, dans ces deux analyses, les résultats ont été profondément modifiés par le choix du réactif précipitant, car en traitant des eaux renfermant à la fois des sulfures ou de l'hydrogène sulfuré , et des sulfates par les sels solubles de plomb, il se forme simultanément du sulfate et du sulfure de plomb, et le précipité devient plus complexe encore quand l'eau renferme en même temps que les corps qui précèdent des chlorures , des carbonates et des substances organiques.

L'azotate d'argent employé dans les mêmes circonstances entraîne également à de nombreuses causes

d'erreurs : en même temps que le sulfure, il se dépose
du chlorure d'argent qui se modifie rapidement sous
l'influence de la lumière pendant les lavages ; la partie
modifiée n'est plus dissoute par l'ammoniaque, reste
mêlée au sulfure dont elle augmente le poids et par
suite celui du soufre; ici encore la présence des matières
organiques peut influer sur les résultats, aussi les deux
procédés qui précèdent ne sont-ils plus employés que
dans certains cas spéciaux. Remarquons toutefois que
ces deux analyses attribuent aux sources Cotte et de la
Pêcherie la même richesse en principe sulfuré, tandis
que toutes nos analyses démontrent qu'il existe entre
elles de grandes différences.

. Les résultats consignés dans les colonnes 4 et 5, bien
plus rapprochés des nôtres que ceux qui les précèdent
et que celui qui les suit, donnent cependant sujet aux
mêmes observations que la colonne suivante.

-. La colonne 6 renferme une analyse de la source Cotte
ou du Roi ou n° 1, qui a fourni $0^{gr},0533$ d'hydrogène
sulfuré pour 1 litre, tandis que le maximum de ce principe qui nous a été fourni par la même source est égal
à $0^{gr},03135$. Ici encore la différence tient à la nature du
précipitant : le sulfate de cuivre acidulé, outre le
sulfure de cuivre auquel il donne naissance, produit
encore un précipité avec la matière organique contenue
dans l'eau minérale ; car il suffit de verser du sulfate
de cuivre acidulé dans de l'eau d'Enghien dont le principe sulfuré a été détruit par l'exposition à l'air, pour
voir se former peu à peu un trouble très sensible, bien
qu'une très grande partie de la matière organique se
soit déposée avec les carbonates et le soufre.

. Désirant vérifier les calculs de l'analyse de Longchamp, nous avons pris la quantité de sulfure de cuivre obtenue par ce chimiste. Ce poids était égal pour 1000 grammes à $0^{gr},248$; il s'était reproduit du reste dans plusieurs opérations où l'on avait précipité l'eau de la source Cotte par le sulfate de cuivre acidulé.

À l'aide de la proportion :

$$596 : 200 :: 0^{gr},248 : x,$$

nous avons trouvé $x = 0^{gr},0831$ qui eût représenté la quantité de soufre contenu dans 1000 centimètres cubes de la source n° 1.

Surpris d'avoir trouvé un nombre aussi élevé, nous avons pensé que, sans doute, on s'était servi dans ces calculs de l'équivalent du cuivre égal à 792. Quelque improbable que nous semblât cette hypothèse, nous avons de nouveau cherché le poids du soufre en posant la proportion :

$$992 : 200 :: 0^{gr},248 : x',$$

$x' = 0^{gr},050$ représentant le poids du soufre renfermé dans un litre d'eau d'Enghien, et correspondant à $0^{gr},05312$ d'hydrogène sulfuré, nombre presque identique avec celui qui est consigné dans le tableau précédent. En adoptant dans ses calculs l'équivalent du cuivre comme égal à 792, Longchamp obtint donc une quantité de soufre et d'hydrogène sulfuré trop petite de moitié, ce qui donne à l'eau d'Enghien une richesse qui, depuis lui, n'a jamais été constatée par personne.

De tout ce qui précède nous tirons cette conclusion : que les déterminations nombreuses du principe sulfuré des eaux d'Enghien faites par nous et consignées dans nos tableaux, semblent fixer d'une manière définitive la richesse de chacune des sources.

Nous eussions désiré comparer, comme nous venons de le faire pour le principe sulfuré, les résultats obtenus par chaque chimiste dans le dosage des différents corps contenus dans l'eau d'Enghien, mais les limites de cet ouvrage nous imposent le devoir de renvoyer à un autre travail l'examen de cette question.

Nous ne consacrerons pas de chapitre spécial à la discussion de la valeur des procédés analytiques qui nous ont servi, puisque la plupart sont employés par tous les chimistes comme donnant les résultats les plus rigoureux.

Quant à notre procédé de dosage de l'acide carbonique libre, en le décrivant nous avons démontré qu'en employant du sucrate de chaux complétement saturé à froid, il nous était possible de précipiter, même en employant un très grand excès de sucrate, l'acide carbonique de liqueurs ne contenant que la cent millième partie de leur poids de cet acide, il nous semble que, dans de semblables conditions, nous sommes autorisés à regarder ce procédé analytique comme l'un des plus sensibles dont on puisse faire usage.

Nous ignorons de quelle manière les personnes qui admettent la solubilité du carbonate de chaux dans le sucrate de la même base préparent ce composé ; elles ajoutent sans doute de petites quantités de chaux à de grandes quantités de sucre, et elles considèrent le tout comme du sucrate : c'est, à notre avis, tomber dans une erreur aussi grave que si l'on admettait que le sulfate de soude, dissous dans de l'eau contenant une grande quantité d'acide sulfurique, doit se comporter comme du sulfate de soude parfaitement saturé.

Nous ne pousserons pas plus loin cet examen ; l'exemple qui précède suffit pour faire comprendre la différence énorme qui existe entre le sucrate de chaux dont nous avons fait usage, et celui qui, dit-on, dissout le carbonate de chaux : il serait bien plus exact de dire que c'est le sucre en excès qui dissout ce carbonate.

CHAPITRE VII.

DE LA NATURE DU PRINCIPE SULFURÉ DES EAUX D'ENGHIEN.

Quelle que soit la nature du principe sulfuré des eaux d'Enghien, il est aujourd'hui prouvé qu'elles offrent un des agents thérapeutiques les plus énergiques, et notre propre expérience nous a démontré qu'elles opèrent dans certaines diathèses, où tous les autres moyens avaient échoué, des guérisons inespérées.

Aujourd'hui les malades, guéris par les eaux d'Enghien, se comptent par milliers, et ce fait suffit pour répondre aux détracteurs des eaux minérales dont nous faisons une étude complète. Qu'importe la nature du médicament, s'il doit rendre la santé? Il est de ces choses que les sophismes et le verbiage malveillant ne peuvent détruire : ce sont les faits. Eh bien, nous répondrons par anticipation, aux hommes qui tenteraient de nier l'efficacité des eaux d'Enghien : « Interrogez les malades qui se confient à nos soins; et si cette tâche vous effraie, jetez un coup d'œil sur le tableau contenu dans la seconde partie de cet ouvrage, et vous pourrez ainsi vous convaincre que les eaux d'Enghien forment un moyen thérapeutique très souvent supérieur aux

eaux minérales que l'on a l'habitude de regarder comme
plus actives.

La question que nous nous proposons d'examiner dans
ce chapitre intéresse donc plutôt l'homme scientifique
que le malade, pour lequel l'eau d'Enghien est un médicament précieux.

Les opinions ont varié un grand nombre de fois sur la
nature du principe sulfuré des eaux d'Enghien.

Deyeux admettait, dans ces eaux sulfurées, l'existence
d'un foie de soufre calcaire qui lui communiquait ses
propriétés.

Plus tard Fourcroy et Delaporte, dans leur analyse
chimique de l'eau *sulfureuse* d'Enghien (p. 296), admettent que :

  « Les principes qui minéralisent l'eau d'Enghien sont,
» en général, de trois natures, et peuvent être parta-
» gés en trois classes.

» La première classe comprend les êtres fugaces qui
» s'en exhalent facilement, surtout quand on l'expose
» à l'action de l'air, et surtout de la chaleur; le *gaz*
» *hépatique* et l'acide crayeux font partie de cette
» classe. »

A une époque postérieure aux travaux des chimistes
précédents, on revint à l'opinion de Deyeux, et l'on attribua les propriétés de ces eaux minérales à la présence
du sulfure de calcium, non plus cependant à l'état de
polysulfure, comme l'avait admis Deyeux, mais bien
à l'état de monosulfure.

Enfin, les derniers chimistes qui se sont occupés de
cette question, adoptant une opinion mixte, pensèrent
que le principe sulfuré des eaux d'Enghien n'était autre
qu'un sulfhydrate de sulfure de calcium, c'est-à-dire un

composé formé par l'union du monosulfure de calcium
et de l'hydrogène sulfuré dans des rapports tels, que le
monosulfure et l'hydrogène sulfuré renferment la même
quantité de soufre : on pourrait donc le considérer
comme un sulfure double d'hydrogène et de calcium,
bien que ces chimistes lui aient donné le nom de sulfhydrate de chaux.

Examinons les faits sur lesquels reposent les hypothèses précédentes, et voyons si ces faits permettent
d'en tirer les conclusions qu'on en a déduites.

Pour appuyer sa manière de voir, Deyeux prit de la
chaux, la fit chauffer avec du soufre et de l'eau; il obtint ainsi une liqueur colorée en jaune, présentant jusqu'à un certain point l'odeur de l'eau d'Enghien, et il
en conclut que cette eau devait ses propriétés *à un foie
de soufre calcaire.*

Il suffit de l'examen le plus superficiel pour être frappé
du peu de fondement de l'opinion de Deyeux : en effet,
son foie de soufre calcaire n'est autre chose qu'un polysulfure de calcium présentant une coloration jaune intense, et l'eau d'Enghien est parfaitement incolore. Le
polysulfure de calcium présente une odeur faible, une
saveur alcaline et sulfurée bien différente de celle de
l'eau d'Enghien, dont l'odeur très vive est bien plus
comparable à celle de l'hydrogène sulfuré qu'à celle du
polysulfure de calcium; enfin, si l'on verse de l'acide
sulfurique ou chlorhydrique dans l'eau d'Enghien, il ne
se forme pas *immédiatement* de précipité; tandis qu'en
opérant de la même manière avec le polysulfure de
calcium, il se forme instantanément un précipité de
soufre.

La liqueur prend une teinte opaline plus ou moins

intense en même temps qu'il se dégage une odeur vive
d'acide sulfhydrique.

En traitant de la même manière les eaux d'Enghien,
on n'observe aucun des phénomènes qui précèdent ; ce
seul fait suffirait pour prouver que l'hypothèse de
Deyeux ne reposait que sur une analogie d'odeur bien
peu rigoureuse, et il suffit d'ajouter que la chaleur n'altère pas sensiblement la solution aqueuse de polysulfure
de calcium, tandis qu'elle fait disparaître rapidement
les propriétés des eaux d'Enghien.

Il est donc impossible aujourd'hui, que les sulfures
sont parfaitement connus, de soutenir l'opinion de
Deyeux, car, en admettant que le soufre se trouve en
combinaison avec le calcium, ce composé ne saurait être
un polysulfure, mais bien un monosulfure, puisque les
eaux d'Enghien ne présentent pas la moindre coloration. Nous examinerons plus loin cette dernière manière de voir et nous prouverons qu'il est tout aussi
impossible de la soutenir que la précédente. Nous avons
vu que Fourcroy et Delaporte admettent que l'eau
d'Enghien doit ses propriétés au gaz *hépatique* (acide
sulfhydrique) ; ils n'indiquent pas les expériences qui les
ont conduits à cette conclusion.

Nous pensons cependant qu'ayant observé la facile
altérabilité de l'eau d'Enghien, ils auront été frappés
de l'analogie de cette propriété avec l'altérabilité de la
solution de l'hydrogène sulfuré dans l'eau, lorsqu'on
l'expose au contact de l'air et que voyant les deux
liquides se troubler par suite de la précipitation du
soufre, présenter l'un et l'autre une légère teinte verdâtre, ils en ont conclu que le gaz *hépatique* était le
principe minéralisateur de l'eau d'Enghien ; l'emploi

du chlore qui, à cette époque, était considéré comme un oxydant direct et portait le nom d'acide *muriatique oxygéné*, semble également avoir été pour ces chimistes une raison d'admettre la présence de l'hydrogène sulfuré dans ces eaux. Lorsqu'en effet on verse peu à peu une solution de chlore dans les eaux d'Enghien on voit se former un trouble dû à la précipitation du soufre ; en agissant de la même manière sur une solution d'acide sulfhydrique, on obtient exactement les mêmes résultats ; aussi Fourcroy et Delaporte admettent-ils, d'après la manière de voir de leur époque, que l'oxygène de l'acide muriatique oxygéné brûle l'hydrogène du gaz hépatique, tandis que le soufre devient libre.

Ces réactions, trop négligées par les chimistes qui se sont occupés des eaux d'Enghien après Fourcroy et Delaporte, démontrent que ces deux chimistes avaient senti la nécessité des expériences comparatives dans la recherche de la nature du principe minéralisateur de ces eaux.

Et si aujourd'hui ce principe actif n'est pas parfaitement connu, quant à sa composition chimique, peut-être faut-il attribuer cette ignorance à ce que les chimistes dont il nous reste à exposer les opinions n'ont pas cru devoir, dans leurs recherches, employer la méthode des expériences comparatives qui seule, à notre avis, peut permettre de juger d'une manière certaine la question qui nous occupe.

Longchamp, dans son travail sur l'eau d'Enghien, admet que cette eau renferme un mélange d'hydrogène sulfuré et d'*hydrosulfure de potasse et de chaux*; il s'appuie sur l'expérience suivante qui a pu lui paraître très rigoureuse, bien qu'à notre avis elle ne puisse permettre de déduire la conclusion qu'il en a tirée.

Il prit $1148^{gr},5$ d'eau minérale récemment puisée, y versa une solution acidulée de sulfate de cuivre et obtint $0^{gr},285$ de sulfure; une seconde expérience lui donna exactement le même résultat.

Il plaça ensuite sous le récipient de la machine pneumatique une quantité d'eau minérale égale aux précédentes; puisée au même moment, il fit le vide à 15 millimètres. On eut soin de renouveler le vide tous les quarts d'heure; après deux heures et demie d'exposition dans le vide, les $1148^{gr},5$ d'eau employés ne donnèrent plus que $0^{gr},200$ de sulfure de cuivre.

Une seconde expérience ne donna que $0^{gr},195$ de sulfure de cuivre, d'où Longchamp conclut que: « sur 100 » parties d'hydrogène sulfuré contenues dans l'eau d'En- » ghien, 70 sont en combinaison avec les bases et 30 » sont libres et peuvent être dégagées sans le secours » d'aucune chaleur, par le simple effet du vide auquel » on soumet l'eau. »

Certes, la méthode que nous venons de décrire donnerait des résultats rigoureux en opérant sur des eaux ne renfermant que de l'hydrogène sulfuré et des sulfures incapables de former des combinaisons avec ce gaz; mais les eaux d'Enghien ne se trouvent pas dans ces conditions, outre qu'elles contiennent des bases pouvant former des sulfhydrates de sulfures, elles renferment une quantité assez considérable de carbonate de chaux tenu en dissolution par l'acide carbonique; or, il est aujourd'hui parfaitement possible de prévoir les phénomènes qui se passeront lorsqu'on viendra à soumettre ces eaux à l'action du vide.

L'acide sulfhydrique et l'acide carbonique sont deux gaz présentant, à très peu de choses près, des affinités

égales. Si, en effet, on fait passer un courant d'acide
sulfhydrique dans une solution d'un carbonate, celui-ci
est peu à peu décomposé; il se forme un sulfure et de
l'acide carbonique devient libre. En répétant l'expérience inverse, c'est-à-dire en faisant passer un courant
d'acide carbonique dans une solution de sulfure, peu à
peu il se forme un carbonate, et l'hydrogène sulfuré se
dégage.

On voit, d'après ces deux expériences, que les quantités des gaz qui interviennent dans ces réactions jouent
un rôle immense par rapport au composé qui doit se
former. L'acide sulfhydrique est-il en excès? il chasse
l'acide carbonique; la quantité de ce dernier gaz qui
agit sur un sulfure est-elle assez grande? il se forme
toujours un carbonate.

Mais quand l'acide sulfhydrique qui agit sur un carbonate se trouve en quantité à peu près égale à celle de
l'acide carbonique contenu dans le carbonate, alors
l'action est un peu plus complexe; il se forme un sulfure avec la moitié du métal contenu dans le sel, en
même temps que ce dernier passe à l'état de bicarbonate.

Appliquons ces données à l'eau d'Enghien exposée
à l'action du vide, et pour simplifier la question, admettons que cette eau renferme de l'acide sulfhydrique libre
et du bicarbonate de chaux. La première action du vide
produira un dégagement d'acide carbonique beaucoup
plus considérable que d'acide sulfhydrique : l'eau, en
effet, à la pression normale, dissout un volume d'acide
carbonique égal au sien; tandis que, dans les mêmes
circonstances, elle dissout au moins trois fois son volume
d'acide sulfhydrique. Comme le second équivalent d'acide
carbonique contenu dans le bicarbonate de chaux n'est

retenu que par la force dissolvante de l'eau, il doit donc se dégager dans le vide plus rapidement que l'acide sulfhydrique dont la solubilité est trois fois plus grande. Il arrive donc un moment où la masse relative de l'acide sulfhydrique, devenant plus considérable que l'acide carbonique, le chasse pour donner naissance à un sulfure.

La quantité de sulfure, formée par les réactions précédentes sous l'influence du vide, sont variables, ainsi que le prouvent déjà les deux expériences de Longchamp rapportées plus haut, et ainsi que nous l'ont démontré nos recherches sur ce sujet.

Nous avons vu qu'en soumettant de l'eau d'Enghien à l'action du vide, il se dégageait d'abord de l'acide sulfhydrique en assez grande abondance : en essayant l'eau sulfurée au moment où les gaz, provenant du récipient, ne présentaient plus d'odeur, c'est-à-dire après trois heures environ, nous avons trouvé constamment que l'eau avait perdu plus de la moitié de son principe sulfuré.

Ainsi, 1000 centimètres cubes d'eau sulfurée qui, avant l'expérience, exigeaient 25 centimètres cubes de solution iodée, n'en exigèrent plus que $10^{cc},83$ après trois heures d'exposition dans le vide.

Ces variations entre la quantité de soufre qui se dégage à l'état d'acide sulfhydrique sous l'influence du vide, et celle qui reste dans l'eau, démontrent donc d'une manière évidente qu'on ne saurait invoquer une semblable expérience pour fixer la nature du principe des eaux d'Enghien ; car, pour être complète, cette expérience doit être prolongée pendant un temps très long, et l'on trouve de cette manière que le principe sulfuré va sans cesse en diminuant.

Nous pensons, du reste, que pour chasser d'une eau tout l'hydrogène sulfuré qu'elle renferme, il faudrait un temps très considérable ; car il est parfaitement démontré que si la solubilité d'un gaz dans l'eau n'est pas toujours directement proportionnelle à la pression, cette dernière influe d'une manière très importante sur la qnantité de gaz qui entre en dissolution. Or, dans nos expériences, le flacon étant placé au-dessus d'un vase contenant de l'acide sulfurique, l'eau commença à bouillir à la pression de 2 centimètres, sans doute à cause de la présence du gaz; mais, vers la fin de l'expérience, il nous fut impossible de faire descendre le mercure au-dessous de 10 millimètres, bien que nous ayons employé une machine pneumatique très puissante : alors l'eau bouillait par soubresauts. Si la solubilité de l'acide sulfhydrique est proportionnelle à la pression, comme l'eau en dissout à la pression normale trois fois son volume, à la pression de 10 millimètres, elle devra en dissoudre $\frac{1}{76}$ de cette quantité; mais, dans une expérience de ce genre, il se produit de la vapeur d'eau qui entraîne toujours une certaine quantité de gaz : voilà pourquoi il est impossible de calculer le volume d'un gaz dissous dans l'eau à une pression de quelques millimètres.

M. Henry a proposé d'agiter les eaux d'Enghien avec de la limaille d'argent qui, dit-il, n'enlève que l'hydrogène sulfuré si l'on opère dans des vases parfaitement clos ; cependant si, comme nous l'avons fait, on place une solution de monosulfure de calcium dans un flacon bouchant à l'émeri, avec des lamelles d'argent, on les voit promptement se couvrir de sulfure; ce procédé laisse donc beaucoup à désirer sous le rapport de l'exactitude.

Voici le moyen qui nous a servi à juger cette difficile question : il repose sur la propriété que possède la magnésie de précipiter l'acide carbonique, et par suite le carbonate de chaux contenu dans les eaux minérales ; de cette manière on s'oppose à la décomposition ultérieure des sulfures, s'il en existe, par le gaz carbonique ; l'excès de magnésie employée ne s'oppose pas au dégagement de l'acide sulfhydrique sous l'influence de la chaleur ; car, en admettant qu'il se forme dans cette circonstance du sulfure de magnésium, il se décomposerait sous l'influence de l'eau et de la chaleur.

L'appareil qui nous a servi se composait d'un ballon d'un litre, disposé de manière à pouvoir être chauffé à l'aide d'une lampe à alcool ; ce ballon portait deux tubes, l'un plongeant presque jusqu'au fond, l'autre traversant simplement le bouchon et courbé de manière que son autre extrémité plongeât dans un ballon rempli d'eau ammoniacale, et disposé comme dans les essais de l'oxyde de manganèse ; le premier tube communiquait avec un appareil fournissant de l'hydrogène pur ; on commençait par remplir d'hydrogène le ballon, puis on y introduisait 3 grammes de magnésie calcinée et délayée, puis l'eau minérale ; on laissait agir environ un quart d'heure.

On chauffait alors peu à peu le ballon en faisant traverser l'eau par le courant d'hydrogène ; les gaz dégagés traversaient l'eau ammoniacale ; on avait soin de remplacer toutes les heures le récipient par un autre renfermant de l'eau ammoniacale, ce qui permettait de suivre la marche de l'expérience.

Pendant cette opération nous déterminions à l'aide de la solution d'iode la richesse de 1000 centimètres

cubes de l'eau soumise à l'expérience, et enfin lorsque
les gaz dégagés ne contenaient plus d'acide sulfhydrique, on laissait refroidir le ballon tout en continuant
le courant d'hydrogène, et en remplaçant l'eau ammoniacale par de l'eau destinée à clore l'appareil.

Chaque liqueur ammoniacale était étendue d'eau, sursaturée par l'acide chlorhydrique, essayée à l'aide de
la solution titrée d'iode et l'amidon.

L'eau du ballon étant refroidie, ne présentait plus la
moindre odeur de sulfure ; on saturait la magnésie par
l'acide chlorhydrique, puis on essayait avec la solution d'iode et l'amidon.

Première expérience. — On plaça dans le ballon de l'appareil 1,000 centimètres cubes d'eau de la source n° 5,
exigeant 42 centimètres cubes de solution iodée.

1re liqueur ammoniacale exige.......	24,00	solution iodée.
2e — exige........	10,60	
3e — exige.......	4,70	
4e — exige.......	0,00	
Ce qui donne pour toutes les liqueurs...	39,30	solution iodée.
La liqueur du ballon saturé a exigé.....	3,33	solution iodée.
Total.......	42,63	

Il a donc fallu pour détruire les produits de cette
opération un peu plus d'iode que pour l'eau sulfurée :
se serait-il formé un sulfite ou un hyposulfite ? serait-
il resté dans le ballon une petite quantité de sulfure ?
Nous ne le pensons pas, puisqu'il nous a été impossible
de percevoir, pendant la saturation de la liqueur, la
moindre odeur d'acide sulfhydrique ou sulfureux.

Deuxième expérience. — On plaça dans le ballon de l'appareil 1000 centimètres cubes d'eau de la source n° 2,

exigeant 22^{cc},25 de solution iodée. La première liqueur fut examinée après quatre heures.

1re liqueur ammoniacale exige... 17,50 solution iodée.

2e —   exige... 1,75

L'eau du ballon exige 1,50

Total 20,75

Dans cette expérience il y a eu une perte légère,
mais les résultats sont identiques avec ceux de la première.

Dans ces deux cas, en effet, on voit qu'après s'être
débarrassé de l'action de l'acide carbonique libre, les
eaux d'Enghien abandonnent sous l'influence de la chaleur la presque totalité de leur principe sulfuré ; or,
comme excepté le sulfhydrate d'ammoniaque, tous les
autres sulfures sont fixés à 100 degrés, et même à une
température beaucoup plus élevée ; que depuis, nous
n'avons pu constater la présence de la combinaison du
soufre et de l'ammonium dans les produits qui se déga-
gent des eaux d'Enghien, l'expérience nous oblige à
admettre que le principe minéralisateur de ces eaux
n'est autre que l'*acide sulfhydrique libre.*

CHAPITRE VIII.

DE L'ORIGINE DES EAUX D'ENGHIEN.

Le sol de Paris et ses environs appartient au grand
groupe des terrains tertiaires ; un des étages de ce groupe
prend souvent le nom de *terrain parisien*, parce que
c'est dans les environs de la capitale de la France qu'il

a été étudié avec le plus de soins par Cuvier et Brongniart.

Là où les terrains tertiaires présentent leur plus grande complexité, ils offrent trois étages dont le terrain parisien est le plus inférieur : tantôt ce terrain est recouvert par les étages moyen et supérieur, et même par les terrains plus modernes; tantôt, au contraire, comme dans les environs de Paris, il est à nu ou simplement recouvert par la couche végétale.

Ce terrain repose sur la partie supérieure des terrains secondaires, qui porte le nom de *terrain crétacé*, en raison des bancs puissants de craie qui le constituent.

La composition géologique du terrain parisien varie d'une manière très grande, suivant les lieux où on l'examine; mais dans le bassin de Paris, il renferme des calcaires plus ou moins compactes qui affectent souvent le caractère siliceux, et forme des meulières; il contient presque toutes les variétés cristallines de sulfate de chaux, et quelquefois de petits amas de soufre dont la formation, encore inconnue, se rattache, sans aucun doute, à la destruction des eaux sulfurées, sous l'influence d'agents dont il est facile de comprendre l'action.

Toutes ces variétés de sulfate de chaux renferment des quantités variables, mais toujours appréciables, de substances organiques; il suffit, en effet, de chauffer ce sulfate de chaux à l'abri du contact de l'air, pour le voir se colorer en noir plus ou moins intense. Enfin, le terrain parisien contient encore des argiles de diverses natures, des fossiles animaux et végétaux; ces derniers forment des lignites et des tourbes.

Mais les éléments géologiques du terrain parisien ne

se trouvent pas réunis pêle-mêle et sans ordre : comme
tous les terrains de sédiment, ils offrent un ordre de
superposition invariable, soit qu'ils occupent encore
leur position première, soit qu'ils aient été déviés de
l'horizontale par une cause quelconque ; seulement,
dans ce cas, ils pourront offrir avec l'horizon un angle
variable.

Si donc nous examinions une coupe verticale du ter-
roir parisien, nous verrions à sa base une couche d'argile tantôt blanche, tantôt colorée de diverses manières,
plus ou moins puissante, et reposant sur une couche de
craie. Sur cette argile, on verrait des bancs plus ou moins
puissants de calcaire grossier assez compacte, renfermant un très grand nombre de coquilles appartenant à
des espèces vivant et dans les eaux douces et dans les
eaux salées : ce calcaire renferme, dans certaines loca-
lités, une grande quantité de silice qui lui donne des
propriétés particulières et lui a valu le nom de *calcaire
siliceux*. Recouvrant le calcaire grossier, nous trouve-
rions des couches souvent très puissantes de plâtre, et
enfin, au-dessus de ce plâtre, des marnes variées, des
sables tantôt blancs, tantôt colorés, passant par tous
les intermédiaires aux grès les plus durs.

Quant aux lignites, ils se rencontrent çà et là dans
l'argile.

Si maintenant nous cherchons à examiner le rôle que
joue chacun des éléments du terrain tertiaire inférieur
dont nous venons d'esquisser rapidement la composition, il sera facile de voir que le gypse seul renferme
des éléments capables, dans certaines circonstances
spéciales, de produire du sulfure de calcium.

Cependant nous ne pensons pas, contrairement à

l'opinion généralement admise, que telle soit l'origine des eaux d'Enghien ; et nous repoussons de toute notre énergie le nom d'eaux *sulfureuses accidentelles* qu'on leur a imposé avec une légèreté dont nous ne pouvons nous rendre compte.

Examinons donc les faits, tout en les contrôlant avec la plus sévère attention.

Le sulfate de chaux, a-t-on dit, se détruit facilement sous l'influence des matières organiques en produisant du sulfure de calcium qui, après s'être dissous dans l'eau, est en partie décomposé par l'acide carbonique contenu dans les eaux.

Certes, rien de mieux ordonné au point de vue théorique ; malheureusement les faits ne concordent pas d'une manière bien rigoureuse avec les idées qui précèdent.

Le sulfate de chaux semble en effet présenter à la décomposition une résistance plus grande qu'on ne l'admet généralement. Voici, du reste, les expériences que nous avons faites à ce sujet.

Première expérience. — On mit dans 700 centimètres cubes d'eau d'un puits de Paris, très chargée de sulfate de chaux, 2 grammes de fécule de pomme de terre, préalablement cuite dans la même eau ; deux mois après, on déboucha la bouteille dont le bouchon fut repoussé ; il s'était donc produit un gaz, mais un gaz inodore ; le papier violet de tournesol n'était pas sensiblement impressionné par cette liqueur, cependant il bleuissait très légèrement par son exposition à l'air.

La solution d'iode ajoutée à la liqueur précédente ne bleuissait plus ; la fécule avait donc été détruite ; il s'était formé du sucre dont on démontra facilement la présence à l'aide du cupro-tartrate de potasse. Il n'existait, du reste, aucune trace d'hydrogène sulfuré ni de sulfure.

Deuxième expérience. — Dans une autre quantité de l'eau précédente on plaça 10 grammes de blanc d'œuf ; deux mois après, on examina la liqueur qui présentait une odeur de putréfaction très intense ; elle bleuissait le tournesol rouge et moussait par l'agitation. On satura ce liquide par l'acide chlorhydrique ; puis on ajouta de la solution d'amidon ; *deux gouttes* de solution iodée donnèrent la coloration bleue.

Donc dans les deux expériences qui précèdent il ne s'est pas formé de sulfure.

Certes, ces expériences seraient bien insuffisantes si nous voulions en tirer une conclusion ; voyons donc les choses à un point de vue plus vaste.

Le terrain parisien, avons-nous dit, ne renferme de lignites que dans les couches supérieures de l'argile plastique qui forme sa base ; cependant on trouve disséminées dans toutes les couches de cette formation des débris de végétaux appartenant et aux mono et aux dicotylédones ; de plus, toutes les variétés de sulfate de chaux contiennent, sous une forme indéterminée, des matières organiques en quantité assez considérable pour qu'en calcinant cette substance on obtienne un produit plus ou moins coloré en noir, le résidu de l'évaporation des eaux gypseuses est encore plus riche en matières organiques, et cependant la presque totalité des eaux qui coulent sur le gypse ne prennent jamais les propriétés des eaux sulfurées.

Nous pensons donc que ces faits ne permettent pas

d'admettre l'hypothèse qui veut que les eaux d'Enghien soient produites par la transformation du sulfate de chaux en sulfure. Ils tendent à prouver que si ces eaux minérales viennent à sourdre à travers l'étage inférieur des terrains tertiaires, elles peuvent fort bien se former dans d'autres couches des terrains de sédiments.

Ces preuves fournies par la nature sont, du reste, parfaitement d'accord avec les nombres fournis par nos analyses; en effet, dans l'hypothèse que nous combattons parce qu'elle ne nous semble pas d'accord avec les faits, il doit y avoir une relation mathématique entre la quantité de soufre contenue dans les eaux d'Enghien et le poids de l'acide sulfurique qu'elles contiennent; quand l'un augmente, l'autre doit diminuer, et réciproquement. Or, comparons les sources à ce point de vue, et cherchons si entre ces deux corps il existe la relation que nous venons de signaler.

Prenons comme terme de comparaison la source n° 1 qui renferme, pour 1000 centimètres cubes d'eau, $0^{gr},31877$ d'acide sulfurique et $0^{gr},02491$ de soufre.

Ce soufre représente $0^{gr},062275$ d'acide sulfurique qui aurait été décomposé par la force réductrice hypothétique dont on admet l'existence; donc 1000 centimètres cubes d'eau sulfurée n° 1 devaient renfermer, avant toute espèce d'action réductrice, $0^{gr},449975$ d'acide sulfurique en combinaison avec la chaux.

Examinons de la même manière l'eau de la source n° 5 dont 1000 centimètres cubes renferment $0^{gr},119$ d'acide sulfurique et $0^{gr},04519$ de soufre représentant $0^{gr},11297$ d'acide sulfurique; donc 1000 centimètres cubes d'eau de la source n° 5 eussent renfermé, avant toute espèce d'action réductrice, $0^{gr},23197$ d'acide sul-

10

furique combiné avec la chaux, c'est-à-dire moitié moins que la source n° 1.

Ces différences énormes deviennent inexplicables lorsqu'on veut absolument admettre la transformation du sulfate de chaux en sulfure, car alors les eaux d'Enghien devraient renfermer toutes la même quantité de soufre, soit à l'état de sulfure, soit à l'état d'acide sulfurique, ce qui est en contradiction flagrante avec les expériences sur lesquelles nous venons de nous appuyer.

Nous prévoyons une objection : Comment expliquerez-vous, nous dira t-on, les différences énormes que présentent les eaux d'Enghien sous le rapport de leur principe sulfuré et des autres substances qu'elles renferment?

Rien de plus simple. Nous admettons une origine commune à l'eau des différentes sources, mais nous plaçons *le foyer de formation* bien au-dessous du gisement du gypse, soit dans les couches inférieures du terrain parisien, soit même dans l'une des formations crétacées sur lesquelles il repose.

Après leur formation, ces eaux, en vertu de la loi d'équilibre des liquides, tendent à se mettre de niveau avec la partie supérieure de la nappe d'eau dont elles font partie; elles s'insinuent dans toutes les fissures qu'elles rencontrent, se mêlent dans leur trajet aux eaux qu'elles trouvent, dissolvent une partie du sulfate de chaux qu'elles traversent, ou sur lequel elles coulent, sans cependant s'en saturer : phénomène remarquable qui démontre que leur contact avec ce gypse ne doit pas être longtemps prolongé. Car l'eau des puits de Paris et de Vincennes renferme, pour 1000 centimètres cubes,

1^{gr},560 ou 1^{gr},530 de sulfate de chaux ; tandis que celle des sources d'Enghien qui en contient le plus, et c'est une des moins riches en principe sulfuré, n'en renferme que 0^{gr},35822.

Enfin, ces eaux minérales arrivent au jour après avoir suivi des routes diverses, parcouru un trajet variable pour chacune d'elles. De là ces différences en apparence si mystérieuses, et dont cependant l'explication est si simple et si naturelle.

Un rapprochement curieux et du plus haut intérêt, c'est que 1000 centimètres cubes d'eau de Baréges renferment, d'après les calculs que nous avons faits sur l'analyse de Longchamp, 0^{gr},07081 de soude, soit à l'état de sulfate, soit provenant du métal contenu dans le sulfure et le chlorure ; l'eau de Bagnères-de-Luchon en renferme, à peu de chose près, la même quantité, et 1000 centimètres cubes d'eau de la source de la Pêcherie, dont nous avons fait l'analyse, en contiennent 0^{gr},065475, nombre qui se confond presque avec celui qui précède, et qui lui est supérieur si l'on y ajoute le nombre 0^{gr},011462, représentant la potasse que nous avons trouvée dans la même quantité d'eau.

On le voit, sous plus d'un rapport les eaux d'Enghien se rapprochent des eaux sulfurées des Pyrénées, dont l'histoire chimique et géologique laisse encore à désirer ; leur mode de formation est peut-être le même ; la seule différence entre ces eaux tiendrait à la nature des terrains qu'elles sont obligées de traverser pour venir sourdre à la surface du sol.

Nous le répétons donc de nouveau : c'est en nous basant sur l'observation la plus rigoureuse, que nous repoussons les noms d'*eaux sulfureuses à hydrosulfate calcaire*, d'*eaux sulfureuses accidentelles*, qui ont été donnés aux eaux d'Enghien à la suite d'observations incomplètes.

Quelle est donc la réaction chimique qui détermine la formation des eaux d'Enghien?

Nous avons démontré qu'il n'était pas possible d'admettre comme origine la transformation du sulfate de chaux en sulfure, au moins dans les bancs de sulfate de chaux du terrain tertiaire inférieur, et que les eaux d'Enghien devaient se former soit dans les couches inférieures du terrain parisien, au-dessous du gypse, soit dans les terrains crétacés. Or il existe dans ces diverses formations des combustibles de nature différente, renfermant, la plupart, des pyrites qui les rendent spontanément inflammables; les matières organiques brûlent, les pyrites s'oxydent, donnent naissance à des sulfates de fer, d'alumine, de chaux et de magnésie, lorsque la quantité d'oxygène fournie par l'air est suffisante; si, au contraire, l'oxygène n'est pas assez abondant, les matières organiques se carbonisent, des pyrites abandonnent le tiers de leur soufre, et toutes les circonstances nécessaires à la formation du sulfure de carbone se trouvent réunies. Il n'y aurait donc rien d'impossible à ce que ce corps prît naissance; et comme en même temps les combustibles sont mêlés à de l'argile qui se trouve ainsi en contact avec du charbon, il peut très facilement se produire du sulfure de silicium, qui, par son contact avec l'eau, donne naissance à de l'acide silicique et à de l'hydrogène sulfuré.

Un mémoire récent de M. Fremy démontre que tous les sulfures décomposables par l'eau prennent facilement naissance sous l'influence du sulfure de carbone, réagissant à une température convenable sur les métalloïdes ou les métaux oxydés avec ou sans intervention de charbon.

Peut-être aussi que l'hydrogène sulfuré provient de la décomposition lente et spontanée des substances organiques renfermées dans les innombrables coquilles qui forment les diverses variétés de calcaire.

Peut-être..... Mais nous nous arrêtons devant ce champ si vaste de l'hypothèse où il est si facile d'errer ; car nous ne voulons pas encourir le reproche d'avoir cherché à substituer une idée non démontrée à une idée hypothétique, et nous nous résumons en disant : que l'origine des eaux minérales sulfurées est encore un *mystère*, malgré les nombreuses hypothèses que l'on peut émettre à ce sujet, car, à côté des faits que l'on invoque à l'appui de telle ou telle manière de voir, il s'en rencontre toujours d'autres aussi sérieux qui la contredisent ; que nous ne regardons pas la solution de ce problème comme insoluble, mais qu'il nous semble nécessaire de faire des recherches dans cette direction, afin de démontrer jusqu'à l'évidence des faits aujourd'hui mal étayés.

Nous espérons qu'il nous sera possible un jour, à l'aide des travaux que nous avons entrepris, d'arriver à dissiper les ténèbres dont la formation des eaux sulfurées est encore entourée aujourd'hui.

CHAPITRE IX.

RÉSUMÉ DE LA PREMIÈRE PARTIE.

Dans cette partie de notre ouvrage nous avons successivement exposé, d'après nos propres recherches, les propriétés physiques et chimiques des eaux d'Enghien, l'influence des agents physiques et chimiques sur ces eaux ; nous avons, à l'aide de nombreuses analyses, déterminé la quantité d'hydrogène sulfuré contenue dans l'eau de chacune des sources, et enfin par l'analyse des résidus provenant de l'évaporation des eaux, nous avons déterminé la nature des corps contenus dans ces eaux sulfurées et le rapport de ces substances entre elles.

Afin de donner à ce résumé toute la valeur dont il est susceptible, nous suivrons l'ordre dans lequel nous avons traité chacune des questions qui précèdent.

INTRODUCTION. — Dans l'introduction nous décrivons d'une manière aussi brève que possible l'établissement, qui, grâce à la sollicitude du propriétaire actuel, M. le vicomte de Curzay, deviendra bientôt un des plus importants et des mieux organisés que nous ayons en France. La hauteur de ses douches lui donne déjà une supériorité marquée sur les autres établissements du même genre.

Des nombres font connaître les bains et les douches administrés pendant les années 1850, 1851, 1852, ainsi que la quantité d'eau consommée en boisson ou expédiée.

	Bains.	Douches.	Bains gratuits.	Douches gratuites.	Eau consommée ou expédiée.
1850..	13,118	5,085	208	190	38,652 lit.
1851..	12.907	6,112	455	306	42,688
1852..	13,721	5,990	349	302	52,194

Un court historique rappelle que c'est au *père* Cotte que l'on doit la découverte de la première source à laquelle on a donné son nom et que nous désignons souvent par le n° 1 ; les autres sources sont :

La source n° 2, Deyeux ;

— n° 3, Peligot ;

— n° 4, Bouland *père;*

— n° 5, de la Pêcherie.

CHAPITRE PREMIER. — Dans le chapitre premier nous avons étudié les propriétés physiques des eaux d'Enghien et la force d'écoulement des sources, ainsi que l'influence de la température et de la pression barométrique sur cet écoulement.

Nous avons insisté sur ce fait, que l'odeur et la saveur des eaux d'Enghien présentent la plus grande ressemblance avec l'hydrogène sulfuré, tandis qu'elles s'éloignent de celles du monosulfure de calcium, caractères qui, joints aux expériences rapportées dans le chapitre VII, démontrent que le principe minéralisateur n'est autre que l'*hydrogène sulfuré* libre.

La densité présente aussi ce fait remarquable, que, dans l'eau de la source n° 5, elle est égale à 1^{gr},00065, tandis que l'eau de la pompe de l'hôtel des Quatre-Pavillons présente une densité de 1^{gr},00179.

La température ne semble pas influer sur la force d'écoulement des sources ; il n'en est pas de même de la présence des eaux du lac, qui, en s'opposant à la sortie des eaux sulfurées par les fissures qui existent à fond de son lit, détermine leur écoulement au griffon.

Aussi avons-nous pu constater, lors du desséchement du lac, et dans son lit, la présence de nombreux filets d'eau sulfurée dont l'analyse se trouve dans les tableaux.

CHAPITRE II. — Dans le deuxième chapitre se trouve décrite l'action des agents physiques.

Si la lumière est sans action sur les eaux d'Enghien, il en est tout autrement de la chaleur qui à 100° altère profondément ces eaux ; tandis qu'une température de 70° ne les altère pas sensiblement dans des vases parfaitement clos. Ainsi 1000 centimètres cubes d'eau sulfurée exigeant au sortir de la source 21 centimètres cubes solution iodée, après avoir été chauffés à 70° dans un vase clos à l'aide d'un serpentin, exigèrent après refroidissement 18 centimètres cubes de la même solution.

Nous avons démontré dans ce chapitre que l'oxygène renfermé dans l'eau qui alimente le générateur de vapeur était la cause principale de l'altération qu'éprouvaient les eaux d'Enghien dans le système actuel de chauffage.

L'électricité nous a offert cette particularité remarquable de communiquer à l'eau d'Enghien la propriété de conserver plusieurs jours son principe sulfuré au contact de l'air, en transformant l'hydrogène sulfuré en monosulfure de calcium.

CHAPITRE III. — Le troisième chapitre contient l'action des agents chimiques, et surtout celle de l'oxygène, qui transforme l'hydrogène sulfuré en eau et acide sul-

furique. Cet acide sulfurique détermine ensuite l'oxydation des métaux, et forme des sulfates, ainsi qu'avec
tous les oxydes métalliques qu'il rencontre.

CHAPITRE IV. — Nous avons dans ce chapitre décrit
notre procédé de chauffage des eaux sulfurées froides ;
nous le résumons dans la proposition suivante :

*Soustraire l'eau sulfurée à l'action de l'oxygène froid
ou chaud, depuis le moment où elle sort du sein de la
terre jusqu'à celui où elle arrive dans la baignoire.*

Nous obtenons ce résultat en recouvrant les sources,
les réservoirs et les cuves de chauffage, à l'aide d'un
couvercle dont le bord plonge dans l'eau ; pour les réservoirs et les cuves, ce couvercle est mobile. Enfin,
nous conseillons, en attendant que le système de chauffage soit complétement changé et remplacé par un
chauffage au serpentin, de faire arriver de l'eau douce
presque bouillante dans l'eau sulfurée froide et déjà
parvenue dans la baignoire, méthode qui conserve à
l'eau minérale tout son principe.

CHAPITRE V. — Ce chapitre contient tous les détails
de l'analyse qualitative qui se trouvent résumés avec la
plus grande concision dans le tableau de la page 52.

CHAPITRE VI. — Ce chapitre renferme l'analyse quantitative que nous avons pensé devoir diviser en deux
parties.

La première renferme les nombreux tableaux contenant les déterminations du principe sulfuré.

Mieux que tous les raisonnements ces tableaux démontrent tout ce que la médecine peut espérer des eaux

d'Enghien, et font voir que, pour la richesse en principe sulfuré, ces eaux se placent à la tête des eaux minérales du même genre.

Dans la deuxième partie, nous décrivons, avec tous les détails possibles, l'analyse quantitative des autres substances, soit à l'aide des procédés généralement employés, soit à l'aide de méthodes que nous avons imaginées : parmi ces dernières, nous plaçons le dosage de l'acide carbonique libre à l'aide d'une solution titrée de *sucrate de chaux saturé*, et la détermination du même acide en combinaison avec les bases, en le remplaçant par l'acide sulfurique dont l'équivalent est plus élevé et déterminant le poids.

Enfin ces analyses démontrent, de la manière la plus évidente, que l'eau des sources d'Enghien contient infiniment moins de sulfate de chaux que l'eau des puits forés dans le gypse, et, à peu de chose près, les mêmes quantités de bases alcalines que les eaux sulfurées des Pyrénées.

CHAPITRE VII. — En nous appuyant sur des expériences rigoureuses, qui concordent du reste avec tous les phénomènes étudiés par nous à propos des propriétés physiques des eaux d'Enghien, et de l'action des réactifs sur ces eaux, nous démontrons dans ce chapitre que le principe sulfuré est de l'*acide sulfhydrique libre;* ce qui prouve que ce composé, joint aux autres substances renfermées dans les eaux minérales, constitue un moyen de médication très énergique et beaucoup trop négligé.

Ce qui prouve que toutes les tentatives faites dans le but de remplacer l'action des eaux d'Enghien par des

pilules contenant du sulfure de calcium, ne vont à rien
moins qu'à substituer à un corps dont l'action thérapeutique est parfaitement connu un autre corps ne présentant avec lui *aucune analogie* d'action, et qui n'a
pas été jusqu'à ce jour convenablement étudié.

CHAPITRE VIII. — Nous discutons dans ce chapitre,
en nous basant sur des faits, la valeur des *hypothèses*
émises sur la formation et sur l'origine des eaux d'Enghien, et nous démontrons que cette origine ne peut
avoir lieu dans la couche de gypse du terrain parisien,
mais bien plutôt dans les couches inférieures de ce terrain, et peut-être même dans les terrains crétacés.

Quant à la transformation du sulfate de chaux en
sulfure, si en théorie elle est possible, nous n'avons pas
trouvé qu'elle fût démontrée par des faits assez con-
cluants, au moins par rapport à l'origine des eaux
d'Enghien, et nous pensons que cette question doit être
le sujet de nouvelles recherches.

DEUXIÈME PARTIE.

Considérations sur l'action thérapeutique des eaux minérales en général.

Malgré les immenses progrès de la chimie organique, malgré les travaux de physiologie expérimentale du professeur Magendie et ceux plus récents de notre excellent confrère et ami le docteur Claude Bernard, nous sommes encore assez éloignés du jour où nous pourrons nous rendre compte de tous les phénomènes qui se passent dans la profondeur de nos organes. Cependant les travaux de ces physiologistes ont jeté une vive lumière sur certains faits pathologiques jusqu'alors inexplicables. La thérapeutique elle-même s'est ressentie des efforts de la physiologie expérimentale ; nous avons vu alors des maladies, autrefois le désespoir des malades et des médecins et réputées incurables, être souvent amendées et quelquefois complétement guéries. Grâce aux travaux de Magendie, la gravelle, cette maladie si redoutable aux personnes aisées et à ceux qui se livrent à des travaux intellectuels, a cessé d'être une maladie grave ; ceux de MM. Bouchardat et Sandras, de Mialhe et de Cl. Bernard, nous ont donné l'espoir de guérir le diabète. Enfin les recherches de ce dernier physiologiste sur le foie et le pancréas ont jeté quelque jour sur certaines maladies de ces organes jusqu'alors complétement ignorées.

Ne soyons donc pas ingrats envers cette médecine que nous appellerons, comme son illustre fondateur, du nom de médecine expérimentale ; elle nous a déjà rendu d'immenses services, et elle est appelée à nous en rendre de plus grands encore. Nous ne sommes pas de ceux qui, s'enfermant dans un système, évitent la lumière quand ils peuvent la recevoir d'une méthode qui n'est pas la leur ; pour nous, nous la cherchons sans cesse ; et à nos yeux, un fait bien observé vaut mieux qu'une hypothèse, si ingénieuse qu'elle puisse être et quel que soit le talent qui la soutienne.

Il n'est aucune méthode en médecine qui puisse rendre compte de tous les phénomènes tant physiologiques que pathologiques qui se passent sous nos yeux. L'école spiritualiste pouvait seule avoir cette prétention ; mais ne serait-ce pas fermer la voie à toute découverte que de rapporter tous les phénomènes qui se passent dans le corps humain à l'essence même de la vie ? Sans doute les actions physiques, les combinaisons chimiques auxquelles nous assistons sont pour la plupart liées à des phénomènes vitaux qu'il ne nous a pas encore été donné de pénétrer. Mais les matérialistes, comme on affecte d'appeler sans trop de raison ceux qui professent la physiologie et la médecine expérimentales, n'ont jamais pensé à mettre en doute l'existence des phénomènes vitaux ; ils se sont appliqués seulement à rechercher avec leurs connaissances, tant chimiques que physiques, la limite où se terminait le phénomène physique et celle où commençait le phénomène vital. Doit-on leur faire un reproche de rétrécir chaque jour le champ de l'inconnu ? Sans la méthode expérimentale, la physiologie ne serait encore qu'un recueil d'hypothèses plus ou moins ingénieuses habillées avec plus ou moins d'art ; avec la physiologie telle qu'elle est enseignée et pratiquée aujourd'hui, la médecine proprement dite est appelée à devenir une science positive, et la thérapeutique sera dégagée de cette foule de médicaments sans action comme sans vertu.

Appuyée sur l'observation clinique, la physiologie expérimentale a rendu déjà de grands services au traitement par les eaux minérales de certaines affections chroniques. M. Petit, dans l'ouvrage qu'il vient de publier sur les eaux de Vichy, lui a rendu un éclatant hommage. Se fondant sur les propriétés physiologiques bien connues des composés alcalins, il a établi qu'ils étaient parfaitement indiqués dans les affections qui avaient pour cause, ou au moins pour symptômes apparents, un excès d'acidité; c'est ainsi qu'il est parvenu à guérir certaines espèces de gravelle, des affections goutteuses et rhumatismales, des dyspepsies de même nature, par l'administration des eaux de Vichy.

Il serait à désirer que, comme pour les eaux salines, la physiologie expérimentale éclairât de son flambeau le mode d'action des eaux sulfurées sur l'économie; il serait digne d'intérêt, en effet, de rechercher sur quels organes elles agissent, par quels émonctoires se dégage le trop-plein du principe minéralisateur : c'est un sujet encore vierge et que nous nous proposons d'étudier dans un prochain travail. Disciples de la physiologie expérimentale, nous avons dû, pour apprécier le mode d'action des eaux sulfurées, nous en rapporter aux observations qui ont été publiées par nos honorables confrères placés à la tête des établissements thermaux. Il est résulté pour nous d'une lecture attentive de ces faits, ainsi que de ceux qui nous sont personnels, que les eaux minérales semblent avoir un même mode d'action.

Toutes paraissent douées de propriétés stimulantes; que les eaux soient salines, ferrugineuses ou sulfurées, thermales ou froides, la stimulation ne s'en traduit pas moins par les phénomènes suivants : Accélération du pouls et de la circulation capillaire, chaleur plus grande à la peau, accroissement de la sécrétion cutanée ; cette accélération du pouls pouvant aller jusqu'à produire un véritable état fébrile, et cette surabondance de sécrétion à la peau diverses éruptions que nous indiquerons plus loin. Sous cette heureuse influence, les fonctions digestives reprennent leur activité, les fonctions génératrices leur énergie et les forces musculaires leur vigueur. Tel est le tableau général que nous présente tout individu qui fait un usage modéré d'une eau minérale ; quelle que soit la nature de la maladie, il passe généralement par cette période de bien-être qui lui fait entrevoir une guérison possible à ses maux. Il y a certainement des exceptions, mais c'est là le cas qui se présente le plus ordinairement. Ainsi, de prime abord, ce sont les fonctions générales ou de nutrition qui les premières ressentent cette influence bienfaisante, et qui le plus promptement reprennent leur empire. Cette stimulation générale causée par les eaux minérales rend compte de la diversité des maladies auxquelles on les applique. Est-ce à dire pour cela que le médecin soit dispensé de faire choix de telle ou telle eau minérale ? Ce serait, à notre sens, partager bien gratuitement l'incrédulité de quelques-uns de nos confrères en matière d'eaux minérales. Nous savons que l'on a dit et répété bien souvent que les eaux en général étaient peu efficaces ; que si les malades revenaient améliorés ou guéris, cela dépendait uniquement de l'hygiène qu'ils avaient suivie ; que le changement complet d'habitudes, de manière de vivre, que l'exercice au grand air, que l'absence de toute préoccupation étaient les seuls agents de la guérison. Nous ne mettons nullement en doute que ce repos complet d'esprit, cette nouvelle manière de vivre n'aient sur l'état des malades une heureuse influence ; et quand ils ne devraient leur guérison qu'à cet état hygiénique tout nouveau pour eux, auquel le malade des villes s'astreint si difficilement, ce serait encore une raison pour les engager à visiter les établissements thermaux. Parmi les personnes qui fréquentent les eaux minérales, il en est, en effet, chez lesquelles les chagrins domestiques, le tracas des affaires, les préoccupations de toute nature, ont développé des affections aiguës qui bientôt ont dégénéré en maladies chroniques. Tout incrédule que l'on soit à l'endroit des eaux minérales, si l'on pense mettre les malades dans de meilleures conditions en leur conseillant d'abandonner un genre de vie nuisible à leur santé, ce serait, selon nous, faire preuve d'un grand sens pratique que de leur donner un semblable conseil. N'est-il pas de principe, pour qu'une médication agisse, de mettre le malade dans les meilleures conditions possibles ? La médication ici serait l'hygiène, et elle n'est jamais à dédaigner. Mais il faudrait n'avoir jamais suivi avec attention un malade qui fait usage des eaux, pour rapporter à l'hygiène seule, si bien ordonnée qu'elle puisse être, tous les cas de guérison. Pour nous, nous l'avons dit en commençant, nous partagions jusqu'à un certain point ces préjugés, qui n'ont été détruits que par l'évidence des faits. ·

L'administration des eaux minérales, comme celle de

tout autre agent thérapeutique, est subordonnée aux indications à remplir. Il y a, dans toute maladie qui exige l'emploi d'une eau minérale, un moment opportun à saisir : c'est à la sagacité du médecin à le déterminer. Les eaux minérales ne s'adressent le plus souvent qu'à des maladies qui reconnaissent pour cause un principe diathésique ou bien à des affections locales entretenues par un vice organique, c'est-à-dire qu'elles ne conviennent, en général, qu'aux affections chroniques, que celles-ci soient le résultat d'une diathèse ou d'une affection locale primitive qui, par sa durée, a réagi sur l'économie tout entière. Personne ne songerait, en effet, à envoyer aux eaux des individus atteints de maladie aiguë : ce serait une nouvelle stimulation ajoutée à celle qui existe déjà, et qui ferait courir aux malades les plus grands dangers. Il n'en est pas de même pour les maladies chroniques ; il est souvent nécessaire de leur imprimer un surcroît d'acuité pour hâter leur guérison. Il est digne de remarque (et nous donnons cette observation comme preuve à l'appui de ce que nous avons avancé plus haut) que les eaux minérales renferment les substances les plus énergiques de la thérapeutique, et celles dont nous faisons le plus fréquemment usage. Ces substances s'appliquent surtout à la cure de maladies générales ou diathésiques, et toujours avec un certain avantage. Ainsi les eaux alcalines qui ont pour base la soude et ses divers composés sont employées communément dans les affections goutteuses et rhumatismales, dans certaines dyspepsies liées à des maladies du foie ou du pancréas. Tout le monde connaît l'emploi, dans les affections scrofuleuses, de l'iode, du brome, que l'on retrouve dans les eaux de Challes ; du fer, dans les états

chlorotiques et anémiques, si abondant dans les eaux des
Vosges; du soufre et de ses divers composés, dans les
affections de la peau et des membranes muqueuses. Ces
substances, qui forment la base des principales eaux
minérales, sont souvent en quantités extrêmement minimes relativement à celles que l'on administre aux
malades dans la pratique ordinaire, et cependant elles ont
une action souvent plus prompte et plus efficace. N'arrive-t-il pas que ces médicaments donnés à dose ordinaire ne soient pas tolérés ou restent sans action, tandis que, au contraire, administrés sous forme d'eau
minérale ils sont facilement supportés? Cela tient-il à ce
que le malade se trouve placé dans de meilleures conditions, ou bien plutôt à ce que le principe énergique
se trouve en plus petite quantité, et associé à d'autres
substances. Sans partager en quoi que ce soit la doc-
trine homœopathique que nous considérons comme un
paradoxe de l'esprit ou comme un merveilleux appât
jeté à la crédulité publique, nous croyons à l'association des agents thérapeutiques. Ainsi, pour procurer
du sommeil, nous n'emploierons pas indistinctement l'opium ou un de ses composés; nous aurons
égard à la nature de la maladie, et à l'idiosyncrasie
du malade; il est tel individu auquel un demi grain
d'opium suffirait à donner du sommeil, tandis que tel
autre ne dormira pas même avec 10 ou 15 centigrammes. Chez un autre l'opium sera tout à fait impuis-
sant, et il faudra avoir recours à la morphine. Enfin il
arrivera que l'opium et la morphine, donnés à dose
ordinaire, au lieu de produire du narcotisme, détermi-
neront au contraire une surexcitation. Il faudra donc
alors, pour obtenir les effets que l'on désire, associer

au narcotique un autre médicament, un antispasmodique
par exemple. Dans la pneumonie traitée par la méthode
de Laënnec, c'est-à-dire par l'emploi de l'émétique à haute
dose, ne voyons-nous pas des malades chez lesquels ce
médicament est parfaitement toléré ; il ne détermine
chez eux ni vomissements ni évacuations alvines ; chez
d'autres, au contraire, à peine est-il ingéré dans l'estomac qu'il y dénote sa présence : il est rejeté par la
bouche, ou bien il occasionne des garderobes abondantes. N'est-il pas admis dans la pratique que si l'on veut
insister sur cette méthode de traitement, il faut ajouter
à la potion stibiée une autre substance qui en favorise,
comme on le dit, la tolérance, tout en conservant au
médicament ses propriétés contro-stimulantes ? Autre
exemple. Le fer et ses composés sont employés avec
juste raison comme médicaments, pour ainsi dire,
spécifiques de la chlorose ; sous forme de limaille, le fer
n'est pas toujours supporté par l'estomac des chlorotiques ; il faut donc avoir recours à un autre composé
ferrugineux, souvent on est obligé de tâtonner avant
d'administrer celui qui convient, et encore arrive-t-il
que sous aucune forme le fer n'est toléré. Que fait
alors le praticien ? Il associe ce médicament à une
substance amère ou autre, ou bien il l'incorpore
dans un mélange, de manière qu'il soit facilement
digéré. Il n'est personne qui n'ait été témoin de semblables faits dans sa pratique. Cette adjonction d'un
médicament à un autre pour en établir la tolérance,
et en faciliter l'assimilation, est ce que nous appelons
l'association des agents thérapeutiques. Cette association se retrouve dans les eaux minérales ; le plus souvent les principes minéralisateurs se trouvent mélangés

ou combinés avec diverses autres substances auxquelles
généralement on attache peu d'importance, et qui,
selon nous , font l'office de ces médicaments adjuvants
dont nous venons de parler ; c'est à eux que l'on doit
de faire supporter aux malades l'usage des eaux minérales, souvent à très haute dose, pendant plusieurs
mois, et de rendre chez eux le principe minéralisateur
plus assimilable. Ce n'est pas une hypothèse que nous
avançons ici, mais une conséquence tirée de l'observation clinique. Que l'on ne vienne pas dire, sans s'appuyer sur aucun fait, qu'avec les eaux minérales artificielles, et aidé du régime, on obtient les mêmes effets
qu'aux sources d'eaux naturelles. La chimie , malgré
ses progrès, n'est pas encore parvenue à créer des
eaux artificielles qui soient en tous points semblables
aux eaux minérales naturelles, et qui jouissent des
mêmes propriétés thérapeutiques. Les eaux artificielles contiennent, il est vrai, le principe minéralisateur, mais le plus souvent dégagé des autres substances qui l'accompagnent; ainsi on attache peu
d'importance à celles qui, comme la silice , sont difficilement solubles, et qui n'entrent dans quelques
eaux minérales que pour un ou deux millièmes.
Parlerons-nous des substances gazeuses qui existent à
l'état de liberté dans certaines eaux minérales naturelles,
de la thermalité , toutes conditions auxquelles il faut
bien accorder quelque valeur, et qui feront qu'une eau
minérale artificielle dépourvue de ces éléments ne rem-
placera pas l'eau naturelle?

L'excitation produite par les eaux minérales sur les
fonctions générales est, comme nous l'avons vu, le premier symptôme apparent; la durée en est, d'ailleurs,

assez courte, mais ce stimulus est quelquefois si intense, qu'il est nécessaire de le modérer. Il semble que cette excitation ait pour but de rendre quelque énergie à des fonctions depuis longtemps épuisées, et de disposer les organes plus particulièrement affectés à recevoir plus vivement l'impression d'une médication nouvelle. Lorsque le malade a passé par cette période d'excitation, il a, pour ainsi dire, subi son temps d'épreuve, et c'est alors que se manifeste une action que nous appellerons secondaire, qui tantôt est spéciale, tantôt spécifique, et qui se fait sentir sur tel ou tel organe, suivant la nature de l'eau minérale dont on fait usage.

Ainsi, au début, la médication par les eaux minérales est plutôt générale que locale, nous dirions presque que c'est une médication naturelle; et si elle n'amène pas toujours la guérison, elle repose au moins les malades des divers traitements qu'ils ont subis, et les dispose mieux pour l'avenir à recevoir l'influence de nouveaux agents thérapeutiques.

Indépendamment de cette action initiale des eaux minérales, il en existe une autre qui n'a lieu souvent qu'après trois ou quatre mois, et quelquefois seulement dans l'année qui suit l'administration des eaux. En traitant des faits pathologiques, nous aurons soin d'indiquer cette action consécutive des eaux minérales, et qui est assez fréquente dans les maladies de la peau, par exemple.

On s'est trop habitué à considérer l'action des eaux minérales comme purement hygiénique, souvent même comme innocente. Il en est de ces agents thérapeutiques comme de beaucoup d'autres, ils ont leur place déterminée et leur indication. De même que la saignée trouve

son indication dans la plénitude, la dureté et l'accélération du pouls, que les éméto-cathartiques sont indiqués
dans certains états de la langue, du tube digestif ; de
même aussi les eaux minérales trouvent leur raison
d'être dans certains états tant généraux que locaux de
l'économie. Il ne faut pas croire que dans le cours des
maladies chroniques , les agents thérapeutiques ne
trouvent aussi bien leur indication que dans des états
aigus ; il y a une période de ces maladies dans laquelle les eaux minérales ont chance de succès , une
autre où elles sont absolument inutiles , et où il
serait même nuisible de les employer. Les vrais principes de la médecine pratique se retrouvent donc
dans la médication par les eaux minérales. S'il existe
des indications pour l'administration des eaux , il y a
aussi des contre-indications de leur emploi. Outre les
symptômes variables qui, dans le cours des maladies
chroniques , peuvent momentanément contre-indiquer
l'usage des eaux minérales, un état fébrile et certaines
cachexies , la cachexie cancéreuse , par exemple , sont
des contre-indications formelles. Qu'espérer, en effet, de
l'emploi d'une médication stimulante sur des organes en
partie détruits, si ce n'est de hâter leur dégénérescence ?

Dans cet aperçu nous n'avons voulu qu'indiquer le
mode d'action des eaux minérales en général ; en traitant plus loin de l'action thérapeutique des eaux d'Enghien , nous aurons soin d'établir les indications et
les contre-indications de leur emploi.

Il résulte de cet exposé sommaire :

1° Que les eaux minérales n'agissent pas seulement
comme moyen hygiénique , mais qu'elles constituent
une véritable médication ;

2° Que cette médication est de prime abord généralement stimulante, et que cette excitation se fait sentir
sur les fonctions générales ;

3° Que les eaux minérales sont surtout applicables à
la guérison des affections générales, et à certaines affections locales liées à une diathèse quelconque ;

4° Enfin, comme tous les autres agents thérapeutiques, les eaux minérales ont, dans certains cas dé-
terminés, leurs indications et leurs contre-indications.

CHAPITRE PREMIER.

DES DIVERS MODES D'ADMINISTRATION DES EAUX D'ENGHIEN.

Les eaux d'Enghien s'emploient à l'intérieur en boisson, et à l'extérieur sous forme de bains, de lotions et
de douches.

A l'intérieur, les eaux d'Enghien se prennent le matin
à jeun, ou dans la journée à distance convenable des repas, à la dose d'un ou plusieurs verres, en ayant le soin
de laisser entre chacun l'intervalle d'un quart d'heure ou
d'une demi-heure environ. La dose varie suivant l'âge, la
constitution, la nature de la maladie ; il est impossible de
fixer à l'avance aucune règle à cet égard : c'est au médecin à déterminer s'il y a avantage à la diminuer ou à
l'augmenter. La dose la plus ordinaire est de deux verres
par jour ; mais on peut graduellement la porter jusqu'à
quatre et six verres dans les vingt-quatre heures. Nous
n'ignorons pas que certains malades, méconnaissant les
conseils du médecin qui les dirige, et sans doute dans

l'espoir d'une guérison plus prompte, prennent des
quantités d'eau considérables ; nous ne saurions mettre
le public trop en garde contre les dangers d'une semblable pratique. Sans doute il est des individus doués
d'un tempérament tel, qu'ils peuvent ingérer dix, vingt
verres d'eau sulfurée par jour, sans qu'il en résulte pour
eux des accidents immédiats ; mais il arrive plus tard
qu'ils sont atteints de maladies, et entre autres de névroses qui n'ont pas d'autre cause. Nous connaissons
une jeune femme qui, pendant une saison, fit usage des
eaux d'Enghien à haute dose, et qui, retournée dans ses
foyers, fut prise d'une gastralgie qui lui dura deux ans.
Nous citerons encore l'exemple d'un malheureux phthi-
sique qui succomba à Enghien pendant l'été de 1851, à
la suite d'une pneumonie occasionnée par l'ingestion, ré-
pétée pendant plusieurs jours, de dix verres d'eau sulfurée pris à l'insu de son médecin. Ces faits, et bien
d'autres que nous pourrions citer, doivent engager les
malades à plus de circonspection.

Il est de bonne pratique de ne pas augmenter la dose
avant de s'être préalablement assuré que l'eau passe facilement, qu'elle n'est pas pesante à l'estomac, qu'elle
n'occasionne ni nausées ni vomissements, et qu'elle
ne fait pas perdre l'appétit.

Certaines personnes supportent difficilement l'eau
sulfurée prise directement à la source ; cela dépend de
la température, quelquefois aussi de l'énergie du principe hépatique. Dans le premier cas, il faut élever la
température de l'eau de quelques degrés en la chauffant
au bain-marie ; dans le second, la couper soit avec du
lait, soit avec une infusion aromatique quelconque ; on
pourra encore l'édulcorer avec le sirop qui paraîtra le

plus convenable. Il est des malades qui ne digèrent l'eau sulfurée qu'en la prenant de cette manière : le plus souvent, et surtout dans les affections catarrhales, nous la donnons coupée avec le lait; chez les chlorotiques et chez les scrofuleux, nous l'associons à un sirop amer.

On voit qu'il ne suffit pas de conseiller aux malades l'usage des eaux, il faut encore les guider dans leur emploi, afin qu'ils ne s'abandonnent pas à un découragement trop prompt s'ils n'éprouvent pas tout d'abord un résultat favorable. Nous sommes souvent parvenus, en agissant ainsi, à faire prendre quatre verres d'eau d'Enghien à des malades qui, précédemment, n'avaient pu en supporter un quart de verre. L'eau sulfurée en boisson constitue souvent la seule médication utile et nécessaire. Aussi faut-il prendre l'eau directement à la source ; car, comme nous l'avons dit en parlant des propriétés physiques, elle s'altère considérablement au contact de l'air; quand une bouteille est débouchée et qu'elle n'est pas consommée dans la journée, quelque soin que l'on prenne pour conserver à l'eau ses qualités, elle s'altère, et bientôt c'est une eau qui n'a plus aucune analogie avec celle d'Enghien (1).

A l'extérieur, les bains se donnent soit avec l'eau sulfurée pure, soit mitigée, c'est-à-dire coupée avec la moi-

(1) Autrefois il n'existait à l'établissement que des bouteilles de trois quarts de litre ; et comme il n'est pas d'usage de consommer en une seule fois cette quantité, l'administration a eu l'heureuse idée, pour remédier à l'altération de l'eau et à la perte qui en résultait pour le consommateur, d'avoir des bouteilles de la contenance d'un verre, qui, presque toujours instantanément consommées, conservent à l'eau sulfurée toutes ses propriétés, et évitent aux malades une perte considérable.

tié, le tiers, le quart de son volume d'eau ordinaire. Chez les personnes qui n'ont pas encore fait usage des eaux, nous avons l'habitude de commencer le traitement par quelques bains mitigés ; en prenant cette précaution, on habitue peu à peu le malade à l'action de l'eau sulfurée, et l'on ne s'expose pas à voir survenir des accidents, légers il est vrai, mais qui peuvent entraîner la suspension du traitement. C'est surtout chez les sujets délicats et facilement irritables, chez les femmes par exemple, que l'on ne doit pas s'écarter de ce principe. Il est souvent nécessaire d'ajouter à l'eau sulfurée pure, pendant les premiers jours et quelquefois pendant toute la durée du traitement, des substances mucilagineuses telles que le son, l'amidon ou la gélatine. La durée du bain varie depuis un quart d'heure jusqu'à une heure et plus ; elle doit être proportionnée aux forces du malade, à son tempérament et à la nature de la maladie.

Dans le traitement, la température du bain est chose importante à considérer. Telle affection demande des bains un peu frais, telle autre des bains d'une température ordinaire, enfin une troisième des bains d'une température élevée. Le médecin seul est apte à déterminer dans chaque espèce de maladie le degré convenable. C'est souvent faute de suivre les conseils de personnes compétentes que les malades ne retirent pas des eaux tout l'avantage désirable. La température la plus ordinaire du bain est de 30 à 32 degrés centigrades, c'est le bain tiède ; de 32 à 36 c'est un bain chaud ; de 36 à 40 c'est un bain très chaud. Il est rare que nous élevions les bains jusqu'à cette dernière température ; nous faisons le plus fréquemment usage de bains dont la chaleur varie de 28 à 36 degrés centigrades. Quelquefois nous avons employé avec avantage, dans certains cas d'atonie lymphatique, des bains d'immersion de 18 à 20 degrés centigrades, et dont la durée n'était que de quelques minutes.

Après le bain, il est d'usage que le malade fasse un peu d'exercice, soit à pied, soit à cheval, afin d'entretenir, par l'activité de la circulation, la réaction qui se fait sur l'appareil tégumentaire. Les malades qui ne peuvent, à raison d'infirmités, se livrer à l'un de ces exercices, doivent avoir le soin de se bien couvrir à la sortie du bain et se mettre au lit pendant une heure environ. Quelques personnes, à raison de la facilité des communications avec la capitale, viennent prendre leur bain le matin, et aussitôt après retournent à leurs affaires : c'est une très mauvaise méthode de prendre les eaux : la perspiration cutanée peut se trouver arrêtée par un refroidissement subit et entraîner des accidents graves. Il faut conseiller à ces personnes d'attendre quelques heures avant de se remettre en route, ou de prendre le bain le soir, faire un exercice convenable, et reprendre le lendemain leurs occupations habituelles.

Outre les bains entiers, qui sont le plus souvent administrés, les eaux d'Enghien s'emploient aussi sous forme de demi-bains dans certaines affections du bas-ventre ou des extrémités inférieures, et chez des personnes d'une extrême sensibilité nerveuse.

Le principe que nous avons établi en parlant de l'administration des eaux en boisson à haute dose trouve également ici son application à propos de la durée du bain. Comme il est rare que nous soyons au courant du tempérament des malades, on ne saurait se conduire avec trop de précaution. Nous avons donc le soin de

commencer par des bains courts et d'en augmenter peu
à peu la durée; nous suivons la même méthode pour la
température, soit que la maladie demande une température basse ou élevée. Le nombre des bains est entièrement subordonné à la nature de l'affection et aux effets
produits. Nous ne saurions d'avance assigner de limite
à cet égard; cependant, en moyenne, une vingtaine de
bains est nécessaire : ce qui exige pour les hommes trois
semaines de séjour, et pour les femmes, en raison de
la période menstruelle, un mois environ.

Il est rare que les malades prennent à Enghien deux
bains par jour; cependant, chez les individus peu irritables et chez lesquels la maladie n'offre pas de contre-
indication, cette méthode pourra être employée. Nous
avons administré les bains de cette manière sans qu'il en
soit jamais résulté aucun accident. Il ne faut pas cesser
les bains brusquement; nous avons pour habitude de
conseiller aux malades, lorsqu'ils approchent de la fin
de leur séjour, d'en diminuer peu à peu la durée, afin
d'éviter que la réaction produite à la surface de la peau
sous l'influence des eaux, ne se supprimant trop vite,
n'entraîne après elle des accidents fâcheux.

Il est important aussi, à moins de circonstances particulières, que le malade ne mette aucune interruption
dans les bains dès qu'il en a commencé l'usage.

Nous sommes entré dans des détails qui pourront
paraître minutieux, mais qui, à nos yeux, ont une importance réelle. Aucun soin n'est inutile quand il s'agit
de la santé, et nous avons vu plusieurs maladies n'avoir
pas d'autres causes que le manque des précautions que
nous indiquons. Quand les eaux sont prises de cette manière, les malades en ressentent plus promptement l'in-

fluence; ils se mettent à l'abri de complications qui peuvent arrêter le traitement, et ils ne courent pas le risque de voir le temps qu'ils ont passé aux eaux complétement perdu. C'est seulement après avoir pris toutes ces précautions qu'ils peuvent être fondés à dire que les eaux leur ont été ou nuisibles ou inefficaces.

Les réservoirs des douches, comme nous l'avons dit, sont situés au dernier étage de l'usine; ils sont à 20 mètres au-dessus du niveau du sol; aucun établissement, que nous sachions, ne possède des douches aussi puissantes, nous dirons même aussi bien administrées : aussi, sous ce rapport, Enghien n'a-t-il rien à envier.

Les douches sont une des plus puissantes ressources de la thérapeutique; elles consistent, comme chacun sait, en une projection plus ou moins forte d'eau d'une température variable dirigée sur toute la surface du corps, ou seulement sur certaines parties, par un jet simple ou divisé.

Il y a plusieurs espèces de douches : les douches descendantes et les douches ascendantes. Les premières se distinguent : 1° En douches en arrosoir, c'est-à-dire que l'eau s'échappe par de petites ouvertures comme celles d'une pomme d'arrosoir de jardin. Il y en a de toutes dimensions, de manière à attaquer les parties les plus délicates; la douche en pluie n'est qu'une douche en arrosoir d'une faible pression : c'est, comme son nom l'indique, une véritable pluie qui inonde le malade. 2° La douche cylindrique, ou la douche au piston, consiste dans un jet non divisé; un robinet muni d'ajutages de différents diamètres est adapté à chaque tuyau de douche, de manière à pouvoir, suivant le cas, en atténuer ou augmenter la force.

Les douches ascendantes sont en arrosoir ou cylin-
driques, cela dépend de l'effet que l'on veut produire.
Elles sont destinées aux affections de l'utérus, du vagin
et du rectum; elles s'administrent de la manière suivante : Le malade s'assied sur un fauteuil dont le siége
est percé pour laisser passer l'ajutage; sur cet ajutage
fixé au tuyau de la douche on applique une canule de
gomme élastique; un robinet à portée du malade sert à
graduer la force. Généralement il n'est pas besoin, pour
les affections de l'utérus, de douches puissantes. Pour
le rectum, nous employons la douche à peu près dans
toute sa force. Les douches ascendantes d'Enghien ont
à peu près 2 mètres d'élévation, et s'il en était besoin, il serait facile de l'augmenter. Un vase placé à
distance est destiné à recevoir les déjections; il faut
souvent réitérer la douche pour en obtenir des effets
convenables. Nous avons détruit de cette manière des
constipations opiniâtres, et rétabli le cours régulier des
évacuations alvines.

Une troisième espèce de douches, qui n'est qu'une
douche descendante, est la douche écossaise, dans laquelle on projette, alternativement ou simultanément,
un jet d'eau froide et un jet d'eau chaude; on obtient
de cette douche des effets très remarquables.

Nous avons employé avec succès, dans la pharyngite
granuleuse, des douches en arrosoir très fin, projetées
directement sur la muqueuse pharyngienne, en ayant
le soin d'abaisser la base de la langue : c'est la première fois, nous le pensons, que les douches aient été
appliquées de cette manière (observation 56e).

Le volume d'eau d'une douche ordinaire est de
500 litres environ; quand elle sort avec toute sa force

d'un ajutage de 5 à 6 millimètres de diamètre, elle met de 10 à 12 minutes pour s'écouler entièrement; elle mettra naturellement plus de temps si elle sort à plus faible pression et d'un ajutage plus petit. La durée d'une douche ordinaire est de 12 à 15 minutes; mais on conçoit combien il est nécessaire d'en modifier la durée et l'intensité, suivant les circonstances. Il est, en effet, des malades qui supportent difficilement la douche; aussi faut-il commencer par des douches faibles, de quelques minutes de durée, et augmenter graduellement la force suivant l'effet produit. Sans cette précaution on s'expose à ne pas tirer de ce puissant moyen tout le parti convenable.

La température de la douche est une condition d'une très grande importance. Elle varie depuis 16 degrés (température la plus basse que nous puissions obtenir à Enghien dans la belle saison) jusqu'à 36 et 40 degrés centigrades. Nous ne pourrions que répéter ici ce que nous avons dit plus haut à propos de la température du bain; et si quelquefois les malades n'ont pas retiré des douches tout le bien qu'ils croyaient en attendre, c'est qu'elles ont été le plus souvent mal administrées. Il faut être bien convaincu que l'effet produit par une douche varie suivant son mode d'administration, sa durée, sa température; que l'on n'obtient pas d'une douche froide ou tiède des effets analogues à ceux d'une douche chaude, et réciproquement.

A moins d'indications particulières, nous ne commençons pas le traitement par les douches; le plus souvent, au contraire, elles le terminent. Il est des maladies qui n'exigent que l'emploi des douches, d'autres l'emploi simultané des bains et des douches. Dans ce dernier cas, quelle marche doit-on suivre? faut-il donner la douche avant ou après le bain?

M. Bertrand (1), inspecteur des eaux du Mont-d'Or, préfère donner la douche avant le bain ; car, dit-il, « la » douche produit un mouvement fébrile local, au lieu du » mouvement fébrile général déterminé par le bain. » Celui-ci exalte les fonctions de la peau et des lym- » phatiques ; la douche renforce l'action des parties sur » lesquelles on la dirige, imprime une oscillation nou- » velle aux vaisseaux, dont quelques uns parcourus len- » tement par les fluides qui s'y accumulent, et diminue » l'état de stagnation de ces fluides. Il faut donner » l'éveil à ceux-ci avant de leur frayer des issues. D'ail- » leurs convient-il d'exposer tout le corps en sueur à » l'action de l'air et au rejaillissement de l'eau sensible- » ment refroidie, comme on le ferait si la douche était » administrée après le bain. »

Nous sommes parfaitement de l'avis de M. Bertrand, alors que l'on emploie conjointement les bains et les douches locales ; mais lorsqu'il s'agit de douches gé- nérales prises à une température inférieure à celle du bain, la réaction qui doit suivre serait nécessaire- ment annulée par l'effet du bain. Il vaut mieux, selon nous, et c'est là notre méthode, séparer les deux choses, faire prendre le matin le bain, et le soir la douche, ou réciproquement ; de cette façon la réaction n'est point arrêtée, et les deux effets sont conservés.

Doit-on employer la douche pendant la période mens- truelle ? M. Bertrand n'est pas de cet avis, et comme

---

(1) *Recherches sur les eaux du Mont-d'Or*, par Bertrand, 1823, in-8, p. 146.

lui, nous considérons cette pratique comme essentiellement vicieuse. Car, malgré les propriétés emménagogues
que nous reconnaissons aux douches, autre chose est
de les employer dans l'intervalle des époques pour exciter, modifier ou régulariser le flux menstruel, ou de les
administrer au milieu d'une menstruation parfaitement
normale. Il est une circonstance où la douche froide
peut être employée pendant la période menstruelle :
c'est lorsque, par suite d'une affection générale ou d'une
lésion de l'utérus, la menstruation, par son abondance
et sa durée, constitue une véritable hémorrhagie. Nous
avons combattu par ce moyen, et avec succès, certaines
hémorrhagies qui duraient depuis plusieurs semaines
(observations 71 et 72). Nous employons également les
douches froides dans les engorgements de l'utérus; et si,
dans l'intervalle des menstrues, nous obtenons dans
ces maladies en agissant sur la peau une révulsion salu-
taire, ce serait aller contre notre but que de continuer
le traitement pendant la période menstruelle. La
réaction qui survient à la peau après la douche froide
n'est pas instantanée; elle met un certain temps à se
produire, et la suppression menstruelle peut être subite
et entraîner des accidents graves. Il est vrai que dans
un ouvrage publié en 1850 sur les eaux d'Enghien, dont
l'auteur partage la manière de voir que nous combattons
ici, il est dit que si la douche froide supprime momentanément la menstruation, elle peut aussi la rétablir; et
dans le cas où elle serait impuissante, ce serait au *magnétisme, un des meilleurs emménagogues*, qu'il faudrait
recourir. C'est une merveille de plus à ajouter à toutes
celles que le magnétisme est censé produire; nous
avouons notre profonde ignorance en fait de passes ma-

12

gnétiques; nous ne nous arrêterons donc pas à discuter la valeur d'un semblable agent, en faveur d'une méthode que nous condamnons, et dont les dangers sont loin d'être compensés par les avantages.

CHAPITRE II.

EFFETS PHYSIOLOGIQUES DES EAUX D'ENGHIEN.

Nous n'étudierons pas séparément l'action des divers éléments qui entrent dans la composition des eaux d'Enghien; cette étude n'aboutirait à rien, car la manière d'agir de ces différentes substances est loin d'être la même, lorsqu'au lieu d'être séparées elles sont combinées ensemble. Nous n'établirons pas non plus de comparaison entre les eaux d'Enghien et les autres eaux sulfurées, car les faits nombreux d'isomérie que possède actuellement la chimie nous apprennent qu'avec une composition identique les corps peuvent offrir les propriétés les plus dissemblables. Faut-il donc s'étonner, dit M. Bertrand, si des sources identiques, au dire de l'analyse, diffèrent par leurs effets physiologiques? En parlant de l'action des eaux minérales en général, nous avons dit combien nous regrettions de ne pas être éclairés par la physiologie expérimentale, et combien aussi la chimie était encore insuffisante pour rendre raison des propriétés thérapeutiques des eaux sulfurées. Permis à tout le monde, sans doute, de tirer des inductions, mais qui resteront sans valeur tant que l'expérience et l'observation clinique n'en auront pas confirmé la justesse. Étudier donc séparément l'action des

substances qui entrent dans la composition de l'eau
d'Enghien, et de là établir des indications pour la cure
des maladies, c'est, selon nous, faire de la physiologie
et de la clinique sur un cadavre. Examinons donc les
eaux telles qu'elles sont, et voyons quelle influence
elles ont dans l'état physiologique.

1° *Action sur le système nerveux.* — L'influence
des eaux d'Enghien sur le système nerveux se traduit
au bout d'un temps plus ou moins long, et suivant l'impressionnabilité du malade, par de l'agitation la nuit,
des rêves multiples, des réveils en sursaut, de l'insomnie ; quelquefois un sentiment de pesanteur sur le
sommet de la tête ou dans la région sus-orbitaire ;
tantôt de véritables douleurs névralgiques affectant
principalement le nerf de la cinquième paire, surtout la branche supérieure, et parmi les rameaux qu'elle
fournit, le nerf frontal et ses divisions. Il est des malades
dont l'activité intellectuelle semble doublée ; d'autres,
au contraire, ont une continuelle propension au sommeil, et souvent une somnolence dont il est difficile de
les tirer. Ces divers phénomènes peuvent varier à l'in-
fini, on le concevra sans peine, car le système nerveux
est lui-même si variable, si diversement affecté par
les mêmes agents, dans des circonstances identiques
en apparence, qu'il est difficile de déterminer *à priori*
quels sont les tempéraments sur lesquels ces effets
seront produits. Cette surexcitation nerveuse n'est
donc pas absolue, car, s'il en était ainsi, les eaux
sulfurées seraient tout à fait contre-indiquées dans les
névroses ; et nous verrons plus loin que, suivant le mode
de leur administration, les eaux ont quelquefois une
action sédative, et que cette sédation s'obtient à la fois

par une perturbation apportée au système nerveux, et
par une stimulation de l'appareil circulatoire.

2° *Action sur le système circulatoire.* — La circulation est rendue généralement plus active par l'usage
des eaux sulfurées. Cette activité plus grande, qui se
traduit par une augmentation de la caloricité, est
en rapport avec la durée, la température du bain ou
de la douche. L'eau elle-même, prise à l'intérieur
et en quantité suffisante, apporte aussi son contingent
d'action en raison de la stimulation qu'elle imprime à
tous les organes. Un bain de courte durée, de basse
température, ne présente pas des effets analogues à
ceux d'un autre bain pris dans des conditions tout opposées. Nous allons donc comparer les effets physiologiques produits sur la circulation par le bain à diverses
températures.

Dans le bain de 28 à 30 degrés centigrades on éprouve
en y entrant une sensation désagréable de froid, le
pouls devient petit, concentré, et plus lent que dans
l'état habituel. La peau se crispe, prend cet aspect
particulier connu sous le nom de *chair de poule*, et le
besoin d'uriner se fait sentir. La chaleur du corps
baisse sensiblement, et la peau, au toucher, paraît
plus froide que le milieu qui l'entoure. Si le bain est
court, il s'établit une douce réaction, le corps alors
semble doué de plus d'élasticité, on se sent plus fort
et plus dispos ; si l'on prolongeait la durée du bain
au delà d'une certaine limite, le pouls baisserait davantage, la chaleur animale diminuerait, des symptômes d'asphyxie apparaîtraient, et si la réaction
n'était plus assez vive, le malade pourrait succomber.

Dans le bain tiède de 32 à 34 degrés centigrades, on

éprouve un sentiment de bien-être, il n'y a pas d'horripilation ; la sécrétion urinaire, sans être instantanée, est plus abondante que dans le bain froid ; le pouls présente d'abord peu d'altération, mais plus tard il se ralentit de quelques pulsations, environ de huit à dix. Si l'on est resté longtemps dans le bain, on sent un besoin de sommeil qui augmente avec la durée : la transpiration cutanée est plus abondante après le bain tiède, et elle s'établit au sortir de l'eau.

Dans le bain à 34 degrés centigrades et au-dessus, la peau devient plus chaude, le visage est rouge, se couvre de sueur, le pouls s'accélère ; on sent en soi une surexcitation nouvelle, l'impulsion sexuelle se réveille ; puis, s'il est trop prolongé, la tête s'embarrasse, on éprouve des vertiges, de la somnolence, de la soif, des palpitations, et cela peut aller jusqu'à la syncope. Après le bain, c'est de la fatigue, de l'abattement, de la somnolence, et tous ces symptômes ne cèdent qu'à un sommeil réparateur ; plus la durée du bain a été longue, plus la température a été élevée, plus aussi les phénomènes que nous venons d'indiquer ont d'intensité.

Ce que nous venons de dire des bains s'applique également aux douches. Mais cet abaissement du pouls dans le bain frais, dans le bain tiède, que les auteurs ont signalé, est-il bien le résultat d'un effet sédatif réel de la circulation ? Nous ne le pensons pas, car qu'arrive-t-il? Dans les deux cas il s'établit une réaction, plus lente dans le premier que dans le second, et qui se traduit par une grande chaleur à la peau, par une disposition facile à la transpiration. Cette réaction s'accompagne d'accélération, de dureté du pouls, et si elle n'est pas suffisamment modérée, elle peut détermi-

ner des accidents qui entraînent la suspension du traitement, et quelquefois l'emploi des émissions sanguines.

Dans le bain chaud, la réaction est pour ainsi dire
instantanée, et si la durée en a été trop longue, le malade éprouve les symptômes suivants : Courbature générale, brisement des membres, céphalalgie, bouffées de
chaleur, coloration du visage, bourdonnements, tin-
tements d'oreilles, vertiges, chaleur sèche à la peau,
soif, anorexie et mouvement fébrile. Cet état sympto-
matique ressemble assez à celui de la fièvre angéioté-
nique et réclame les mêmes moyens. Ainsi, quelle que
soit la température du bain, il s'ensuit toujours une
réaction vive ou légère, lente ou instantanée. Il ne
saurait y avoir là d'action sédative proprement dite sur
la circulation, puisque le ralentissement du pouls n'est
que momentané et que l'accélération arrive au moment
de la réaction. Nous nous étonnons qu'en raison de
cette action stimulante des eaux sur la circulation, on
conseille l'usage des eaux sulfurées dans les affections
chroniques du cœur et des gros vaisseaux.

L'observation clinique ne confirme pas l'espèce d'innocuité que quelques uns de nos confrères ont cherché
à établir, et, jusqu'à plus ample informé, nous ne
voyons pas l'avantage que l'on peut retirer des eaux
sulfurées dans ces maladies ; ce que nous disons ici s'applique aux bains et aux douches générales ; quant aux
douches locales et administrées d'une manière révulsive,
on peut, dans ces affections, en obtenir les meilleurs
résultats.

Nous ne conseillons pas non plus aux personnes
atteintes d'hypertrophie, de dilatation ou de rétrécissement d'un des orifices du cœur ou des vaisseaux, de

faire un usage même modéré des eaux d'Enghien en
boisson ; cette recommandation s'applique également à
ceux dont le cœur est facilement irritable, car par la
stimulation que l'eau sulfurée imprime à la circulation,
il en pourrait résulter une hémoptysie qui n'aurait
d'autres causes qu'une apoplexie pulmonaire. Nous ne
reconnaissons donc aux eaux d'Enghien aucune efficacité
dans les affections du cœur et des gros vaisseaux ;
nous proscrivons entièrement les bains et les douches
générales, et en cela nous suivons l'exemple des meilleurs praticiens qui, dans ces mêmes affections, font un
usage très modéré des bains ordinaires.

Un effet qui n'est pas particulier aux eaux d'Enghien,
mais qui lui est commun avec d'autres eaux minérales,
est celui qu'en éprouve la menstruation. Est-elle supprimée, irrégulière, peu en rapport avec le développement physique et le tempérament individuel, elle reparaît sous l'influence des eaux et devient d'une régularité
parfaite. C'est principalement aux douches et aux douches générales qu'il faut rapporter ce résultat. Si, par
suite d'un appauvrissement du sang résultant d'une chlorose, ou d'un état anémique, il arrive que la menstruation, par son extrême abondance, constitue une véritable hémorrhagie, on retire un immense avantage des
douches froides et générales. On parvient par ce moyen
à la ramener à son type physiologique. Nous nous
sommes expliqués plus haut sur l'emploi des douches
et des bains pendant la période menstruelle, nous n'y
reviendrons pas.

Nous n'avons pas examiné l'influence directe des
eaux d'Enghien sur le sang ; ce sont des recherches que
nous nous proposons de suivre. Cependant M. le profes-

seur Magendie (1), dans ses leçons faites au collége de France sur les phénomènes physiques de la vie, pendant le deuxième semestre de l'année 1838, a expérimenté l'eau d'Enghien sur le caillot sanguin. Il a trouvé qu'elle aidait à la coagulation du sang. Cette expérience physiologique, que nous sommes heureux de rapporter, nous offre des résultats parfaitement conformes à l'observation clinique, car les eaux d'Enghien sont employées avec avantage dans certaines maladies générales occasionnées par un appauvrissement du sang.

3º *Action sur les voies respiratoires.* — Les eaux d'Enghien manifestent leur influence sur les voies respiratoires au bout de six à huit jours. La gorge devient sèche, quelquefois douloureuse, et si le pharynx participe à cette subinflammation, la déglutition est difficile ; à cette sécheresse succède bientôt une salivation muqueuse d'une saveur qui rappelle un peu celle de l'eau minérale. Les mêmes effets se produisent sur les surfaces bronchique et pulmonaire, dans la bronchite chronique, et les tubercules ; l'expectoration semble diminuer les premiers jours sans cependant cesser d'avoir les mêmes caractères, puis elle est augmentée, mais moins épaisse, et enfin, de puriforme qu'elle était, elle devient tout à fait muqueuse. Cette diminution et cette modification de la sécrétion bronchique ou pulmonaire paraissent être chez certains sujets en rapport avec l'énergie de la transpiration cutanée, et coïncider quelquefois avec des crises qui se produisent sur les surfaces gastro-intestinales ou uri-

(1) Magendie, *Leçons sur les phénomènes physiques de la vie,* t. IV, 1838.

naires. Les choses ne se passent pas toujours ainsi.
Quand, par un usage immodéré des eaux, l'excitation
produite sur les surfaces pulmonaire et bronchique est
trop vive, l'expectoration, au lieu de diminuer graduellement, cesse tout à coup, et la fièvre éclate. Il est de
toute nécessité de suspendre le traitement, car il arrive,
chez certains phthisiques par exemple, à raison même
de cette excitation, qu'une hémoptysie survienne. C'est
donc à modérer cette stimulation que le médecin doit
s'appliquer, tout en ne se laissant pas effrayer par des
symptômes qui n'ont qu'une durée passagère.

   4° *Action sur les voies digestives.* — Les sujets dont
les facultés digestives sont depuis longtemps affaiblies, dont l'estomac manque de la stimulation nécessaire à l'accomplissement régulier des fonctions de
nutrition, éprouvent de très bons effets des eaux d'Enghien. Sous leur influence, les fonctions digestives
se réveillent, des aliments qui jusqu'alors n'étaient pas
digérés deviennent d'une digestion facile; et ce premier effet des eaux influe favorablement sur le moral
des malades et les dispose à suivre avec plus de con-
fiance le traitement prescrit. Quelquefois, dans l'état
physiologique comme dans l'état pathologique de l'estomac, il y a intolérance complète des eaux, même
à petites doses. Quelques personnes éprouvent des
chaleurs, des ardeurs à la région épigastrique, des
douleurs analogues à des crampes; d'autres la sensation d'une barre ou d'un poids énorme, et sont dans
l'impossibilité de conserver sur l'épigastre le vêtement
le plus léger. D'après cette diversité d'action, il faut être
très circonspect dans l'administration des eaux sulfurées, surtout s'il s'agit d'un sujet nerveux qui a été ou

qui est sous l'influence d'une dyspepsie à forme gastral-
gique. Chez ces malades, l'eau sulfurée ne devra être
donnée qu'en petite quantité pure, coupée ou mélangée,
suivant les indications. On se mettra, du reste, à l'abri
des accidents énumérés plus haut, en se faisant rendre
un compte exact de l'effet produit par les eaux ; si
elles sont imparfaitement digérées, il faudra savoir s'arrêter ; avancer, au contraire, si elles ne déterminent
d'autres effets locaux que ceux de donner lieu à des
éructations qui rappellent l'eau sulfurée.

La sécrétion intestinale est tantôt modifiée par l'eau
d'Enghien, tantôt, au contraire, il n'y a aucune action
sensible. Le plus ordinairement, après quelques jours de
traitement, le malade remarque une plus grande facilité
que de coutume dans ses évacuations alvines, puis à ce
léger dérangement succède la constipation. Chez les
individus habituellement constipés, l'eau sulfurée détermine des garderobes plus fréquentes. Nous avons remarqué, comme nos confrères des eaux minérales, que
la constipation paraissait être en rapport avec une plus
grande abondance de la transpiration cutanée ou de la
sécrétion urinaire ; la diarrhée, au contraire, avec une
diminution de ces mêmes sécrétions. On conçoit alors le
parti que la thérapeutique peut tirer des eaux minérales
dans certaines affections chroniques. La diarrhée est
tantôt bilieuse, tantôt muqueuse ; quand elle a quelques jours de durée, les malades rendent une matière analogue à du blanc d'œuf battu ; enfin quelquefois les selles deviennent sanguinolentes. Ce sang provient soit d'une exhalation de la surface intestinale,
soit de la réapparition d'hémorrhoïdes anciennes, ou de
nouvelles qui surviennent. Cette évacuation diar-

rhéique peut s'accompagner de coliques, de crampes intestinales, d'anorexie, de faiblesse générale, de symptômes d'embarras gastrique et de fièvre légère. Tantôt elle existe seule et ne dure que quelques jours, ou bien elle se prolonge sans affaiblir le malade pendant toute la durée du traitement. Inutile de dire qu'en présence de la fièvre il faut suspendre l'usage des eaux et les reprendre dès qu'elle a cessé. Sur certaines personnes les eaux d'Enghien déterminent, au contraire, de la constipation dont on triomphe facilement à l'aide des douches ascendantes.

5° *Action sur les voies urinaires et les organes génitaux.* — Les eaux d'Enghien, prises à l'intérieur en grande quantité, agissent sur les voies urinaires, en amenant une diurèse plus ou moins abondante. La quantité avec laquelle, chez certaines personnes, les eaux sont éliminées par les reins, explique dans certains cas l'innocuité de l'énorme quantité d'eau ingérée, et en même temps les résultats de la médication sulfurée dans les affections catarrhales de la vessie. Cette excitation, communiquée à tout l'appareil urinaire, peut occasionner chez des malades affectés de cystite chronique ou de rétrécissement prostatique, tantôt une véritable ischurie, tantôt de la dysurie, quelquefois une incontinence d'urine, comme nous l'avons observé (observation 75°). Ces accidents sont du reste de courte durée; il suffit, pour qu'ils disparaissent, de suspendre le traitement, et de soumettre le malade à un régime hygiénique convenable.

Les eaux d'Enghien, par la stimulation qu'elles impriment aux organes en général, agissent aussi sur les organes génitaux ; elles provoquent les désirs vénériens et des pollutions nocturnes. Chez la femme, elles excitent l'utérus; les écoulements leucorrhéiques, chroniques et indolents, deviennent aigus et douloureux; on voit aussi reparaître à l'état subaigu d'anciennes blennorrhagies. Nous avons parlé plus haut de l'influence des eaux sur la menstruation : quand les règles sont suspendues, elles les rappellent; quand elles sont irrégulières, elles les régularisent; enfin, si elles sont trop abondantes, elles les ramènent à leur type normal.

6° *Action sur la peau.* — La surface tégumentaire, ainsi que les surfaces gastro-intestinales et urinaires, se partagent le privilége d'être les principales voies où se passent les crises produites par les eaux minérales. Ce sont les grands appareils éliminatoires critiques de Bordeu. Tout le monde connaît les relations intimes, ou mieux les sympathies de ces organes entre eux : l'un ne peut être affecté sans que l'autre en ressente immédiatement l'influence; aussi voyons-nous les affections du tube digestif, les affections de la peau, coïncider, les premières avec une diminution de la perspiration cutanée, les secondes avec celle de la sécrétion intestinale. La suppression de la transpiration cutanée joue un très grand rôle dans l'étiologie des maladies, elle entraîne des affections de toute nature; aussi le médecin, au début de la maladie, fait-il tous ses efforts pour la rappeler. C'est dans ce but que l'on emploie les sudorifiques, les diaphorétiques : si la transpiration se rétablit, la maladie avorte le plus souvent; si, au contraire, elle tarde à reparaître, elle suit son cours, et la guérison tarde d'autant plus, que la réapparition de la sécrétion habituelle se fait plus attendre. Dans la production des maladies chroniques, la suppression de

la transpiration a aussi son importance ; elle est moins
apparente que dans les maladies aiguës, car dans
celles-ci la suppression étant subite, il n'est besoin que
de faire appel à de récents souvenirs. Il n'en est pas
de même dans les affections chroniques : cette suppression n'arrive que graduellement, et c'est lorsqu'elle a
tout à fait cessé que le malade en a la conscience ; c'est
alors en l'interrogeant, en l'aidant à rassembler ses
souvenirs, qu'on arrive à déterminer la cause de la
maladie. Il faut avoir pratiqué près des eaux minérales,
pour savoir combien cette cause est commune, combien il importe de la mettre hors de doute pour diriger
le traitement de la manière la plus favorable. Sera-ce
sur la peau ou sur la muqueuse intestinale que le médecin devra diriger ses efforts ? Tel est le problème à
résoudre ; et l'on arrivera d'autant mieux à sa solution
que l'on sera plus éclairé sur la nature, l'étiologie et les
symptômes que la maladie aura présentés jusqu'à ce jour.

Examinons maintenant quels sont les effets produits
par les eaux d'Enghien sur la peau. Elles augmentent
d'abord la transpiration habituelle ; chez ceux dont la
peau est ordinairement sèche, l'exhalation cutanée est
plus lente à se produire que chez ceux dont la peau est
fine et délicate. Suivant les individus, l'effet des eaux
se borne, soit à la réapparition partielle d'une transpiration autrefois supprimée, soit à une augmentation de
la sécrétion habituelle. Quoi qu'il en soit, petit ou grand,
cet effet est à peu près constant. Cette modification
dans la sécrétion cutanée peut exister seule, ou s'accompagner sur le corps de diverses éruptions dont nous
allons parler.

La plus simple de toutes est une éruption de suda-

mina qui se montre sur la poitrine, sur le ventre, et
qui bientôt disparaît sans qu'il soit nécessaire d'interrompre les bains. Il en est de même de petites pustules
d'acné qui occupent le plus souvent le visage, le dos et
la région lombaire , qui persistent quelquefois pendant
toute la durée du traitement, et souvent longtemps
après sa cessation complète. Outre ces éruptions toutes
simples déterminées par les eaux d'Enghien , il en est
d'autres qui, sans être plus graves, affectent la peau
d'une manière plus prononcée. C'est souvent un érythème qui occupe la poitrine, le dos et les membres,
qui se montre particulièrement chez les individus
à peau blanche et lisse après quelques bains, quelquefois au milieu ou vers la fin du traitement. Cette
affection érythémateuse fugace ne dure souvent que
l'intervalle d'un bain à un autre , et reparaît avec
la cause qui lui a donné naissance ; puis, quand la
peau s'est habituée à l'action stimulante des eaux, tout
disparaît pour ne plus revenir. Nous avons cependant
observé des malades qui ont eu pendant toute la durée
du traitement cette petite incommodité. Cette stimulation de la peau peut se borner à de l'érythème, ou
prendre le caractère de l'érysipèle ; quand on redoute
cette complication, il faut cesser l'usage des bains et des
douches. En prenant cette précaution, cette inflammation de la peau disparaît promptement. Les eaux déterminent également chez certains malades une éruption furonculeuse (1).

(1) Le docteur Clémens, de Francfort, a constaté une épidémie de
furoncles chez les ouvriers d'une fabrique qui faisaient usage, pour
leur boisson, d'une eau de puits contenant une certaine quantité
d'acide sulfhydrique. (*Gazette médicale*, juillet 1851.)

Les divers phénomènes dont nous venons de parler n'arrivent chez nos malades que d'une manière exceptionnelle ; nous les observerions plus souvent, si les eaux d'Enghien conservaient au degré de température auquel on les élève toute l'énergie qu'elles ont à la sortie des sources. En parlant plus haut de l'action du calorique sur les eaux, nous n'avons point dissimulé qu'elles subissaient une certaine altération par le fait de l'action de l'air et du mode de chauffage employé ; l'analyse chimique nous a prouvé que l'eau sulfurée conservait ses propriétés, lorsque, au lieu d'être chauffée directement, elle était mélangée dans des proportions convenables avec de l'eau ordinaire élevée au degré nécessaire à la température du bain. Guidé par nos expériences, tant chimiques que physiques, nous avons voulu voir, si, en mélangeant dans la baignoire l'eau sulfurée froide avec de l'eau ordinaire à 65 degrés centigrades, nous n'obtiendrions pas sur la peau des effets plus tranchés que ceux que l'on obtient avec l'eau sulfurée froide et l'eau sulfurée chauffée par condensation immédiate de la vapeur à la température de 65 à 70 degrés centigrades. Notre confrère et ami le docteur Demarquay a bien voulu se prêter à cette expérience physiologique. Le 18 septembre 1851, une baignoire fut remplie avec douze seaux d'eau sulfurée froide prise directement à la source Cotte ; on y ajouta ensuite de l'eau ordinaire à 65 degrés, en quantité suffisante pour élever la température du bain à 32 et 34 degrés centigrades. Au bout de dix minutes d'immersion, M. Demarquay éprouva une stimulation à la peau qui se traduisit par des picotements et une démangeaison très vive. Il resta environ trois quarts d'heure dans ce bain, et quand il en sortit, la poitrine, les épaules, le dos et les membres, étaient couverts de taches érythémateuses. Il éprouva toute la journée une chaleur vive à la peau. Cet effet local retentit sur l'état général ; le pouls s'accéléra dans la journée, il se déclara de la fièvre qui ne se dissipa qu'au milieu de la nuit. Le lendemain notre confrère ne prit pas de bain, mais le surlendemain il désira recommencer l'expérience, et, à l'exception de l'état fébrile, tous les symptômes qui s'étaient manifestés la première fois se reproduisirent au second, au troisième et au quatrième bain. L'expérience ne fut pas poussée plus loin.

On voit, d'après ce fait, l'avantage qu'on retirerait des eaux d'Enghien, si elles étaient employées comme nous venons de le dire. Il est maintenant surabondamment démontré, tant par nos expériences chimiques que par cette expérience physiologique, que les eaux d'Enghien agiraient avec plus d'efficacité, si, froides, elles étaient mélangées dans de certaines proportions avec de l'eau ordinaire chauffée à 65 ou 70 degrés.

Il est une éruption produite par les eaux minérales, telles que celles de Louesche, de Baden en Suisse, de Schinzach, de Pfeffers, et de bien d'autres, à laquelle les médecins balnéographes ont donné le nom de *poussée*. Les eaux d'Enghien déterminent également ce phénomène, mais à un degré moins prononcé et d'une manière moins constante que les eaux précédentes. Cette éruption se produit, tantôt sous forme d'un érythème qui quelquefois, à raison de son intensité, prend le caractère érysipélateux, tantôt sous la forme miliaire ou pustuleuse. Elle apparaît sans donner lieu à aucune réaction sur l'économie, comme elle peut aussi s'ac-

compagner de phénomènes généraux, et constituer une
véritable affection éruptive dans laquelle on distingue
quatre périodes, celle des prodromes, celle de l'éruption, celle d'état ou d'augment, et enfin la période de
desquamation.

La poussée (*hydroa balneatorum miliaris, psydracia
thermalis*) se montre à Enghien à une époque variable,
tantôt après huit ou dix bains, tantôt après vingt ou
vingt-cinq, c'est-à-dire à la fin du traitement. Si nous
observons rarement cette éruption, cela tient d'abord
à l'altération que subit l'eau par le mode de chauffage
existant, et aussi parce que nous n'avons pas l'habitude
de prescrire des bains aussi prolongés qu'à Louesche.
Peut-être ne serait-il pas sans inconvénient de laisser
les malades plongés trois ou quatre heures dans une
eau aussi éminemment sulfurée que celle d'Enghien.
Quoi qu'il en soit, quand la poussée débute en donnant
lieu à des phénomènes généraux, voici ce que l'on
observe :

1° *Période prodromique.* — Le malade éprouve les
symptômes suivants : lassitude générale, douleurs dans
les membres ; enduit blanchâtre de la langue, amertume
de la bouche, anorexie, dégoût prononcé pour les aliments, soif ; céphalalgie d'abord obtuse, puis sus-orbitaire ; sommeil agité, interrompu par des rêves ; exaltation du système nerveux, frissons passagers, et enfin
mouvement fébrile. Ces symptômes durent de deux à
trois jours.

2° *Période d'éruption.* — Bientôt après le malade
commence à sentir une démangeaison incommode autour des genoux, des coudes, des malléoles, et enfin une
éruption se manifeste dans ces parties et gagne suc-

13

cessivement les cuisses, les jambes, les bras, le thorax, en épargnant le visage et les mains.

3° *Période d'état ou d'augment.* — Dans cette période l'éruption se développe comme dans les fièvres éruptives; dès que l'éruption est apparue, les symptômes généraux s'apaisent, le mouvement fébrile s'éteint, et l'appétit revient souvent plus intense qu'il n'était auparavant. Si au contraire la poussée prend une grande extension, la peau devient tendue, brûlante, d'un rouge vif; il y a des picotements douloureux et un prurit insupportable. Le malade est agité, il a de l'insomnie, une chaleur brûlante et sèche, une soif excessive et de la fièvre le soir; à ces symptômes viennent se joindre la constipation et la coloration rouge et briquetée des urines. Quand les choses en sont arrivées à ce point, on peut soulager le malade, soit en administrant un émétique ou un éméto-cathartique, soit en pratiquant une émission sanguine si l'on redoute une complication du côté d'un organe important. Mais le plus ordinairement tout se passe d'une manière plus paisible, et le médecin se borne à une sage expectation.

Si la poussée revêt le caractère d'une éruption miliaire pustuleuse, les vésicules ou pustules se rompent, laissent échapper un liquide séreux, qui rarement devient purulent; si la peau est simplement érythémateuse, les plaques sont d'un rouge vif, séparées par des intervalles de peau saine, et la rougeur disparaît par la pression du doigt; enfin ces plaques prennent quelquefois la rougeur et la tension érysipélateuse. Cette période a une durée variable, mais elle ne dépasse pas six ou sept jours.

4° *Période de déclin et de desquamation.* — Enfin

lorsque la poussée est parvenue à son apogée, elle décroît, et alors commence la desquamation. Celle-ci arrive environ du sixième au septième jour de l'éruption ; elle s'annonce par la diminution du prurit, de la tuméfaction ; la peau devient sèche, l'épiderme se détache en lamelles farineuses, et bientôt il ne reste plus qu'une démangeaison légère qui disparaît peu à peu.

Voilà ce que les médecins d'eaux thermales appellent la poussée, ou fièvre thermale ; la voilà telle qu'elle se présente dans son plus grand développement et sa plus grande intensité. Si nous nous sommes appesantis sur ce sujet, ce n'est pas, nous le répétons, que cette éruption soit commune à Enghien ; elle s'est présentée cependant plusieurs fois à notre observation avec ces caractères. Le même fait pourrait se reproduire, et nous avons pensé qu'il était utile de rassurer les malades sur cette complication, qui, ignorée d'eux, pourrait les empêcher de continuer le traitement. (Observation 40e.)

Les eaux d'Enghien déterminent d'une manière à peu près constante une stimulation à la peau, qui se traduit pas les diverses éruptions que nous venons d'énumérer, seulement il est rare qu'elles s'accompagnent d'un mouvement fébrile intense, et qu'elles durent au delà de quelques jours. Rien de fixe dans leur apparition : les unes se montrent au début, les autres au milieu ou vers la fin du traitement, et quelquefois après qu'on a cessé l'usage des eaux. C'est, par exemple, ce que nous avons observé pour une éruption furonculeuse qui s'est montrée quinze jours environ après le traitement.

Un autre effet produit par les eaux d'Enghien que l'on observe chez les individus qui pendant longtemps ont fait un usage immodéré des eaux, est un dégoût tel qu'il leur est impossible d'en continuer l'usage ; la vue, l'odeur seule de l'eau sulfurée, suffisent pour occasionner des nausées et produire des effets nerveux singuliers. Ce phénomène, auquel les médecins d'eaux minérales donnent le nom de *thermalisme*, s'observe également chez ceux qui, sans avoir fait abus des eaux, ont suivi avec assiduité et persévérance leur traitement. Il faut, dans ce cas, ne pas forcer la nature, et le meilleur conseil à donner, c'est le départ.

Enfin les eaux d'Enghien, chez les individus qui sont sous l'influence d'une diathèse herpétique, provoquent la réapparition d'anciennes affections de la peau, donnent aux maladies récentes une intensité nouvelle ; les plaies pâles et blafardes, jusqu'alors rebelles aux excitants ordinaires, se ravivent ; elles prennent une couleur vermeille qui fait augurer une guérison prochaine. Cette stimulation que les eaux d'Enghien produisent sur la surface tégumentaire n'est pas particulière aux bains et aux douches, car nous l'avons vue se produire chez des personnes qui ne faisaient usage que de l'eau sulfurée en boisson.

CHAPITRE III.

EFFETS THÉRAPEUTIQUES DES EAUX D'ENGHIEN.

D'après les effets produits par les eaux d'Enghien sur les différents appareils et sur l'économie tout entière, on peut en déduire les applications que la médecine en peut faire au traitement de certaines maladies. De l'eau

en boisson, en bains, en douches, voilà en général
toute notre thérapeutique; mais cette eau, suivant son
mode d'administration, produit des effets extrèmement
variés : aussi, nous appuyant sur l'observation clinique
et sur les effets physiologiques précédemment décrits,
nous rangerons sous six chefs principaux les divers
effets résultant de l'application et de l'administration
des eaux sulfurées.

1° *Médication stimulante.* — L'activité que les eaux
sulfureuses impriment aux divers appareils est un effet
naturel, pour ainsi dire immédiat, et qui varie suivant
l'individualité morbide; aussi le médecin doit-il s'atta-
cher le plus souvent à modérer cette stimulation, à
l'entretenir dans de justes limites, plutôt que d'essayer
de la porter à son summum d'intensité. On obtient
facilement le degré de stimulation désirable, en graduant
convenablement la durée du bain et sa température;
l'eau elle-même, prise à l'intérieur et en quantité suffisante, participe à cette stimulation, et suffit même
souvent à la produire.

Veut-on obtenir une stimulation légère, une douce
réaction, c'est aux bains, aux douches tièdes ou froides
qu'il faudra recourir. Cette méthode de traitement sera
particulièrement applicable aux cas où l'on aura à
combattre une prédominance du système nerveux, sans
chercher à amener chez lui une perturbation trop
grande; elle conviendra aux personnes délicates, nerveuses, douées d'un tempérament lymphatique, aux
femmes, aux enfants, aux individus convalescents de
maladies graves, qui ont laissé après elles une atonie
générale de tous les organes. Si quelquefois on a à
craindre qu'une stimulation trop forte ne détermine des

congestions partielles, il arrive aussi que, tout en étant
très modérée ; le malade n'ait pas la force de la supporter. Nous citerons à ce sujet le fait suivant :

Madame M..., âgée de vingt-huit ans environ, fut
envoyée à Enghien, pendant l'été de 1850, par notre
confrère le docteur Beau. Cette jeune femme, malade
depuis plus d'une année, d'une faiblesse extrème, s'é-
tait pour ainsi dire condamnée à ne prendre aucun
aliment ; rien cependant n'annonçait chez elle une affection organique des voies digestives ; elle était atteinte
d'une gastralgie qui rendait ses digestions extrèmement
pénibles. Insensible aux conseils de son médecin, à ceux
de sa famille, elle ne prenait qu'à grand'peine quelques tasses de bouillon. Pensant que les eaux d'Enghien, par leurs propriétés stimulantes et toniques, ré-
veilleraient l'activité de ces organes épuisés, M. Beau
conseilla de prendre quelques bains d'Enghien, et d'y
rester une heure environ. Madame M... arriva à Enghien, le 29 mai 1850, prit ses bains sans l'assistance
ni les conseils d'aucun médecin de la localité. A peine
un quart d'heure s'était-il écoulé, qu'elle perdit complétement connaissance ; son corps fut en un instant cya-
nosé, comme dans la période algide du choléra ; le
pouls était faible, petit, et ce n'était qu'avec grande
attention qu'on en pouvait saisir les battements. Appelé aussitôt près de cette dame, nous la fîmes transporter dans un lit bien chaud, des frictions sèches furent faites sur toute la surface du corps pendant plus
de deux heures, et, à l'aide de ces moyens, nous eûmes
le bonheur de la rappeler à la vie.

Localement, la douche tiède est un fondant par excel-
lence, un dissolvant ; elle rend à la peau l'élasticité

qu'elle avait perdue, et stimule doucement le système
nerveux périphérique ; elle est administrée dans les
cas où il est dangereux de produire une stimulation trop
forte. S'agit-il, par exemple, de résoudre un engorgement articulaire, une tumeur blanche au premier degré, on emploiera la douche tiède en arrosoir, et on la
dirigera de préférence plutôt autour du mal que sur le
mal lui-même ; on agira de même dans le cas d'engorgement glandulaire scrofuleux pour raviver une plaie
et donner plus d'élasticité au tissu de cicatrice. Est-il
nécessaire, au contraire, de produire une stimulation
énergique, une réaction instantanée, il faudra élever la
température du bain ou de la douche, en augmenter
la durée, et quelquefois même recourir à l'emploi des
bains et douches de vapeur. Cette stimulation légère
ou intense ne se produit pas seulement sur la circulation générale et sur l'enveloppe tégumentaire. S'il existe
une affection locale, il s'établit dans l'organe malade
une surexcitation ; la maladie, qui d'abord était à l'état
chronique, passe à un état aigu ou subaigu, et il est
difficile, dans ce cas, de persuader aux malades de persévérer dans le traitement. Mais cette stimulation, vive
dans les premiers temps, s'affaiblit peu à peu, la tolérance arrive, et les fonctions, un moment troublées,
acquièrent, en se rétablissant, une énergie nouvelle.
Cette médication stimulante convient dans les affections de la peau, qu'il est nécessaire de ramener à un
certain état d'acuité ; dans certaines névralgies de nature rhumatismale remarquables par l'intensité de la
douleur, et que l'on ne parvient à guérir qu'en déterminant une vive stimulation ; elle convient encore dans
les anciennes affections catarrhales, chez les individus

dont la circulation est lente et dont les extrémités inférieures se refroidissent facilement. Dans ce dernier
cas, nous retirons de très bons effets des bains combinés avec les douches, soit locales, soit générales, en
ayant le soin de commencer par des douches chaudes,
que l'on refroidit, à mesure que la circulation devient
plus active, de manière que la réaction soit pour ainsi
dire moins artificielle et plus lente à se produire.
Nous ne pouvons énumérer ici tous les cas dans lesquels cette médication est applicable : comme tout
agent énergique, elle porte avec elle ses avantages et
ses inconvénients; mais lorsqu'elle est sagement dirigée, on se met sûrement à l'abri des accidents que
détermine une stimulation trop vive.

  2° *Médication perturbatrice*. — Veut-on, au contraire, agir violemment sur le système nerveux; est-il
nécessaire d'obtenir une grande perturbation qui donne
à la maladie un autre cours, qui en change la nature,
et à l'aide de cette mutation en provoquer la guérison,
nous possédons dans l'emploi judicieux des eaux d'Enghien un excellent moyen d'arriver à ce résultat : c'est
ce que nous appelons la médication perturbatrice. C'est
surtout au moyen de douches puissantes, chaudes ou
froides suivant les cas, et surtout avec la douche dite
écossaise, que l'on arrive à ce but. Cette dernière espèce
de douches, comme nous l'avons dit plus haut, consiste
en un jet alternatif ou simultané d'eau chaude et d'eau
froide. C'est un moyen stimulant et perturbateur des
plus violents : employé sans ménagement, il occasionne
des douleurs névralgiques, des spasmes, et souvent
même des convulsions; mais aussi nous avons vu mou-
rir pour ainsi dire sous la douche des mouvements con-

vulsifs, des tics douloureux des membres (voyez observation 89e). Cette méthode est employée avec avantage
dans la chorée, dans certains spasmes hystériques,
dans certaines névralgies sciatiques, et généralement
dans les affections nerveuses, remarquables par leur
mobilité.

3° *Médication révulsive*. — Elle s'obtient le plus souvent au moyen des douches administrées, suivant les
circonstances, à diverses températures. Celles-ci sont
employées presque toujours localement ; cependant, dans
certaines affections gastro-intestinales, il est souvent
utile d'établir sur la surface tégumentaire une révulsion
salutaire, de même que dans les maladies cutanées on
doit chercher à déterminer une révulsion sur la muqueuse intestinale, soit par l'eau en boisson, soit par
des douches ascendantes. Nous avons eu plus souvent
l'occasion d'étudier la médication révulsive au point de
vue local. C'est surtout dans les hypérémies utérines
que nous avons apprécié l'efficacité de cette méthode
de traitement. Généralement les douches ascendantes
dirigées sur le col de l'utérus, dans les congestions
sanguines de cet organe, nous ont paru avoir plus d'inconvénients que d'avantages ; nous avons préféré les
administrer d'une manière révulsive sur les épaules, les
lombes et les membres inférieurs. (Voyez chapitre IV,
Affections de l'utérus, observation 77e et suivantes.)

Dans l'asthme essentiel, comme dans l'asthme compliqué d'emphysème, nous avons également employé
les douches révulsives, et nous sommes même parvenus
à comprimer l'attaque sous la douche (observations 91e
et 92e). Enfin, en établissant une forte révulsion à la
peau au moyen de douches d'une température élevée,

nous avons plusieurs fois fait disparaître des douleurs musculaires fixe de nature rhumatismale.

4° *Médication modificatrice.* — Peut-être est-il plus difficile de nous rendre raison de cette médication, qui cependant repose sur l'observation clinique. Nous avons vu, en parlant des effets physiologiques des eaux, combien les sécrétions, tant morbides que normales, étaient influencées par elles. Nous avons vu l'eau sulfurée en boisson agir sur la sécrétion bronchique ; la rendre d'abord plus active, et la modifier ensuite dans sa quantité et dans sa qualité. Nous avons également indiqué les effets produits tant sur les sécrétions urinaires et intestinales que sur la peau. L'eau d'Enghien agit donc sur les grands émonctoires de l'économie par l'énergie de son principe minéralisateur ; ce n'est pas seulement à l'aide d'une stimulation extérieure que l'on obtient ces effets modificateurs, c'est vraisemblablement aussi par le mélange du principe hépatique au sang et aux divers liquides de l'économie. Cette action tout intime est sans doute favorisée par les bains et les douches donnés à température convenable ; mais, quel que soit d'ailleurs le mode d'action des eaux et l'explication qu'on en donne, il y a un fait facile à vérifier pour tous, c'est l'effet qui en résulte sur les diverses fonctions. Cette action, qui a lieu pour ainsi dire à notre insu, que le talent du médecin est de ne pas contrarier, de contenir parfois, se fait surtout remarquer dans les affections catarrhales. Aussi retirons-nous les meilleurs effets de l'eau d'Enghien dans les bronchites, les laryngites chroniques, les affections granuleuses du pharynx, les catarrhes utérins et vésicaux. Dans ces diverses maladies, l'eau sulfurée est non seulement administrée à l'intérieur, mais son action est encore puissamment secondée par les bains et les douches locales ou générales.

Ce n'est pas seulement dans les affections catarrhales que l'eau d'Enghien fait sentir toute son efficacité. Dans la première, et surtout dans la deuxième période des tubercules, elle peut entrer en concurrence avec les Eaux-Bonnes. S'il fallait attribuer l'énergie de ces eaux au principe sulfuré qui les domine, nul doute que les eaux d'Enghien ne les suppléerait, et peut-être avec avantage, car elles sont plus riches sous le rapport du principe minéralisateur que certaines eaux des Pyrénées. Mais ce qui manque aux eaux d'Enghien, c'est la thermalité ; elles sont froides et à base de chaux, tandis que les eaux pyrénéennes sont chaudes et à base de soude.

L'observation clinique arrivera sans doute à déterminer les cas dans lesquels il sera préférable de faire usage plutôt des unes que des autres ; du reste, il nous paraît jusqu'à présent constaté que certaines affections catarrhales, certaines maladies herpétiques, guérissent mieux par les sulfureuses calcaires que par les sulfureuses sodiques. Quoi qu'il en soit, les eaux d'Enghien, comme les Eaux-Bonnes, ont le privilége d'agir d'une façon très active dans les deux premières périodes de l'affection tuberculeuse ; elles modifient profondément l'expectoration et souvent la tarissent complétement. Nous citerons plus loin quelques observations de malades arrivés au deuxième degré de la phthisie, et chez lesquels tous signes stéthoscopiques ont complétement disparu. Nous ne voulons pas dire que les eaux d'Enghien, pas plus que les eaux des Pyrénées, guérissent la

phthisie, mais elles en arrêtent momentanément la
marche. Sans vouloir mettre en doute les faits de guérison de tubercules signalés par quelques auteurs, dans
notre opinion ce sont plutôt des temps d'arrêt que des
guérisons réelles. Du reste, quand on administre les
eaux à des individus soupçonnés de tubercules, ou portant des signes apparents de cette terrible maladie, il
faut le faire avec beaucoup de réserve, ausculter souvent le malade, et se tenir en garde contre l'hémoptysie. Les eaux en boisson seront données dans ce cas
à une température plus élevée que celle de la source et
mélangées soit avec du lait, soit avec une infusion pectorale.

Il est une autre classe de maladies où l'action modificatrice des eaux sulfurées se fait vivement sentir ; on
pourrait presque dire qu'elles ont sur elles une action
spécifique : nous voulons parler des affections de la
peau. L'eau sulfurée agit ici, et comme stimulant, et
comme modificateur : comme stimulant, car son premier effet est de ramener à un état aigu ou subaigu
l'affection chronique ; comme modificateur, en lui imprimant une autre forme, soit dans sa marche, soit dans
son caractère pathologique. Du reste, c'est un effet anciennement connu : de tout temps le soufre et les préparations sulfureuses ont tenu le premier rang dans la
thérapeutique des affections de la peau. Mais doit-on
attribuer au principe sulfuré seul tout l'avantage de la
médication? Les eaux qui sont sulfurées sont aussi alcalines, et les alcalins eux-mêmes ne sont-ils pas employés au traitement des dermatoses? Chercher à établir
lequel de ces deux principes a le plus d'action sur les
maladies dont nous parlons, c'est se lancer dans le do-

maine de l'hypothèse. Le mode d'action des médicaments est chose peu connue, nous ne le connaissons guère que d'après les résultats de l'observation clinique ; ce sont sur ceux-là seuls que nous nous appuierons pour dire que, quel que soit le principe qui agit en cette circonstance, les affections de la peau sont heureusement modifiées par les eaux d'Enghien. Nous disons modifiées, car nous sommes loin de les guérir toutes : il en est cependant quelques unes sur lesquelles nos eaux ont une efficacité réelle et durable ; seulement l'action est lente à se produire, et le traitement ne donne de résultats qu'autant qu'il est continué avec persévérance. Souvent aussi la guérison n'arrive que longtemps après avoir cessé tout traitement.

Nous citerons encore une heureuse application des eaux d'Enghien dans les anciennes affections syphilitiques. Nous avons vu des syphilides qui avaient résisté à un traitement rationnel et prolongé, être entièrement guéries par les eaux sulfurées. Enfin nous avons traité avec succès des névroses résultant d'une intoxication saturnine.

5° *Médication tonique.* — Elle est un des effets les plus constants de l'administration des eaux sulfurées ; mais pour obtenir ces effets toniques il faut employer l'eau minérale à une basse température. Ainsi l'eau en boisson sera prise froide, seule, ou bien additionnée, s'il y a lieu, avec un sirop amer ; les bains seront donnés à une température qui ne dépassera pas 30 degrés centigrades, et celle-ci sera encore abaissée s'il n'y a pas d'inconvénient pour le malade. Les douches seront administrées à une température inférieure à celle du bain, et graduellement refroidie jusqu'à 16 à 18 degrés

centigrades. Les bains seront de courte durée, de vingt
à trente minutes ; les douches de trois à quatre, jusqu'à
dix minutes environ. Après le bain ou la douche on
conseille au malade de faire de l'exercice soit à pied,
soit à cheval. Cette médication convient aux enfants
d'un tempérament lymphatique, aux jeunes filles chlorotiques sans affection nerveuse prédominante, aux
personnes épuisées par des excès vénériens, la mastur-
bation, aux adultes dont les forces sont affaiblies avant
l'âge, et qui sont prédestinés à une précoce impuissance ; enfin il sera indiqué d'y recourir dans tous les
cas où les fonctions générales auront perdu leur activité,
leur énergie, sans être pour cela le siége d'aucune
lésion organique.

Chez les individus qui ont eu d'anciennes hémorrhagies cérébrales, et chez lesquels il est resté une hémi-
plégie ou une paralysie partielle, chez ceux atteints de
paraplégie à la suite d'une affection de la moelle épinière ou de l'accouchement, on aura recours à cette
médication (observation 97e). Inutile de dire qu'il faudra surveiller avec attention l'administration des eaux ;
prendre garde, au lieu d'un effet tonique, d'avoir un
effet stimulant, qui, au lieu d'améliorer, aggraverait
singulièrement l'état du malade. Nous avons également
employé avec succès cette méthode de traitement dans
un cas de pertes séminales involontaires qui durait
depuis deux ans et qui reconnaissait pour cause une
atonie des organes génitaux. (Observation 98e.)

6° *Médication adjuvante.* — Les eaux d'Enghien, tant
à l'intérieur qu'à l'extérieur, peuvent constituer à elles
seules tout le traitement, ou bien au contraire elles
deviennent un puissant auxiliaire des autres agents

thérapeutiques. C'est à l'appui que nous apporte souvent les eaux minérales dans le traitement des diverses maladies que nous donnons le nom de *médication adjuvante*. La question de savoir si le malade doit pendant son séjour aux eaux s'abstenir de tout autre traitement a souvent occupé les médecins qui pratiquent près des eaux minérales. Cette question a été résolue affirmativement par les uns, négativement par les autres : selon nous, elle ne devait recevoir aucune solution, car il n'y a rien d'absolu en médecine, et avec un pareil système on risquerait de se priver du secours que nous offre la thérapeutique. Dans le cas le plus général, nous nous bornons à l'administration des eaux sous les formes indiquées, mais il est des circonstances où elles sont insuffisantes, et où il faut avoir recours à des agents dont on connaît l'action et l'énergie. Nous citerons entre autres maladies, l'anémie, la chlorose, affections dans lesquelles il y a altération du sang : ici les eaux sulfurées ne s'adressent pas à l'essence même de la maladie, mais à des symptômes plus ou moins variés ; ce n'est certes pas avec l'eau sulfurée seule que l'on rendra au sang ses globules et sa coagulabilité. Il est donc important de faire suivre au malade un traitement en dehors de celui des eaux minérales. Nous avons cité cet exemple parce que nos eaux contiennent peu de fer, et que cette substance est considérée comme spécifique dans ces maladies ; mais, indépendamment des indications, il est des affections dans lesquelles nos eaux ont une action plus directe, et où il est besoin, à raison de la ténacité de la maladie, de faire usage d'autres agents thérapeutiques. La pharyngite granulée, par exemple, qui se présente si souvent à notre obser-

vation à Enghien, demande quelquefois l'emploi de
cautérisations légères, de révulsifs, et ces moyens, habi-
lement combinés avec les eaux sulfurées, finissent par
triompher de cette affection rebelle. (Observation 56ᵉ.)

Il est donc des circonstances dans lesquelles les eaux
d'Enghien constituent à elles seules tout le traitement ;
d'autres où, tout en occupant le premier rang, elles ont
besoin d'être aidées par d'autres agents thérapeutiques ;
d'autres enfin où elles ne sont elles-mêmes qu'un adju-
vant utile et nécessaire.

En résumé, nous avons vu que les effets thérapeutiques obtenus par les eaux d'Enghien différaient suivant
le mode de leur administration ; c'est en variant la
température, la durée du bain ou de la douche, la quantité d'eau à boire, que le médecin obtient ces résultats
divers. Nous avons vu également que, suivant telle ou
telle manière de faire, on obtenait tel ou tel effet ; que
les eaux s'adressaient tantôt au système circulatoire, à
la peau, comme dans les médications stimulante et révulsive, tantôt au système nerveux comme dans la médication perturbatrice, tantôt enfin à l'économie tout entière comme dans les médications tonique et adjuvante.
Cette classification thérapeutique, que nous avons établie
pour rendre un compte fidèle des résultats obtenus,
n'est pas une simple création de l'esprit : nous y avons
été forcément conduits par l'observation clinique. C'est
sur elle, à défaut d'expériences physiologiques, que
nous nous sommes appuyés, et les observations que nous
publions plus loin nous absoudront de cette innovation.

CHAPITRE IV.

INDICATIONS ET CONTRE-INDICATIONS DE L'EMPLOI DES EAUX D'ENGHIEN.

Parmi les indications et les contre-indications de l'emploi des eaux sulfurées, il en est qui s'appliquent d'une manière générale à toutes les maladies qui sont traitées par les eaux d'Enghien; et il en est d'autres spéciales à chaque affection. Nous ne nous occuperons ici que des premières, nous réservant d'indiquer les autres sous forme de propositions dont nous ferons suivre chaque série d'observations.

Indications. — D'après les propriétés que nous avons reconnues aux eaux d'Enghien, les indications seront faciles à déduire; nous les tirerons d'abord de la nature de la maladie. En effet, les eaux sulfurées agissant sur l'économie tout entière en rendant aux organes une partie de leur énergie, en activant les fonctions naturelles des surfaces sécrétoires, en modifiant les diverses sécrétions morbides, elles seront indiquées dans les affections générales, là où il n'y a pas d'altération locale proprement dite, mais où le stimulus général fait défaut. Ainsi dans cette atonie des organes dépendant de la prédominance du tempérament lymphatique, dans certaines névroses, chez les convalescents de maladies graves dont les organes ont perdu tout leur ressort. Elles seront également indiquées dans ces diathèses ou ces dispositions à créer dans les différents organes des altérations ou des produits pathologiques de même nature, non pas que nous considérions les

14

eaux sulfurées comme agissant sur elles d'une manière
spécifique, mais plutôt comme imprimant aux organes
une stimulation et une modification qui les rendent plus
aptes à subir l'action d'une médication nouvelle. Il est
cependant bon nombre d'affections dans lesquelles les
eaux d'Enghien pourraient à juste titre réclamer une
espèce de spécificité, les affections de la peau, par
exemple; car il résulte d'observations nombreuses que
certaines maladies locales rebelles n'ont souvent d'autre
cause qu'une affection herpétique ancienne, que les eaux
rappellent ou font disparaître en même temps que la
guérison arrive. Le principe herpétique qui joue un si
grand rôle dans l'étiologie des maladies, et auquel certains médecins accordent peu d'attention, est cependant
d'une importance réelle. C'est surtout aux eaux minérales, rendez-vous ordinaire des maladies chroniques,
que nous voyons les fâcheux résultats de la trop prompte
disparition d'une affection cutanée. Ce que nous disons
ici du principe herpétique s'applique aussi au principe
rhumatismal et aux maladies qui en dérivent, et sur
lequel les eaux d'Enghien ont également une action
efficace. Outre ces affections générales, la médication
sulfurée convient dans une multitude de maladies
locales dépendantes de ces diathèses dont nous avons
précédemment parlé, soit que celles-ci aient laissé
quelques traces de leur présence dans l'organisme,
soit que, ayant complétement disparu, on en soup-
çonne la secrète influence par suite des symptômes et
des renseignements fournis par les malades.

La marche et la période de la maladie fourniront
encore de précieuses indications. Nous savons que les
eaux minérales conviennent spécialement aux affections

chroniques et parmi elles aux affections chroniques
apyrétiques. Il faudra donc se défier de la médication
minérale lorsque, ayant à traiter une affection chronique
de sa nature, elle présenterait dans ses symptômes un
caractère d'acuité, et bien plus si elle s'accompagnait
d'un mouvement fébrile. On doit craindre avec juste
raison d'apporter un nouveau stimulus à celui qui
existe déjà, et de déterminer des accidents souvent inat-
tendus qu'il serait difficile de combattre. Dans les affections chroniques, et surtout dans les diathèses, il se fait,
comme chacun sait, un travail plus ou moins latent,
soit de rénovation, soit de décomposition, et qu'une
stimulation peut compromettre. Ainsi dans la phthisie
au premier degré, alors qu'il n'existe que des tubercules à l'état de crudité, avec engorgement plus ou
moins circonscrit du tissu pulmonaire, on peut craindre
que les eaux, administrées dans un moment inopportun
ou avec témérité, ne déterminent une hémorrhagie;
à une époque plus avancée de cette maladie, on a la
crainte d'un nouveau ramollissement. Il en est de
même dans la diathèse scrofuleuse; il faut donc que
la stimulation produite par les eaux minérales soit en
rapport avec la marche, l'étendue et la période de la
maladie.

Ces réflexions nous conduisent naturellement à considérer les indications sous le point de vue de l'anatomie pathologique. Il faut, en effet, que le médecin,
par tous les moyens d'investigation dont il dispose, se
rende un compte aussi fidèle que possible de l'état des
organes. Ainsi les eaux sulfurées étant administrées
aussi bien dans les affections catarrhales (bronchite,
laryngite, pharyngite chronique), que dans la maladie

tuberculeuse, aussi bien dans les pleurésies chroniques que dans certains engorgements chroniques des poumons résultant, par exemple, de la résolution lente de pneumonies lobulaires, on sent combien il est important d'être fixé sur le diagnostic et sur l'état pathologique des organes, afin de ne pas dépasser le degré de stimulation convenable. Dans le premier cas, en effet, les eaux sulfurées pourront, sans grands inconvénients, être administrées à une assez forte dose, tandis que, dans le second, il faudra être très sobre dans leur emploi.

Contre-indications. — Les contre-indications de l'emploi des eaux sulfurées se tirent de l'état général, de l'idiosyncrasie, de la nature de la maladie, de la période et enfin de l'anatomie pathologique.

Nous avons vu que l'état apyrétique était une condition *sine quâ non* de l'emploi des eaux minérales ; par conséquent, la présence d'un état fébrile est une contre-indication positive. Mais ici il faut encore savoir distinguer. La fièvre peut revêtir la forme continue, rémittente, intermittente, ou hectique. Si elle est continue, la médication sulfurée doit être proscrite ; si la fièvre est rémittente, c'est-à-dire si la maladie donne lieu à des paroxysmes non périodiques, c'est un indice d'un travail organique, et à moins d'être parfaitement éclairé sur le diagnostic, il faut temporiser ou s'abstenir complétement. Ces sortes d'états fébriles se rencontrent presque toujours dans les affections organiques, quelquefois aussi à la fin des maladies graves, et dans les premiers jours de la convalescence. Si enfin on est en présence d'une maladie qui ne contre-indi-

que pas l'usage des eaux et qui est liée à des accès
fébriles intermittents et périodiques, on peut attaquer
à la fois et la périodicité et la maladie principale. Ainsi,
par exemple, nous avons traité des affections nerveuses hystériques compliquées d'un mouvement fébrile
intermittent et périodique, et, sans avoir eu besoin de
recourir aux préparations antipériodiques, nous avons
vu cesser, par le fait seul de la médication sulfurée, et
la périodicité, et la névrose. Nous pourrions citer encore
le fait d'un malade venu aux eaux d'Enghien pour une
atonie générale résultant de fièvre intermittente, et
chez lequel les eaux ont rappelé momentanément la
fièvre, qui a été coupée par le sulfate de quinine, sans
que le traitement sulfuré ait été un seul instant interrompu. (Obs. 93.)

La fièvre hectique elle-même n'est pas toujours une
contre-indication de l'emploi des eaux sulfurées. Nous
avons fait prendre des eaux d'Enghien en boisson à un
malade arrivé à la dernière période de la phthisie,
épuisé par des sueurs nocturnes et une expectoration
abondante, sans qu'elles aient contribué en rien à l'exas-
pération des symptômes ; nous avons au contraire rendu
quelques forces à ce malade, réveillé son appétit, qui
était à peu près nul, et prolongé son existence de quelques mois. Ainsi on peut dire que la fièvre hectique
n'est pas toujours une contre-indication de la médication sulfurée. (Obs. 12.)

Il est des affections dans lesquelles les eaux sulfurées
sont parfaitement indiquées, et cependant il y a intolérance complète de la part des malades. Quel que soit
le soin qu'on apporte dans leur administration, à très
petites doses elles déterminent des accidents, et l'on ne

pourrait, sans aggraver la maladie, persister dans leur emploi. Il est évident que, lorsque par hasard il se rencontre des sujets aussi réfractaires, il ne faut pas insister davantage ; c'est au médecin à apprécier s'il a usé de prudence, s'il s'est entouré de toutes les précautions nécessaires pour établir la tolérance. Ce que nous disons ici ne s'applique pas seulement à l'eau en boisson, mais encore aux bains et douches. On verra, chez madame L... (obs. 99), que nous n'avons pu continuer l'usage de l'eau sulfurée, malgré l'extrême réserve et les soins minutieux qui ont présidé à son emploi. C'est surtout dans la classe des affections nerveuses, et chez les personnes d'une extrême irritabilité que nous avons trouvé le plus souvent ces sujets réfractaires.

La nature de la maladie est souvent une contre-indication. Les eaux minérales, quelles qu'elles soient, ne sont pas une panacée universelle ; aussi est-il du devoir du médecin de déterminer les maladies qui sont guéries ou améliorées par chacune d'elles. De cette façon on éviterait au malade des déplacements souvent très coûteux, et surtout un temps qui eût été mieux employé ailleurs. Parmi les maladies qui contre-indiquent l'emploi des eaux sulfurées, nous citerons les affections dans lesquelles on craint une stimulation trop directe de la circulation : ainsi les affections du cœur en général, telles que l'hypertrophie, l'endocardite, la dilatation anévrismatique de l'aorte, l'artérite. On s'abstiendra également de la médication sulfurée chez les individus qui offrent des signes de congestion cérébrale ; souvent on nous adresse des malades qui, à la suite d'hémorrhagie cérébrale, sont restés hémiplégiques. Il faut, dans ce cas, surveiller avec grande attention l'emploi

des eaux ; car, bien que les douches soient ici seules
indiquées, il peut encore en résulter une réaction telle
qu'elles déterminent de nouveaux accidents du côté du
cerveau. Il en est de même pour les individus atteints
de myélite ou de méningite rachidienne ; aussi nous ne
saurions trop recommander aux malades de ne pas s'a-
venturer sans guide et de n'user des eaux qu'avec une
extrême prudence.

Il est une maladie dans laquelle les eaux d'Enghien
sont tout à fait contre-indiquées : nous voulons parler
de la goutte, mais de la goutte franche sans complication rhumatismale. Nous avons toujours vu dans ce cas
les eaux sulfurées déterminer une attaque de goutte
très violente, non seulement sur les extrémités, mais
sur des organes importants. Nous citerons quelques
observations de sujets goutteux qui, malgré nos conseils, ont voulu faire usage des eaux. Chez l'un d'entre
eux un seul bain a déterminé une attaque (obs. 41);
chez un autre, une péricardite qui a exigé tous nos
soins (obs. 12); enfin chez un troisième dont l'affection
goutteuse était compliquée d'une diathèse herpétique,
et auquel, à raison de cette complication, nous avions
conseillé les eaux, le traitement a dû être suspendu
(obs. 43.) Il n'en est pas de même dans la maladie que
l'on est convenu d'appeler rhumatisme goutteux, sur
laquelle les eaux sulfurées ont une action efficace, et
qui au besoin pourrait éclairer le diagnostic de ces
deux maladies, car dans la goutte elles font apparaître
la douleur, tandis que dans le rhumatisme elles la
font disparaître. L'état cachectique cancéreux est une
contre-indication formelle des eaux sulfurées. Quels
que soient les ménagements dont on use envers des

sujets semblables, les eaux nous ont toujours paru
nuisibles. Nous citerons l'observation d'une dame affectée d'un carcinome du rectum dont l'opération avait
été jugée impossible et chez laquelle l'eau d'Enghien en
boisson et les bains mitigés déterminèrent une hémorrhagie (obs. 100). Chez les femmes affectées de squirrhe
ou de dégénérescence du col de l'utérus, les eaux occasionnent des douleurs plus vives et une inflammation
qu'il est difficile d'arrêter. Nous n'avons pas eu l'occasion d'administrer les eaux d'Enghien à des personnes
atteintes d'autres maladies cancéreuses ; mais, d'après
les faits qui sont à notre connaissance, nous n'hésitons
pas à les proscrire, même lorsque les malades ne sont
pas arrivés à un état cachectique complet, et qu'il
existe chez eux une affection pour laquelle les eaux
sont d'ailleurs indiquées. Nous ne sommes pas aussi
réservé dans la cachexie paludéenne, ni dans les cachexies dépendantes d'un état scorbutique ou syphilitique.

Quant à la période de la maladie, nous avons dit
plus haut que les eaux sulfurées convenaient à la fin
des maladies aiguës, alors que le mouvement fébrile
avait complétement cessé, et qu'elles s'adressaient encore mieux aux affections chroniques, soit à leur début,
soit dans le cours de leur marche. Pour ce qui concerne
l'anatomie pathologique, nous renverrons à ce que nous
en avons dit à propos des indications ; ce que nous
dirions ici ne serait que la répétition de ce qui précède.
Enfin, quant aux circonstances individuelles qui contre-
indiquent l'usage des eaux, c'est au médecin à les
apprécier, et dans les observations qui suivront nous
aurons le soin de les mettre en évidence.

TROISIÈME PARTIE.

Cadre nosologique.

Il se présente aux eaux d'Enghien des maladies si nombreuses et si variées, qu'il est nécessaire, pour la description des faits dont nous avons été témoins, d'adopter un cadre nosologique tel que nous puissions y faire entrer les observations qui nous ont paru les plus importantes au point de vue pratique. Nous ne nous dissimulons pas combien il est difficile en médecine d'établir une bonne classification ; aussi nous n'attachons d'autre mérite à celle que nous présentons ici que celui de nous permettre de présenter avec ordre les faits que nous avons recueillis.

Nous classerons nos observations dans l'ordre suivant :

1° Affections diathésiques ; 2° affections catarrhales ; 3° maladies générales avec prédominance du tempérament lymphatique ; 4° névroses ; 5° maladies de l'utérus ; 6° affections diverses dont quelques unes sont du ressort de la chirurgie, les autres de la médecine, et qui n'ont pu trouver place dans les divisions précédentes.

CHAPITRE PREMIER.

AFFECTIONS DIATHÉSIQUES.

Sous cette dénomination, nous comprendrons diverses diathèses :

1° La diathèse scrofuleuse ; 2° la diathèse tubercu-

leuse ; 3° la diathèse syphilitique ; 4° la diathèse herpétique ; 5° la diathèse rhumatismale, et enfin 6° la diathèse goutteuse.

1° *Diathèse scrofuleuse.* — La maladie scrofuleuse
est une de ces affections auxquelles les eaux d'Enghien
s'appliquent avec le plus d'avantage, non pas seulement
dans la scrofule confirmée (obs. 1), mais aussi chez les
sujets qui, sans avoir des symptômes apparents, ont
l'habitude extérieure des scrofuleux, et cette condition
dans une multitude d'affections locales est souvent la
seule indication de la médication sulfurée (obs. 2 et 3).

Les eaux d'Enghien, par leurs propriétés stimulantes
et toniques, agissent sur l'état général ; peut-être, et
ceci n'est du reste qu'une conjecture, en modifiant les
diverses secrétions et la composition du sang, mais bien
sûrement en imprimant aux organes une activité nouvelle. Ce qui nous fait penser que les eaux sulfurées
agissent ici sur les fonctions générales ou de nutrition,
c'est que nous n'avons jamais observé de crises soit à
la peau, soit sur les muqueuses intestinale ou urinaire ;
c'est aussi parce que les eaux sont généralement tolérées à doses élevées. Du reste, ceci se remarque dans
certaines autres diathèses, par exemple dans les diathèses tuberculeuse, syphilitique, et dans un grand
nombre d'affections générales. Quoi qu'il en soit, dans
la maladie scrofuleuse, les eaux sont administrées en
boisson, en bains à diverses températures ; les douches
sont employées soit pour raviver les plaies blafardes,
soit pour dissoudre les engorgements glandulaires indolents, et, dans ce cas, elles doivent être données tièdes
et à faible pression.

OBSERVATION I. — *Scrofule confirmée; abcès nom-breux autour du bassin.* — Mademoiselle de F..., âgée de dix-sept ans, orpheline, est née de parents scrofuleux. A l'âge de treize ans elle eut des glandes autour du cou, qui se sont abcédées et dont elle porte encore les cicatrices. Elle a été réglée à quatorze ans, mais d'une manière très irrégulière ; depuis qu'elle est retombée malade, il y a aménorrhée complète. Pendant l'hiver de 1849 elle fut prise de douleurs très vives dans la région lombaire ; à ces douleurs succédèrent de la tuméfaction, et enfin des abcès se formèrent vers la crête de l'os des îles et sur sa face postérieure, du pus s'écoula par diverses ouvertures que l'on fut obligé de pratiquer au printemps de 1850. Cette jeune personne arriva à Enghien le 24 août dans l'état suivant :

Amaigrissement général, bouffissure de la face, peau blafarde sans circulation capillaire, sensibilité extrême au froid ; marche impossible d'abord en raison de l'extrême faiblesse, puis de la présence de plaies autour du bassin et de la presque impossibilité d'étendre les membres inférieurs même dans le lit. Nous avons eu un instant la crainte qu'il n'y eût des abcès formés dans l'épaisseur des muscles psoas iliaque, et que ce ne fût à cette cause qu'on dût attribuer la rétraction des membres inférieurs ; mais un examen plus attentif nous ôta toute crainte à cet égard. Au niveau de l'épine iliaque antérieure et supérieure du côté droit, existe une ouverture pratiquée récemment par notre honorable confrère le docteur Robert, qui a donné issue à une grande quantité de pus très liquide. Du côté gauche existe également une plaie alimentée par deux abcès sous-cutanés qui siégent le long de la colonne

vertébrale. Plus hautqu e ceux-ci, il en est d'autres qui
se forment, mais qui n'ont pas une grande étendue. La
suppuration, qui dure depuis plusieurs mois, a beaucoup
affaibli la malade. Il y a un état fébrile rémittent ; l'appétit est capricieux, peu développé, les digestions pénibles, et de temps à autre un peu de diarrhée ; l'auscultation et la percussion de la poitrine ne nous donnent
que des résultats négatifs, il n'existe ni toux, ni expectoration, ni sueurs nocturnes. Inutile d'ajouter qu'avant
son arrivée aux eaux d'Enghien, cette malade a été
soumise à un traitement antiscrofuleux ; les préparations iodurées, les amers, les toniques sous différen es
formes, lui ont été administrés longtemps et sans résultat appréciable.

Dès son arrivée, cette demoiselle fut soumise au traitement suivant : Tous les matins à jeun un verre de la
source Cotte, et tous les jours un bain sulfureux pur
de trente-cinq à quarante minutes, à la température
de 34 degrés centigrades. Vers le dixième jour du
traitement, une amélioration notable se manifesta ;
les plaies pâles et blafardes qui donnaient issue à
un pus ichoreux et liquide revêtirent une meilleure
apparence, la suppuration prit les caractères d'un pus
de bonne nature, les forces et l'appétit se réveillèrent,
enfin on commençait à entrevoir un léger mouvement
d'extension dans les membres inférieurs. Après avoir
pris trente bains consécutifs, la malade éprouva une fatigue générale, les plaies devinrent rouges et douloureuses, un nouvel abcès sous-cutané se développa
près de la région lombaire, et nous fûmes obligés de
suspendre momentanément le traitement. Au bout
de quelques jours de repos tout rentra dans l'ordre,

et l'amélioration se montra alors dans tout son jour. La saison s'avançant, c'était alors vers la fin de septembre, nous conseillâmes le retour à Paris, mais, au moment où la malade faisait ses préparatifs, elle fut prise d'un rhumatisme articulaire aigu que nous traitâmes par le sulfate de quinine et qui retarda de quelques jours son départ. Nous continuâmes à lui donner nos soins conjointement avec son médecin ordinaire; elle fut mise de nouveau à l'usage des préparations iodurées, aux toniques, et sous l'influence de cette médication les règles apparurent, la marche devint de plus en plus facile, et les plaies se cicatrisèrent presque entièrement. Aujourd'hui de six ouvertures d'abcès qui existaient autour du bassin, il n'en reste plus que deux qui donnent issue à très peu de matière purulente. Enfin cette jeune fille est en voie de guérison.

OBS. II. — *Abcès sous-cutanés. Guérison.* — Cette observation concerne la tante de la jeune fille dont nous venons de parler. Chez elle la diathèse scrofuleuse est moins prononcée. Cette dame, âgée de quarante ans, porte au cou d'anciennes cicatrices d'abcès; elle est demoiselle et sa menstruation a toujours été régulière; elle a éprouvé plusieurs fois déjà des atteintes de scrofules, mais toujours la maladie s'est montrée chez elle sous forme d'abcès sous cutanés sur les membres, le cou, et le long de la colonne vertébrale. Du reste, il y a peu de réaction sur les fonctions générales, qui s'accomplissent très bien; elle ne se plaint que d'engorgement glandulaire autour de la mâchoire inférieure, et d'abcès sous-cutanés à la nuque qui donnent issue à un pus séreux. Ces abcès s'ouvrent le plus souvent seuls, et à côté il s'en forme d'autres. L'affection

scrofuleuse, chez cette dame, est très bornée comme
on le voit, et localisée à la peau ; il n'y a pas d'amaigrissement sensible. Elle fut mise à l'usage des eaux
d'Enghien ; elle prit jusqu'à six verres de la source
Cotte, et tous les jours un bain sulfureux pur de quarante-cinq minutes, à **34** degrés centigrades. Nous lui
conseillâmes en outre un régime fortifiant ; ce traitement fut suivi pendant un mois, au bout duquel les
abcès étaient cicatrisés et la guérison parfaite. Nous
avons pu nous convaincre depuis deux ans que cette
dame n'avait éprouvé aucune rechute.

Obs. III. — *Abcès sous-cutané du thorax. Guérison.*
— M. G..., âgé de trente-cinq ans, n'a pas les apparences du tempérament scrofuleux, il est brun, grand
et fort ; cependant il a eu dans sa jeunesse des engorgements sous-maxillaires, et depuis peu il s'est développé chez lui un abcès froid sur les parois de la poitrine, abcès qui s'est ouvert de lui-même, et qui,
malgré tous les traitements employés, n'est pas encore
cicatrisé. On pouvait penser, d'après la nature et la
place occupée par cet abcès, avoir affaire à une ca-
rie d'une des côtes, mais l'examen le plus attentif
ne nous a fait reconnaître aucune maladie de ce genre.
M. G... a bon appétit, cependant ses digestions sont
lentes et pénibles ; il éprouve tantôt de la constipation,
tantôt de la diarrhée ; ses forces ont diminué, et la nuit
il est quelquefois réveillé par une transpiration abondante. Il n'a jamais toussé ni craché de sang, et l'examen
de la poitrine ne nous a fourni que des résultats négatifs ; de plus, il est sans fièvre. Avant de prendre les eaux
d'Enghien, M. G... a fait usage des préparations iodurées
et des toniques ; nous lui conseillons l'eau de la source

Deyeux en boisson, un bain sulfureux de quarante-cinq minutes, à 32 degrés centigrades, une alimentation substantielle et un exercice modéré. Sous l'influence de ce traitement continué pendant six semaines, les parois de l'abcès se sont d'abord légèrement enflammées, la suppuration est devenue plus épaisse, puis la cicatrisation a été complète. Les digestions et les forces sont revenues à leur état normal. Lorsque M. G... quitta Enghien, nous l'engageâmes à prendre quelques bains de mer, et nous nous assurâmes à son retour qu'il était dans un état de santé parfaite.

Obs. IV. — *Engorgement sous-maxillaire ; eczéma. Guérison.* — Mademoiselle L..., âgée de douze ans, vint, en 1850 et en 1851, prendre les eaux d'Enghien. Elle y était envoyée par notre excellent confrère et ami le docteur Moutard-Martin. Cette jeune fille, qui paraissait avoir un excellent tempérament, portait des traces de scrofules. Il existait chez elle une bouffissure de la face et des lèvres et un engorgement indolent des glandes sous-maxillaires pour lequel M. Moutard-Martin avait conseillé l'huile de foie de morue. Quand cette enfant arriva en 1850 aux eaux d'Enghien, outre les symptômes que nous venons d'indiquer, elle avait un eczéma qui commençait au lobule de l'oreille droite et se prolongeait dans la région mastoïdienne. Cette jeune malade fut mise au régime de l'eau d'Enghien ; elle prit graduellement deux verres d'eau de la source Cotte, d'abord avec addition d'un sirop amer, puis pure, et un bain tous les jours de trente-cinq minutes, à 32 degrés centigrades. L'eczéma, qui d'abord s'était étendu sous l'influence des eaux, disparut entièrement à l'aide de douches tièdes et à faible pression. Au printemps

de 1851, cette jeune fille éprouva une légère rechute ;
elle revint une seconde fois à Enghien, y suivit le même
traitement, et cette fois nous fûmes plus heureux,
car, après un mois de séjour, l'engorgement glandulaire et l'eczéma avaient complétement disparu.
M. Moutard-Martin, que nous avons eu l'occasion de
voir, nous a dit que cette jeune demoiselle était dans
un état de santé parfaite.

Ces observations suffiront pour montrer l'avantage
que l'on retire des eaux sulfurées d'Enghien dans la
maladie scrofuleuse. Chez la jeune fille qui fait le sujet
de la première observation, et chez laquelle la diathèse
scrofuleuse existait au plus haut degré, nous avons vu
que ni les abcès en pleine suppuration, ni les accès
fébriles, n'avaient été une contre-indication du traitement. Il est bon de noter que, dès le début, les médicaments employés d'ordinaire contre cette maladie, et
qui, à juste titre, sont considérés comme des spécifiques, n'avaient rien modifié, et ce n'est qu'après la
modification opérée par les eaux sulfurées, qu'ils ont
recouvré leur énergie d'action. Ne trouverait-on pas là
une indication thérapeutique précieuse, et ne faudrait-
il pas dans certains cas insister trop longtemps sur les
préparations iodurées et la médication exclusivement
tonique ? Quoi qu'il en soit, chacun tirera de ces faits
les conclusions pratiques qu'il jugera convenable ; quant
à nous, nous formulerons notre pensée dans les conclusions suivantes.

Conclusions. — 1° Les eaux d'Enghien sont indiquées
dans la diathèse scrofuleuse. Un mouvement fébrile,
irrégulier ou passager, la présence d'abcès multiples en
suppuration, ne contre-indiquent pas leur emploi.

2° Les eaux sulfurées agissent dans la maladie scrofuleuse sur les fonctions générales; elles ne produisent pas de crises, elles peuvent être employées seules, ou concurremment avec les préparations iodurées et la médication tonique.

3° On doit se garder des eaux sulfurées dans la période initiale et aiguë de la scrofule.

2° *Diathèse tuberculeuse.* — Les observations qui vont suivre montreront les résultats obtenus par les eaux d'Enghien dans le traitement de la phthisie. Bien que ces eaux n'aient pas l'efficacité que l'on s'accorde à reconnaître aux eaux des Pyrénées, on retrouve cependant dans leurs effets des manifestations physiologiques qui leur sont communes avec celles-ci. Dans l'état pathologique, les résultats thérapeutiques obtenus dans la phthisie avec les eaux d'Enghien, comme avec les eaux des Pyrénées, sont à peu près identiques. Cependant il y a une différence au point de vue de l'indication ; car si les Eaux-Bonnes conviennent généralement à tous les phthisiques, les eaux d'Enghien s'adressent plus particulièrement à ceux d'entre eux qui sont ou lymphatiques ou scrofuleux. Les individus d'un tempérament nerveux, atteints de tubercules, ne doivent pas faire usage des eaux d'Enghien. Tel est le résultat de notre observation personnelle, et nos eaux auront d'autant plus de chances de succès, qu'elles seront administrées dans les conditions que nous venons d'indiquer.

Résulte-t-il des guérisons réelles, radicales, de la phthisie pulmonaire, à la suite du traitement par les eaux sulfurées chaudes ou froides? Bayle regardait la phthisie comme incurable, en admettant toutefois la

15

possibilité d'une très longue prolongation de la maladie. C'est aussi l'opinion de Laënnec dans la première
période des tubercules; cet illustre observateur admet
que le tubercule tendant toujours à se développer, la
guérison ne peut avoir lieu qu'après son ramollissement
et son entière élimination. Il cite des observations de
guérison de phthisie à la seconde période, par la transformation de la cavité ulcéreuse en une fistulefibro-
cartilagineuse. Depuis Laënnec, d'autres observateurs
ont trouvé à l'autopsie des cavernes dont les parois
s'étaient réunies à l'aide d'un véritable tissu de cicatrice. Pour nous, médecins d'eaux minérales, nous
n'assistons guère à ces cures définitives; il ne nous est
possible que de constater les effets immédiats des
eaux, rarement les effets consécutifs. C'est donc à nos
confrères que nous demanderons si les eaux sulfurées
amènent, dans cette terrible maladie, une guérison
entière et définitive. Jusqu'à présent nous croyons,
comme nous l'avons dit quelque part dans cet ouvrage,
à un temps d'arrêt dans la maladie, que le traitement sulfuré favorise sans doute; mais si le malade reprend trop tôt sa vie et ses occupations habituelles, il
survient de nouveaux accidents d'autant plus graves à
mesure qu'ils se répètent, et qui finissent par entraîner
la mort. Si, au contraire, revenu à la santé, le malade
consent à vivre de soins, à suivre une hygiène convenable, il peut se mettre à l'abri de nouvelles rechutes,
et faire en sorte que ce temps d'arrêt, en se prolongeant,
devienne pour lui une guérison véritable. Voici un
exemple de ce que nous avançons.

Il y a dix ans environ, nous avons donné des soins,
concurremment avec le professeur Magendie, à madame

la marquise de X..., atteinte de tubercules pulmonaires.
Il existait sous la clavicule droite une cavité d'une
assez grande étendue ; pectoriloquie, gargouillement,
crachats purulents, rien n'y manquait. Cette dame se
rétablit au bout de quelques mois ; pendant dix ans elle
n'eut aucune rechute. Au mois d'avril 1852, elle contracta un rhume qui avait à sa période initiale tous les
caractères d'une bronchite, mais qui bientôt prit un
caractère plus grave en raison des antécédents et du
grand âge de la malade. En effet, l'expectoration était
purulente ; il y avait de la diarrhée, de la fièvre, avec
exacerbation le soir ; l'auscultation nous fit reconnaître
à gauche, dans la région sus-claviculaire, du gargouillement et de la pectoriloquie. Tous ces accidents se dissipèrent comme la première fois, et madame de X... se
rétablit. Grâce aux soins minutieux que cette dame
prend de sa santé, elle est aujourd'hui dans un état
aussi satisfaisant que le comporte son grand âge ; elle
a maintenant plus de quatre-vingts ans.

Un des premiers effets des eaux d'Enghien dans la
diathèse tuberculeuse, que nous avons vu, du reste, se
reproduire dans toutes les observations que nous avons
recueillies, c'est le réveil des fonctions digestives, et
par conséquent le rappel des forces. C'est, pour ainsi
dire, après avoir agi sur l'état général, que l'influence
sur l'état local se fait sentir. Les eaux d'Enghien
déterminent quelquefois un sentiment de pesanteur à
l'épigastre, de l'anorexie, des borborygmes, de la
diarrhée ; cela arrive surtout, dans la première période de la phthisie, alors qu'il existe peu de troubles
généraux. Mais le plus souvent c'est un effet passager, et
qui est dû à ce que le malade boit plus d'eau qu'il ne

convient, sans avoir la précaution de la réchauffer ou de la couper. Un autre effet des eaux d'Enghien, qui ne se montre guère qu'au milieu ou vers la fin du traitement, c'est la modification qu'elles apportent dans la toux et l'expectoration. Si la toux est sèche, elle devient humide, l'expectoration plus facile, puis moins épaisse, moins abondante, jusqu'à ce qu'elle se borne à des mucosités sans caractères. C'est ce que l'on observe surtout dans la deuxième période de la phthisie, ce qui semblerait confirmer cette opinion de Laënnec que nous avons rapportée plus haut, relativement à la guérison des tubercules par ramollissement, et leur élimination par l'expectoration.

Dans la maladie tuberculeuse, et nous ne saurions trop insister sur ce point, les eaux d'Enghien ne doivent être administrées qu'en très petite quantité; on doit en augmenter graduellement la dose si la tolérance s'établit sans dépasser jamais un certain terme dont le médecin est le seul juge. Car ce ne sont pas seulement les effets immédiats des eaux qui sont à craindre, ce sont encore les effets consécutifs. Parmi les accidents que l'eau d'Enghien à haute dose peut déterminer, nous citerons le plus grave de tous, l'hémoptysie. Cet accident est à redouter chez des malades forts et pléthoriques et qui ne sont encore qu'au premier degré de la tuberculisation; aussi le médecin doit-il s'enquérir de la dernière date de l'hémoptysie, ausculter souvent la poitrine, et surveiller le malade avec le plus grand soin, afin d'interrompre le traitement sitôt qu'il se manifeste des signes de congestion pulmonaire. C'est ce que nous avons fait chez la jeune femme qui fait le sujet de la sixième observation. A la seconde période de la maladie cet accident est moins à craindre, surtout si les tubercules sont pour ainsi dire localisés ; mais s'ils sont disséminés, il faut encore se tenir sur ses gardes. Il arrive que l'eau d'Enghien, tout en étant parfaitement tolérée par les voies digestives et pulmonaires, au lieu de la diarrhée, provoque la constipation. Enfin quelles que soient les précautions dont on entoure l'administration des eaux, on rencontre, chez certains sujets, une intolérance absolue ; dans ce cas il ne faut pas persévérer dans leur emploi. Ce que nous avons dit plus haut de l'eau d'Enghien en boisson et à haute dose s'applique également à la durée du traitement. Trois semaines, un mois au plus suffisent ; car, quelques bons effets que l'on retire des eaux, il ne serait pas prudent de dépasser cette limite.

Les bains de courte durée, trente à trente-cinq minutes au plus, d'une température qui ne dépasse pas 32 degrés centigrades, nous ont toujours paru d'un excellent effet dans la maladie qui nous occupe. Il ne faut pas craindre d'y avoir recours même sur les sujets délicats et affaiblis, surtout si la saison est belle et chaude. Les douches demandent plus de discernement dans leur emploi, car on peut craindre une réaction trop énergique. Ce sont surtout les douches en arrosoir sur la partie postérieure de la poitrine que nous employons le plus habituellement. Nous en avons fait usage d'une manière exceptionnelle chez un malade arrivé au troisième degré de la phthisie (obs. 12), pour combattre des sueurs colliquatives que, du reste, nous sommes parvenus à arrêter. Notre confrère et ami le docteur Aran nous a dit avoir employé, avec le même succès et dans le même cas, des ablutions froides.

Les eaux sulfurées ne constituent pas à elles seules
le traitement de la maladie tuberculeuse. Il est d'autres
agents thérapeutiques qu'il ne faut pas négliger ; car il
peut arriver dans le cours du traitement diverses complications qu'il faut combattre, et diverses indications
qu'il faut remplir. Dans le plus grand nombre des cas,
les malades nous arrivent fatigués des nombreux traitements qu'ils ont suivis, et souvent le repos leur est nécessaire ; il en est d'autres qui sont à l'usage de diverses
préparations dont ils ont eux-mêmes reconnu les bons
effets et qu'il faut continuer si les eaux n'en contre-
indiquent pas l'usage. Nous nous sommes en général
bien trouvés de faire prendre, concurremment avec les
eaux d'Enghien, les préparations iodurées et l'huile de
foie de morue.

Si nous nous sommes étendus sur les effets des
eaux dans le traitement de l'affection tuberculeuse,
c'est qu'elle se présente fréquemment à Enghien, et
que les malades, dans cette affection plus que dans
toute autre, sont assez disposés à suivre leur propre
inspiration.

Obs. V. — *Tubercules au premier degré, hémoptysie antérieure. Amélioration.* — Madame A. D..., âgée
de vingt-six ans, d'un tempérament lymphatique,
maigre et élancée, bien réglée, a joui d'une bonne
santé jusqu'à l'époque de son mariage, qui remonte à
cinq années. En moins de deux ans elle eut deux enfants qu'elle a nourris, et à la suite de ces deux allaite-
ments est survenu de l'amaigrissement et une extrême
sensibilité aux variations atmosphériques. Depuis trois
ans elle s'enrhume tous les hivers, et dans celui de 1848
elle eut une hémoptysie abondante à laquelle succéda

une petite toux qui persiste .encore, Son médecin lui
prescrivit le lait d'ânesse et l'envoya aux Eaux-Bonnes
dans l'été de 1849. Cette dame se trouva très bien des
eaux et des soins qu'elle y reçut de notre confrère le
docteur Darralde, dont elle continua à suivre les avis
pendant l'hiver de 1849 à 1850 et qui lui conseilla de
prendre, pendant la saison prochaine, les eaux d'Enghien. Madame D... y arriva le 17 juillet 1850 ; elle
était dans l'état suivant :

Amaigrissement considérable, diminution des forces,
appétit capricieux, enrouement, toux sèche le matin,
sonorité moins grande de la région sus-claviculaire
droite, prolongement du murmure respiratoire, résonnance légère de la voix. Quel que fût le soin apporté
dans l'examen de la poitrine, nous ne trouvâmes ni
craquement, ni râle d'aucune espèce. Le côté gauche
était parfaitement sain. Sans les antécédents de madame D..., il eût été difficile d'affirmer la présence des
tubercules, mais l'hémoptysie antérieure devait naturellement faire pencher la balance en faveur de tubercules disséminés et à l'état de crudité. Cette dame fut
mise à l'usage des eaux d'Enghien. Elle prit d'abord un
demi-verre le matin à jeun de la source Cotte, coupé
avec du lait, puis graduellement jusqu'à deux verres
dans les vingt-quatre heures. De plus nous conseillâmes
des bains mitigés aux deux tiers tous les deux jours
pendant la première semaine, puis des bains sulfureux
purs en conservant entre eux le même intervalle ; enfin,
d'en interrompre l'usage s'il survenait quelque accident.
Les bains furent de trente minutes et à 32 degrés centigrades. Outre ces moyens, nous prescrivîmes une
hygiène convenable, l'usage à l'intérieur d'une solu-

tion d'iodure de potassium iodurée. Madame D... suivit
ce traitement jusqu'au 15 août, et ne le suspendit qu'à
l'époque de ses règles ; quand elle partit, la toux avait
disparu, l'embonpoint revenait et nous n'eussions pu
dire quel avait été le côté affecté. Nous avons regardé,
à bon droit, il nous semble, la maladie de madame D...
sinon comme radicalement guérie, au moins enrayée
dans sa marche.

OBS. VI. — *Hémoptysie antérieure ; signes stéthosco-*
piques nuls (1). — Mademoiselle de R..., âgée de vingt-
deux ans, d'un tempérament lymphatique, bien réglée,
a éprouvé, il y a deux ans, une hémoptysie dont il lui
est resté une toux sèche qui revient surtout le matin.
Son médecin lui a conseillé en 1849 les Eaux-Bonnes,
qui lui ont fait grand bien ; cependant la toux a per-
sisté, et M. Darralde, qu'elle a consulté, lui a donné le
conseil de faire usage des eaux d'Enghien. Elle y arriva

(1) On connaît la difficulté d'établir un diagnostic précis dans la
période initiale des tubercules, en l'absence de tous signes stéthoscopiques. L'hérédité, l'hémoptysie ne sont pas toujours des signes in-
faillibles, mais ils acquièrent une valeur très grande lorsque viennent
s'y joindre un dérangement dans les fonctions digestives, des vomissements et une douleur thoracique persistante. Aussi notre excellent
confrère et ami, le docteur Bourdon, a-t-il rendu un éminent service
à la médecine pratique, en publiant le résultat de ses observations
sur les signes propres à reconnaître la tuberculisation commençante.
Quant à nous, nous avons été à même de vérifier plusieurs fois l'exactitude des faits avancés par notre confrère; nous ajouterons cependant, sans entrer dans de plus grands détails, qu'indépendamment
de ces signes, nous avons constaté des troubles dans le système nerveux, et des changements dans les habitudes et le moral des malades.
(*Recherches cliniques sur quelques signes propres à caractériser le*
début de la phthisie pulmonaire, dans *Actes de la Société médicale des*
hôpitaux de Paris, deuxième fascicule, 1852.)

le 14 juin 1850 dans l'état suivant : embonpoint diminué plutôt qu'amaigrissement réel ; affaiblissement des
forces, douleurs thoraciques très vives ; toux sèche le
matin, revenant par quintes, et amenant des vomissements de matières muqueuses ; appétit presque nul.

L'auscultation de la poitrine ne nous donne que des
résultats négatifs ; la respiration s'entend partout à peu
près sans modifications ; il n'y a ni râle, ni craquement,
ni résonnance de la voix ; la sonorité est la même des
deux côtés. Cette jeune fille n'a pas eu de tuberculeux
dans sa famille ; l'hémoptysie ne s'est pas renouvelée.
Ici encore c'est sur les antécédents que nous avons dû
établir le diagnostic. Cette malade fut mise au régime
que nous avons indiqué dans la précédente observation ;
elle le suivit pendant un mois avec grande assiduité ;
mais à son époque menstruelle, qui n'avait pas été aussi
abondante que de coutume, elle éprouva des chaleurs
insolites dans la poitrine, et, disait-elle, comme un
goût de sang dans la bouche ; de temps à autre des refroidissements subits ; enfin le pouls était dur et plein.
Pensant que ces symptômes nous présageaient une nouvelle hémoptysie, nous nous hâtâmes de pratiquer une
saignée qui amena un grand soulagement. Le traitement sulfuré fut suspendu pendant quinze jours, et
repris ensuite avec les mêmes précautions. Cette demoiselle quitta Enghien le 15 septembre, après avoir
recouvré complétement son appétit et ses forces, et vu
disparaître cette toux matinale qui l'incommodait depuis
deux années.

OBS. VII. — *Névrose ; ancienne affection herpétique ;
tubercules au premier degré. Amélioration.* — Madame
R... nous a été adressée par le docteur Pilore, de Rouen ;

elle est âgée de cinquante-cinq ans. Comme antécédents, nous signalerons une ancienne affection herpétique, que la malade qualifie de dartre sèche, et qui avait envahi les mains et les membres inférieurs. Cette affection s'est dissipée, et, depuis six ans, elle n'en a pas éprouvé d'autres atteintes. A la suite d'émotions successives, cette dame, qui est extrêmement nerveuse, éprouva dans les membres inférieurs des douleurs accompagnées de tremblement; ces douleurs se sont dissipées, et, depuis cinq mois, elles se sont fixées sur les membres supérieurs. Il existe dans le bras, du côté gauche, une douleur profonde qui se continue dans l'avant-bras, et paraît avoir pour point de départ un ancien cautère; on la réveille très facilement en exerçant une pression sur la cicatrice. Ce bras a beaucoup moins d'énergie que l'autre, et sa faiblesse est telle qu'il ne peut supporter le poids d'aucun fardeau. Du côté droit, il n'existe pas de douleur, mais une sorte de chorée. Depuis six ans environ, madame R... s'enrhume tous les hivers : dans les premières années, la toux disparaissait au printemps; mais, depuis deux ans, elle est persistante; elle a d'abord été sèche, et maintenant elle est muqueuse et difficile. Cette dame éprouve des douleurs thoraciques, tantôt d'un côté, tantôt de l'autre; elle n'a pas eu d'hémoptysie; son embonpoint a diminué, son appétit est capricieux, ses digestions lentes et difficiles, son sommeil agité, et, à son réveil, elle est baignée de sueur.

D'après ces symptômes, il était évident qu'à part l'excitation nerveuse qui dominait cet état pathologique, il fallait chercher ailleurs la cause d'une aussi grande perturbation dans la santé de cette dame. La poitrine fut examinée, et nous constatâmes des craquements au sommet du poumon droit, une diminution de sonorité, un peu de résonnance de la voix, quelques stries sanguines dans l'expectoration ; enfin une légère accélération du pouls le soir.

Cette dame fut mise à l'usage de l'eau d'Enghien ; elle prit d'abord un demi-verre de la source Cotte, coupé avec une infusion pectorale, pendant la première semaine ; puis un verre entier, avec la recommandation expresse de ne pas outrepasser l'ordonnance : à l'eau en boisson nous ajoutâmes des bains mitigés par moitié, qui, plus tard, furent remplacés par des douches en arrosoir sur les épaules, les lombes et les membres. Sous l'influence de ce traitement et d'une bonne alimentation, tous les symptômes s'amendèrent, la toux disparut, le tremblement du bras diminua notablement. Cette dame, arrivée le 12 juillet 1852, partit le 20 août, en regrettant de ne pouvoir davantage prolonger son séjour. Elle revint à Enghien dans les premiers jours de septembre, et nous nous assurâmes que l'amélioration qu'elle avait obtenue s'était conservée.

OBS. VIII. — *Hémoptysie antérieure; tubercules au premier degré, gastralgie. Amélioration.* — M. D..., âgé de vingt-cinq ans, issu de parents phthisiques, porte sur sa physionomie le cachet de la diathèse tuberculeuse. Sa maladie a commencé par un dérangement dans les fonctions digestives, des douleurs stomacales, de l'anorexie, des nausées, et enfin des vomissements tels, qu'il ne pouvait s'alimenter que de bouillon et de laitage. Ces vomissements survenaient sans toux, et dans la première année de sa maladie il perdit environ dix livres de son poids. Ces symptômes se dissipèrent en partie, mais sans disparaître entièrement ; puis sur-

vint une toux sèche, enfin une hémoptysie : voilà pour
les antécédents. Quand ce jeune homme arriva aux
eaux d'Enghien, le 18 août 1852, la voix était affaiblie,
il se plaignait de douleurs thoraciques très vives, et le
souvenir de ses précédentes souffrances le rendait très
circonspect dans le choix et la quantité de ses aliments;
aussi l'amaigrissement continuait-il. A la percussion
nous constatâmes une matité considérable en avant
et à gauche; à l'auscultation, des craquements nombreux, et de la résonnance de la voix. Du côté droit
rien d'appréciable. Ce qui inquiétait davantage ce malade, c'était la gastralgie dont il était affecté et qui
l'avait fait tomber dans une espèce de spleen; quant à
sa poitrine, disait-il, il ne s'en inquiétait guère. Aussi
se mit-il d'abord avec répugnance à l'usage des eaux
d'Enghien, pensant qu'il ne pourrait les digérer et
qu'elles amèneraient les vomissements qu'il redoutait
si fort. Quant à nous, nous n'avions pas cette crainte,
forts de l'expérience acquise; nous ne redoutions nullement pour ce malade l'usage des eaux, pourvu qu'elles
fussent prises avec réserve. Nous lui fîmes prendre un
quart de verre de la source Cotte avec addition de sirop
de fleur d'oranger, et en même temps des bains mitigés
par moitié. Quant à son alimentation, elle devait être
aussi substantielle que possible sous un petit volume.
Au bout de huit jours les douleurs gastralgiques eurent
complétement disparu, et le malade pouvait s'alimenter comme en parfaite santé; il prit graduellement
jusqu'à deux verres d'eau qui n'eurent d'autre effet
nuisible pour lui qu'une irritation légère des amygdales
et du pharynx, et quand il nous quitta après trois semaines de séjour, il se félicitait d'avoir recouvré son

appétit et ses forces. Nous doutons que cette amélioration se soit soutenue, les tubercules nous ont paru
nombreux ; du reste, nous n'avons eu sur ce malade
aucun renseignement ultérieur.

Obs. IX. — *Tubercules au second degré, caverne
dans la fosse sus-épineuse du côté gauche. Guérison.* —
Madame H..., âgée de vingt-six ans, née de parents
phthisiques, d'une imagination ardente, après une vie
assez déréglée et des fatigues de toute espèce, éprouva,
il y a trois ans, les premiers symptômes de la maladie
tuberculeuse. Cette dame ne s'illusionne pas sur la gravité et la nature de son affection ; elle la connaît, elle
en parle, et il serait superflu de la désabuser sur ce
point.

La maladie siége à gauche ; l'auscultation et la pression annoncent une excavation peu étendue dans la
fosse sus-épineuse, avec gargouillement et pectoriloquie ; la toux est fréquente, l'expectoration purulente
et peu abondante ; sueurs nocturnes limitées à la tête
et à la paume des mains ; pas d'amaigrissement, l'appareil digestif fonctionne bien. Ce dont se plaint la
malade, ce sont des douleurs très vives en avant du
thorax qu'elle ne parvient à calmer que par l'usage de
l'opium, dont elle fait pour ainsi dire abus ; en effet,
elle prend chaque jour 10 centigrammes d'extrait gommeux ; aussi est-elle pendant le jour dans une somnolence presque continuelle, et de temps à autre elle a
des moments d'extase et une dilatation considérable
des pupilles. Madame H... n'a suivi, pour ainsi dire,
aucun traitement ; elle n'a de persévérance que pour
l'opium, et toutes les sollicitations que nous avons faites
auprès d'elle pour lui faire perdre cette habitude n'ont

abouti à aucun résultat. Nous l'engageons cependant
à essayer des eaux sulfurées, tant en boisson qu'en
bains mitigés. L'amélioration de sa santé fut telle au
bout de la première quinzaine, qu'elle continua le traitement sans interruption pendant cinq semaines. A
cette époque, l'expectoration purulente avait cessé pour
faire place à des crachats muqueux, et l'on ne percevait
plus à l'auscultation ni gargouillement ni pectoriloquie. Nous doutons que chez cette jeune femme la guérison se soit soutenue, mais enfin elle était réelle à son
départ des eaux.

Obs. X. — *Caverne au sommet du poumon droit.*
Guérison. — Mademoiselle X..., âgée de douze ans, n'a
pas eu de tuberculeux dans sa famille. Il y a six semaines elle eut une fièvre muqueuse qui n'a pas laissé
d'autres traces qu'une extrême faiblesse. Avant l'inva-
sion de cette fièvre, le médecin qui lui donnait des
soins avait constaté des tubercules dans la poitrine et
la présence d'une petite cavité dans la région sus-épineuse du côté droit. Il n'avait pas laissé ignorer à la
famille la gravité de cette lésion, et avait engagé la
mère à prendre l'avis de M. le professeur Cruveilhier,
qui conseilla les eaux d'Enghien. Nous constatâmes,
comme nos honorables confrères, une caverne d'une très
petite étendue, à droite et en arrière, avec gargouillement et pectoriloquie. La toux n'existait guère que le
matin et s'accompagnait de crachats purulents.

Cette enfant prit un quart de verre d'eau de la source
Cotte avec addition d'un quart de lait, et tous les jours
un bain sulfureux pur à 32 degrés centigrades, et de vingt-
cinq minutes. Si la tolérance s'établissait, la quantité
d'eau en boisson devait être graduellement augmentée.

Le traitement commença le 1er juillet 1852 ; nous eûmes à
cette époque une chaleur insolite : le thermomètre s'élevait, dans la journée, jusqu'à 35 degrés centigrades, et les
malades redoutaient la promenade. Aussi cette enfant,
habituée qu'elle était chez ses parents à vivre au
grand air de la campagne, fut obligée de rester à la
chambre ; son appétit diminua et sa gaieté disparut. Les
parents, justement alarmés de cet état, attribuèrent
aux eaux la cause d'un changement si complet dans la
santé de leur enfant, et ils me demandèrent de les renvoyer dans leur pays. Le 15 juillet, nous examinâmes
l'enfant et nous nous assurâmes que la maladie n'avait
fait aucun progrès ; nous insistâmes pour que l'enfant
restât jusqu'à la fin du mois. Vers le 20 du même mois
les chaleurs commencèrent à diminuer, l'enfant reprit
son appétit, sa gaieté et ses forces, et, quand elle quitta
les eaux, il n'y avait plus ni toux ni expectoration,
les symptômes stéthoscopiques eux-mêmes avaient disparu.

Nous ignorons si la guérison s'est soutenue.

Obs. XI. — *Tubercules disséminés et ramollis ; syphilis ancienne.* — M. le comte de B..., âgé de quarante-
deux ans, a mené une vie assez déréglée. Son père et
une de ses sœurs sont morts phthisiques ; il y a cinq
ans, il a contracté une syphilis pour laquelle il n'a jamais
suivi de traitement bien assidu. Au printemps dernier,
il eut des ulcérations sur les amygdales, qui furent traitées par des gargarismes iodurés : en ce moment il lui
reste une blennorrhagie chronique, des végétations autour de la couronne du gland, et une altération profonde
de la voix. Ce malade est donc sous l'influence d'une
syphilis constitutionnelle ; il a fait usage de toute espèce

de traitements, et aussi un peu de tous les médecins ;
enfin il est venu aux eaux d'Enghien d'après sa propre
inspiration. Il y arriva le 10 septembre 1852, et demanda nos conseils ; il se refusa d'abord à tout examen
de sa poitrine, mais peu à peu nous gagnâmes sa con-
fiance, et nous constatâmes des tubercules au sommet
des deux poumons, et dans quelques points un commencement de ramollissement. Ce malade avait de temps
à autre une toux très fatigante, des douleurs thoraciques, des crachats larges et purulents, et d'autres petits
épais et nageant dans une grande quantité de mucosités.
Les fonctions digestives n'étaient pas altérées, mais les
forces avaient considérablement diminué. Depuis quatre
ou cinq mois, M. de B... ne suivait aucun traitement ;
il avait résisté à tous les secours de la médecine allo-
pathique, et avait fini par se mettre entre les mains de
l'homœopathie, dont, par parenthèse, il n'avait retiré
aucun avantage. Nous lui conseillâmes de faire usage
de l'eau sulfurée en boisson à la dose d'un demi-verre,
et d'augmenter graduellement jusqu'à un verre par
jour, enfin de se mettre à un régime exclusivement
tonique. La santé de M. B... s'améliora sensiblement ;
la toux cessa, et l'expectoration se réduisit à quelques
mucosités ; en résumé, il quitta les eaux dans un état
de santé auquel nous étions loin de nous attendre.

Du reste, nous avons appris par un de ses amis que
cette amélioration ne s'était pas soutenue, et que M. B...
avait eu de nouveau recours à l'homœopathie.

Obs. XII.— *Phthisie au troisième degré. Amélioration
momentanée par les eaux d'Enghien.* — M. Eugène P...,
âgé de quarante-huit ans, ancien garde des forêts, et, par
sa profession, sujet à beaucoup de fatigues, est atteint,

depuis plusieurs années, d'une affection tuberculeuse des
poumons pour laquelle on a employé tous les moyens
que la science indique. Ne sachant plus que faire et
voulant procurer à ce malade une espérance sinon de
guérison, au moins d'amélioration, son médecin lui
conseilla de prendre les eaux d'Enghien. Il y arriva le
1er juin 1850, et dans un état tellement avancé, que
nous hésitâmes à le conserver; ne voulant pas cependant lui enlever cette dernière lueur d'espoir, nous nous
décidâmes à le garder quelques jours.

Au moment de son arrivée, M. P... souffrait d'une douleur très aiguë dans le côté droit de la poitrine, il avait
une oppression considérable et un mouvement fébrile
continu. De chaque côté de la poitrine existait une excavation considérable, et la quantité de pus que ce malade expectorait pouvait, sans exagération, être évaluée
à un demi-litre en vingt-quatre heures; à chaque effort
de toux il s'échappait, pour ainsi dire, un flot de pus
d'une odeur fétide qui rappelait celle de la gangrène
pulmonaire. L'amaigrissement était extrême et les
sueurs abondantes. Après quelques jours de repos, pendant lesquels nous ordonnâmes quelques calmants, la
douleur thoracique disparut, et le sommeil revint : ce
mieux était dû sans doute à l'influence de la campagne; cependant nous nous décidâmes à employer
l'eau sulfurée. M. P... supporta parfaitement les
eaux pendant les deux mois qu'il resta à Enghien; il
prit graduellement jusqu'à deux verres par jour, fit
usage de bains d'une demi-heure tous les deux jours,
qui furent remplacés plus tard par des douches sur les
épaules et les membres. Sous l'influence de ce traitement, M. P... recouvra quelques forces, et elles étaient

16

assez grandes pour lui permettre des promenades à pied d'une heure ou deux. L'appétit était tellement vif, qu'il craignait de s'y livrer complétement. Les douches firent disparaître les sueurs nocturnes, mais les eaux n'eurent aucun effet sur l'expectoration et elles n'amenèrent, chez ce malade, ni constipation ni diarrhée.

M. P... quitta Enghien le 11 août, dans un état aussi satisfaisant que possible eu égard à la position où il était à son arrivée. Cette amélioration ne fut que momentanée, la maladie fit d'immenses progrès vers le milieu d'octobre, et ce malade succomba dans les premiers jours de novembre.

De ces observations, que l'étendue de ce travail ne nous permet pas de multiplier davantage, nous tirerons les conclusions suivantes :

1° Les eaux d'Enghien conviennent dans la phthisie pulmonaire. L'époque la plus favorable à leur administration est la deuxième période, en raison du ramollissement des tubercules et de la crainte moins grande du renouvellement de l'hémoptysie.

2° On doit suspendre l'usage des eaux sulfurées s'il se manifeste une accélération dans le pouls, ou si l'on a à craindre quelque congestion pulmonaire; renoncer à leur emploi, s'il survient de la diarrhée ou des sueurs abondantes qui ne soient justifiées par aucun état de crise, et qui certainement alors sont l'indice d'un état colliquatif.

3° Les eaux d'Enghien doivent être administrées à faible dose et graduellement augmentées si la tolérance s'établit; le traitement ne doit pas durer plus d'un mois.

4° Enfin, les eaux sulfurées constituent, à elles

seules tout le traitement, ou bien, selon les indications
on leur associe divers autres agents thérapeutiques.

3° *Diathèse syphilitique.* — Nous n'attribuons pas
aux eaux d'Enghien le rôle d'un agent spécifique de la
diathèse syphilitique. Selon nous, elles agissent comme
modificateur et comme tonique. Parmi les malades qui
se sont présentés à notre observation, il en est qui,
sans nous avoir présenté de symptômes apparents de
syphilis constitutionnelle, nous ont cependant offert un
état pathologique tel qu'en consultant les antécédents,
nous avons dû l'attribuer à la diathèse syphilitique. Il en
est d'autres qui portaient à la peau des éruptions et des
cicatrices sur la nature desquelles il était difficile de se
méprendre.

Obs. XIII. — *Syphilis ancienne.* — M. D..., âgé de
cinquante ans, d'une faible constitution, chauve, porte
sur son visage l'empreinte d'une vieillesse prématurée.
A l'âge de trente-quatre ans il eut un écoulement, deux
ans après une vérole, avec chancres et bubons, pour
laquelle il réclama les conseils de Cullerier. Malheureusement il fut obligé d'interrompre pendant plus d'un
mois, le traitement qui lui avait été prescrit; cependant
les accidents primitifs se dissipèrent, et M. D... parut
revenir tout à fait à la santé. Quelques années après il
se maria et n'eut pas d'enfants. Dix ans après avoir
subi ce traitement mercuriel, il fut pris de douleurs dans
les membres, qu'il attribua à des rhumatismes, pour
lesquels il prit, deux années de suite et sans succès,
les eaux de Plombières; en 1842, il alla à Aix en
Savoie, dont les eaux le soulagèrent sans le guérir. A
cette époque, M. D... perdit sa femme, et à la suite du

profond chagrin qu'il ressentit de cette perte, il eut
une paralysie du releveur de la paupière supérieure, du
côté gauche, qui se dissipa par quelques applications de
sangsues et par des frictions mercurielles. A la suite
de cette paralysie partielle il eut une amblyopie dont il
guérit en conservant une faiblesse de la vue. En 1845,
M. D... retourna à Aix; il en revint avec des douleurs
plus vives dans les membres, et plus de difficulté dans
la marche. En 1846, il prit quelques bains de mer, qui
déterminèrent une éruption furonculeuse; la maladie
faisant des progrès de plus en plus rapides, et la marche
devenant de plus en plus pénible, il consulta un médecin
en 1847, qui lui fit appliquer sur la région dorsale plusieurs cautères qu'il garda pendant treize mois. Enfin,
en juin 1848, M. D..., fatigué des nombreux traitements
qu'il avait suivis et qui n'avaient pas amélioré son état,
eut recours à l'hydrothérapie dont il retira quelque
amélioration, puis au galvanisme, et retourna aux bains
de mer en 1849; il fit usage, à son retour, des bains
russes, dont il éprouva de bons effets. En 1850, M. D...,
remarquant quelques difficultés, dans l'émission des
urines, consulta M. Ségalas, qui le traita pour un rétrécissement de l'urètre, le cautérisa plusieurs fois, sans
amener aucun changement. Enfin, M. D..., suivit un
dernier traitement qui consistait dans des applications
répétées de ventouses sèches sur la colonne vertébrale.
Tels ont été les antécédents de ce malade, voici maintenant quel était son état actuel au mois de juin 1852 :

Amaigrissement général, alopécie datant de deux
ans; douleurs vives et profondes dans les membres inférieurs, analogues par leur acuité aux douleurs ostéo-
copes, plus vives la nuit que le jour; diminution de la

caloricité et de la sensibilité du membre inférieur droit,
pas de fourmillement ni engourdissement; douleurs
vagues dans la région lombaire, ne s'exaspérant ni par
le décubitus horizontal, ni par les mouvements, non
plus que par la percussion exercée sur les apophyses
épineuses et les lames vertébrales; peu de gène dans
la marche, seulement M. D... se fatigue facilement;
atonie des parties génitales, éjaculation sans érection,
pas de difficulté pour uriner; pas de paralysie, même
incomplète, du rectum; absence d'exostoses et de tu-
meurs gommeuses; enfin nulle éruption à la peau; les
fonctions digestives dans un état d'intégrité parfaite; le
sommeil très bon, sauf les cas où les douleurs se font
sentir; le pouls normal, l'intelligence nette, la mémoire
un peu affaiblie.

D'après les symptômes éprouvés par M. D..., on
pouvait le croire atteint d'une affection de la moelle
épinière; mais, eu égard à ses antécédents, au début
de la maladie, nous avons pensé qu'il était encore sous
l'influence d'une syphilis constitutionnelle. En effet, la
myélite ne débute pas de cette façon; M. D... n'a jamais
eu de douleurs vives dans un point circonscrit de la
colonne vertébrale; sa marche n'a été que momentanément difficile, car, dans l'intervalle de ses douleurs,
il peut se livrer à l'exercice de sa profession; il n'a
éprouvé ni fourmillement, ni engourdissement, ni mouvement convulsif dans les membres; la vessie et le rectum n'ont jamais été paralysés, et il y a toujours eu
absence complète d'état fébrile.

Si, au contraire, on se rappelle la syphilis dont M. D...
a été atteint, et dont le traitement a été si malheureusement interrompu, la disparition, quelques mois plus

tard, des accidents primitifs ; puis, dix ans après, l'apparition de douleurs dans les membres, la paralysie momentanée de la paupière supérieure, l'amblyopie, l'atonie profonde des organes génitaux, l'alopécie, l'altération de la mémoire, cette fatigue extrême au moindre effort, ce sommeil lourd, peu réparateur : cet ensemble de symptômes nous a paru devoir plutôt être attribué à un état morbide général qu'à une maladie locale. Pénétré de cette pensée, nous avons dirigé le traitement de M. D... de la manière suivante : Tous les jours, deux verres de la source Deyeux, un bain à 32 degrés centigrades, et de quarante-cinq minutes.

La quantité d'eau en boisson devait être graduellement portée jusqu'à quatre verres par jour ; les quinze derniers jours du traitement, les bains ont été remplacés par des douches d'abord en arrosoir, puis au piston, sur la région lombaire et les membres inférieurs. En même temps que M. D... prenait les eaux d'Enghien, il faisait usage de la solution d'iodure de potassium iodurée. Au bout de quinze jours de ce traitement, les douleurs diminuèrent d'intensité ; après un mois elles avaient complétement disparu, les forces et la vigueur étaient revenues, la transformation était complète. M. D... nous quitta après six semaines de traitement : nous lui conseillâmes d'aller consolider sa guérison aux bains de mer. Nous avons eu depuis des renseignements sur ce malade, et nous pouvons assurer qu'il jouit en ce moment d'une santé parfaite.

OBS. XIV. — *Syphilis ancienne.* — M. G..., âgé de cinquante-cinq ans, d'un très bon tempérament, plus nerveux que sanguin, n'a eu d'autres maladies qu'une syphilis qui remonte à vingt ans et dont il a été traité et guéri par les moyens ordinaires. Elle a consisté en une blennorrhagie accompagnée de chancre, bubons et plaques muqueuses à la marge de l'anus. Depuis huit ans environ, M. G... se plaint d'une fatigue extrême dans les membres, qui augmente après le sommeil et les repas, qui diminue au milieu du jour pour reparaître plus intense le soir. Cette fatigue ne s'explique par aucun exercice physique, car M. G... jouit de tout le confortable que donne la richesse ; de temps à autre il éprouve des douleurs dans la région lombaire et dans la profondeur des membres, qui n'ont jamais été assez vives pour nécessiter un repos absolu ; il a de plus remarqué que ses fonctions viriles avaient considérablement perdu de leur énergie. Ce malade a depuis longtemps une vie très régulière, il est marié et n'a jamais eu d'enfants ; ce n'est pas à des excès vénériens que l'on peut attribuer cette impuissance précoce. Les fonctions digestives s'exécutent parfaitement ; il n'y a rien du côté du cerveau qui éveille la crainte de congestion sanguine, rien du côté du cœur, ni des gros vaisseaux ; pas d'hémorroïdes, le pouls est normal.

C'est dans le but de remédier à cette fatigue extrême, à ces douleurs, que, d'après les conseils de son médecin, M. G... est venu aux eaux d'Enghien. Après examen, nous lui conseillons l'eau de la source Deyeux à la dose de trois verres par jour, des bains à 32 degrés centigrades et de quarante-cinq minutes, et de les alterner avec des douches graduellement refroidies sur la colonne vertébrale et les membres inférieurs, un régime exclusivement tonique, et un exercice modéré.

M. G... suivit ce traitement pendant un mois. A la fin de la première semaine il éprouva une fatigue plus

grande, une sécheresse et une ardeur de la gorge, une
perte d'appétit, et de la constipation. Le traitement fut
suspendu, et ces symptômes se dissipèrent au bout de
quelques jours. M. G... reprit plus tard son traitement,
et, quand il quitta les eaux, cette fatigue extrême avait
disparu, ses forces viriles avaient recouvré leur énergie.
Nous devons dire que, concurremment avec les eaux
sulfurées, M. G... prit à l'intérieur l'iodure de potassium.

Il nous paraissait difficile d'attribuer exclusivement
à un élément rhumatismal les douleurs vagues éprouvées de temps à autre par M. G..., et qui, même dans
leur période initiale, n'avaient jamais eu un caractère
d'acuité. L'atonie des organes de la génération, chez
un homme d'ailleurs bien constitué et encore dans
la force de l'âge, nous a fait rattacher cet état pathologique à l'influence de la diathèse syphilitique.

Obs. XV. — *Syphilis constitutionnelle; périostose à la
partie inférieure du radius.* — M. B... est âgé de trente-
huit ans, d'un tempérament bilioso-nerveux, sec,
maigre et doué d'une certaine vigueur. Quoique encore jeune, il est retiré du commerce depuis huit ans;
il a eu depuis dix ans plusieurs blennorrhagies qui successivement se sont guéries, et qui nous ont paru n'a-
voir laissé aucune trace. L'émission de l'urine est facile,
on ne sent aucune nodosité le long du canal de l'urètre.
M. B... n'a pas eu d'autres maladies antérieures; depuis huit mois, il est dans l'état suivant : Il éprouve des
douleurs dans les membres inférieurs; ces douleurs, auxquelles il est impossible d'assigner un trajet bien régulier, se font sentir indistinctement en avant, en arrière,
se dissipant dans un endroit pour reparaître dans un
autre, et elles sont telles, qu'elles lui causent une in-

insomnie continuelle. Les antispasmodiques, les opiacés sous toutes les formes, ont été administrés sans succès. Cette absence de sommeil contribue à augmenter l'irritabilité de M. D... Son caractère est devenu très irascible. Après un examen attentif et soutenu, nous découvrîmes, à l'extrémité inférieure du radius du côté gauche, une tumeur indolente, à la présence de laquelle M. B... n'attachait aucune importance, car jamais il n'en avait souffert ; cette tumeur datait de six mois environ. Evidemment, il devait y avoir une corrélation entre les accident séprouvés par M. B..., et dont il nous était si difficile de nous rendre compte, avec ce gonflement osseux ; aussi nous n'eûmes plus aucun doute sur la nature syphilitique de la blennorrhagie antérieure. Le traitement fut donc dirigé d'après cette indication ; aux eaux sulfurées nous ajoutâmes l'iodure de potassium à l'intérieur, l'application d'un emplâtre de Vigo sur la tumeur : les douleurs, l'agitation, se calmèrent comme par enchantement.

M. B... suivit ce traitement pendant six semaines environ, et reprit toutes les apparences de la santé. La tumeur elle-même diminua considérablement de volume, et nous engageâmes le malade à persister dans l'emploi de la solution iodurée.

D'après cette observation où l'élément syphilitique est incontestable, puisqu'il se traduit à l'extérieur par un signe apparent, on voit que nous avons également constaté des symptômes communs aux observations treizième et quatorzième : telles sont, par exemple, ces douleurs dans les membres, cette fatigue extrême que le sommeil ne suffit pas à réparer. Ces symptômes doivent-ils être considérés comme l'indice d'une manifestation de la diathèse syphilitique, et convenait-il de leur appliquer le traitement spécifique ? Nous nous sommes rangés à cette opinion ; aussi disions-nous, au commencement de ce chapitre, que certains malades nous avaient présenté un ensemble de symptômes, tel, qu'il nous semblait difficile, en consultant les antécédents, de ne pas les attribuer à la diathèse syphilitique.

Les autres malades dont il nous reste à parler. nous ont présenté des syphilides sous les formes squameuse et papuleuse. Nous ne citerons que les deux faits suivants :

OBS. XVI. — *Syphilide squameuse; psoriasis.* — M. X..., de Pontoise, âgé de vingt-cinq ans, a contracté, il y a deux ans, une syphilis dont les accidents primitifs ont été un chancre à la verge, des ulcérations sur les piliers du voile du palais et les amygdales, enfin une autre ulcération sur la cloison médiane du nez. A la suite d'un traitement mercuriel, sous la direction de MM. Ricord et Cullerier, ces accidents primitifs disparurent. Il y a un an, après un excès de table, ce malade éprouva un malaise général, de la fièvre, et au bout du troisième jour il se développa à la face externe du bras et de l'avant-bras, au genou et sur le dos, de petits points rouges accompagnés de fourmillement, puis peu à peu ces points s'agrandirent, prirent la forme d'une petite lentille, tout en se couvrant d'écailles minces et blanchâtres qui, en se détachant, laissaient une surface d'une couleur cuivrée et constamment sèche. Ces plaques disparaissaient d'un endroit pour reparaître dans un autre. A ces signes, il était facile de reconnaître un *psoriasis guttata* de nature syphilitique; aussi, d'après les conseils de l'habile chirurgien du Midi, M. X... se remit au traitement mercuriel qu'il fut bientôt obligé

de suspendre par suite d'une salivation abondante.
C'est alors que M. Ricord lui conseilla les eaux d'Enghien. A son arrivée, au mois de juin 1850, nous pensâmes que dans l'état actuel M. X... ne pouvait, sans
inconvénient, suivre un nouveau traitement mercuriel.
En effet, la salivation existait encore, il y avait dans la
bouche des ulcérations et des plaques muqueuses; aussi,
sauf l'avis de M. Ricord, nous conseillâmes à M. X...
l'iodure de potassium concurremment avec les eaux sulfurées. Notre avis fut aussi celui de notre honorable
confrère, et après six semaines de traitement la guérison était complète.

Obs. XVII.— *Syphilide papuleuse, forme lichénoïde.*
—M. C..., âgé de vingt et un ans, arriva à Enghien le
24 juillet 1850. A la suite d'un coït impur, il contracta une
blennorrhagie et, dit-il, un petit bouton sur le prépuce.
D'après l'évolution que ce bouton a suivie, il est pour
nous hors de doute que c'était un chancre; du reste,
son médecin, le docteur Ménière, a partagé la même
opinion, car il lui fit suivre pendant six mois un traitement mercuriel. Il y a deux mois environ, il survint à
M. C..., sur la région frontale, une éruption qu'il qualifie de dartre humide accompagnée de rougeur et de
tuméfaction de la peau, et qui fut traitée par l'application d'une pommade dont le camphre formait la base.
A la suite de ce traitement, cette affection herpétique
disparut en laissant après elle une tache demi-circulaire
d'une teinte fortement cuivrée, dont la coloration con-
trastait avec celle des parties voisines. D'après la
marche de cette éruption, d'après la forme et la couleur de la cicatrice, d'après le gonflement qui existait
encore, nous pensâmes que M. C... avait été affecté

d'une syphilide papuleuse de forme lichénoïde. En conséquence, ce malade fut mis à l'usage de l'iodure de potassium concurremment avec les eaux sulfurées, des
douches fines en arrosoir furent dirigées sur la cicatrice, et nous eûmes la satisfaction de voir cette tache
perdre peu à peu sa couleur, et la peau reprendre sa
souplesse ordinaire. Le traitement ne fut pas continué
jusqu'à guérison complète, mais l'hiver suivant nous
eûmes l'occasion de voir ce jeune homme et de nous
assurer qu'il était complétement guéri.

De ces faits nous tirerons les conclusions suivantes :

1° Les eaux d'Enghien sont employées avec succès,
communément avec les agents thérapeutiques spéciaux,
dans la diathèse syphilitique, et dans certains états pathologiques dus à l'influence de cette même diathèse.

2° Elles conviennent également aux individus qui
ont des signes apparents de syphilis constitutionnelle ;
à ceux dont la santé a été altérée par l'usage des mercu-
riaux, ou qui y sont restés réfractaires.

4° *Diathèse herpétique. Affections chroniques de la
peau.* — Les maladies de la peau s'observent très fréquemment aux eaux d'Enghien, et s'y présentent sous
des formes variées. Sans entrer dans le domaine des
hypothèses, d'après ce que nous connaissons du mode
d'action des préparations sulfureuses, il est permis
d'attribuer cette spécificité des eaux d'Enghien, dans
les maladies dont il est question, au principe sulfuré
qu'elles renferment. A l'appui de cette manière de voir,
nous ferons remarquer que cette énergie d'action est
d'autant plus intense, qu'elle se trouve en rapport avec
une plus grande sulfuration des eaux. On sait combien

la richesse sulfurée est variable ; quand il nous est arrivé, dans le cours de la saison (et ces essais ont été répétés un grand nombre de fois),de déterminer la sulfuration, nous avons constaté que la diminution ou l'augmentation de la richesse coïncidaient avec les symptômes observés chez nos malades. Il n'est pas de maladie qui soit plus facilement influencée par les eaux sulfurées que les affections herpétiques, un seul bain suffit souvent pour amener des modifications notables dans l'état de la peau; aussi d'après la promptitude d'action, on peut *à priori* connaître le degré de la richesse du principe sulfuré : c'est, pour ainsi dire, un sulfhydromètre physiologique que l'on a sous sa main.

Les eaux d'Enghien sont un excitant et un modificateur puissant de l'enveloppe cutanée; car, quelque soin que nous ayons apporté dans l'étude de nos malades, nous n'avons jamais vu se produire de crises autre part que sur la peau. Ainsi, du côté du canal intestinal, pas de diarrhées caractéristiques ; du côté des reins, pas d'urines abondantes qui annoncent et justifient un état critique. A part quelques symptômes d'excitation générale auxquels bien peu de malades échappent, et d'ailleurs de très courte durée, les eaux semblent porter toute leur action sur la surface tégumentaire. Aussi un des premiers effets des eaux d'Enghien sur les dermatoses est-il de les ramener à un état subaigu; et le but du médecin, pour triompher de maladies aussi rebelles, est d'entretenir et de modérer cette excitation.

Les eaux sulfurées constituant à elles seules une médication excitante, et agissant pour ainsi dire sur la peau comme un caustique dont on répéterait l'application, nous ne voyons pas qu'elles puissent produire d'au-

tres effets que des effets d'excitation; aussi nous nous
étonnons que, dans un ouvrage récent, on ait considéré
comme une méthode nouvelle le traitement des maladies de la peau par l'excitation continue : cette excitation est inséparable de l'administration des eaux, elle
en est un effet naturel; et si l'auteur s'était mieux
rendu compte de leur mode d'action, il se serait convaincu lui-même que ce traitement ne constituait pas
une méthode nouvelle. Cette excitation, ou mieux cette
réapparition d'un état aigu ne doit pas faire interrompre
le traitement, à moins de circonstances exceptionnelles :
c'est surtout dans ce cas qu'il est nécessaire de soutenir
l'espérance du malade, de lui conseiller de persévérer
dans l'emploi d'un moyen dont il doit plus tard retirer les
plus grands avantages. Chez certaines personnes, il arrive que la guérison a lieu en peu de jours ; il faut se
défier de ces cures trop rapides, et continuer le traitement comme si la maladie existait encore. Il faut, en
outre, que l'attention du médecin soit éveillée sur les
accidents de répercussion qui pourraient survenir.

Les eaux d'Enghien, dans les affections herpétiques,
sont administrées en boisson, et sous forme de bains,
de lotions et de douches. Nous ne pouvons nous dissimuler que nous obtenons des eaux des résultats plus
tranchés lorsque nous les appliquons à l'extérieur ; aussi
n'est-il pas toujours nécessaire que les malades fassent
usage de l'eau en boisson : il n'y a d'exception que dans
les cas où il existe une complication gastro-intestinale.
Nous ne nous étendrons pas sur toutes les modifications
que le traitement exige ; il varie suivant les effets que
le malade en éprouve. Nous ne parlerons ici que du
traitement en général ; dans les observations qui sui-

vent, nous établirons le traitement particulier à chacun de nos malades.

Chez celui qui pour la première fois fait usage des eaux d'Enghien, il est nécessaire, pour déterminer la chute des croûtes, de commencer le traitement par des bains mitigés afin de modérer l'excitation qui très souvent se produit dès le premier bain, et change la démangeaison habituelle en une cuisson ardente. Cette précaution est d'autant plus importante que les individus atteiñts de maladies de peau sont sujets à se décourager; ils ont fait usage de tant de remèdes inutiles, qu'ils regardent comme nuisible celui qui momentanément exagère leur souffrance. Il n'est pas besoin de ces précautions chez celui qui a l'habitude des eaux, il peut dès son arrivée se soumettre aux bains sulfureux purs, en ayant le soin d'en graduer la température et la durée. Chez ceux qui souffrent d'une démangeaison insupportable, on peut dans l'intervalle des bains les soulager soit par des lotions, soit par des applications d'eau sulfurée froide. Les bains peuvent être employés seuls ou concurremment avec les douches, ou remplacés par elles suivant les divers effets que l'on veut obtenir. Nous avons constaté chez plusieurs malades atteints d'eczéma chronique, qu'outre l'action excitante de la douche, il y avait encore une action détersive; c'est-à-dire qu'elle faisait disparaître assez promptement cette tuméfaction et cette rudesse de la peau que l'on remarque dans les eczémas chroniques de la face et du cou, par exemple. S'il est nécessaire de provoquer une énergique stimulation, on y parvient en élevant la température et en augmentant la durée du bain, en employant au besoin des bains ou des douches de vapeur. S'agit-il, au contraire, de la modérer, on abaissera la température, on diminuera la durée du bain, on ajoutera à l'eau diverses substances mucilagineuses qui adouciront son action; mais en interrompant tout traitement, en faisant usage des émollients, les malades perdront leur temps et tous les bénéfices de l'excitation déjà produite. Cette remarque nous rappelle le fait suivant :

M. B..., âgé de soixante-cinq ans environ, est affecté depuis longues années d'un eczéma humide aux membres inférieurs; il n'est pas de traitement qu'il n'ait suivi pour se guérir; il a fait usage d'une grande variété d'eaux minérales et toujours sans succès. Depuis deux ans il vient à Enghien passer deux mois avec l'intention bien arrêtée de se laisser diriger. Il commence par prendre des bains mitigés dont il augmente graduellement l'énergie, puis le moment arrivé de prendre des bains sulfureux, aussitôt que la démangeaison ou la cuisson se font sentir, il retourne aux premiers pour revenir aux seconds, et ainsi de suite jusqu'à la fin de son séjour. Du reste, cette méthode de traitement a chez M. B... moins d'inconvénients que chez tout autre, car nous considérons la disparition de son affection cutanée comme très grave pour lui; il a un commencement de maladie cérébrale, et nous ne doutons pas que la guérison arrivant, il n'en résulte un fâcheux retentissement sur le cerveau. Aussi laissons-nous M. B... se diriger à sa guise, bien persuadés d'ailleurs qu'il emploie instinctivement le meilleur moyen de conserver sa maladie.

Généralement on n'obtient guère la guérison radicale des affections de la peau qu'après plusieurs années de traitement; aussi n'y a-t-il pas de maladie qui exige

de la part du malade et du médecin plus de persévérance dans les moyens employés. Quand la guérison
doit arriver, il se manifeste dès la première saison une
amélioration, quelquefois une disparition complète de
la maladie, mais il faut prévenir le malade que, pendant
l'hiver ou au printemps, il éprouvera de nouvelles atteintes. Si la maladie disparaît, la récidive est moins
grave; du reste, le malade ne doit pas perdre de vue
qu'après son départ des eaux, il doit suivre avec des
intervalles de repos, et sous la direction de son médecin, un traitement dépuratif jusqu'à la saison prochaine ;
c'est en persévérant ainsi qu'il arrivera à une guérison
radicale.

Il est des dermatoses, celles surtout provenant de
l'hérédité, qui, sans disparaître complétement, s'amé-
liorent en laissant seulement sur des parties du corps
très limitées des traces de leur présence ; chez ces malades le traitement doit être pour ainsi dire continu si
l'on veut borner les progrès de la maladie. Enfin, il en
est d'autres tout à fait incurables, soit par leur ancien-
neté, soit par leur étendue, qu'il serait souvent dangereux de chercher à guérir dans la crainte de compromettre un organe important. Le fait que nous avons
cité plus haut en est un exemple.

Les maladies de la peau que nous avons observées se
rapportent à des eczémas secs ou humides, à diverses
espèces d'acné, au prurigo, au lichen, au pityriasis et
au psoriasis. Nous rapporterons successivement quelques observations de ces diverses affections, en choisis-
sant de préférence celles que nous avons pu compléter
par des renseignements ultérieurs.

1° Forme vésiculeuse, genre eczéma.

Obs. XVIII. — *Dartre squameuse humide.* — Madame M..., âgée de trente-huit ans, bien réglée, est atteinte depuis un an d'une dartre squameuse humide qui a envahi une partie du visage, et qui s'est étendue au cuir chevelu. Cette maladie est arrivée sans cause connue ; le médecin qui lui donnait des soins a plusieurs fois fait disparaître cette éruption au moyen de diverses pommades dont le soufre formait la base ; mais chaque fois elle a reparu avec plus d'intensité.

Cette dame arriva aux eaux d'Enghien au mois de juillet 1851 ; elle était dans l'état suivant : Toute la moitié droite du visage était couverte de squames épaisses qui, en se détachant, laissaient la peau rouge, excoriée, et exhalant un liquide séro-purulent. Sur le cuir chevelu, la maladie était moins intense ; cependant elle avait entraîné l'alopécie. Interrogée sur ses antécédents, cette dame nous assura que ses ascendants n'avaient eu aucune affection semblable ; cependant son mari, qui est en même temps son cousin, a eu une dartre humide dont il est parvenu à se guérir. Les fonctions digestives s'exécutent parfaitement, les menstrues sont régulières ; la seule remarque que cette dame ait faite, c'est la suppression d'une transpiration habituelle sous les aisselles depuis l'apparition de sa maladie. Le traitement consista en deux verres de la source Deyeux, en augmenter graduellement la dose jusqu'à quatre verres par jour, bains mitigés, puis bains sulfureux à 32 degrés centigrades et de quarante-cinq minutes ; lotions deux fois par jour sur le visage avec l'eau de la même source, coupée par moitié avec de l'eau ordinaire, une alimentation légèrement tonique, et toutes les semaines un purgatif, si l'eau ne déterminait pas de diarrhée.

Cette dame prit ainsi vingt et un bains; l'amélioration se fit sentir dès le huitième jour, les squames tombèrent, l'écoulement séro-purulent cessa, il restait encore une tuméfaction de la peau avec œdème du tissu cellulaire sous-jacent.

Douches fines en arrosoir sur les parties malades.

L'œdème diminue sans disparaître entièrement; cette dame quitte les eaux, et, à son départ, l'eczéma avait la forme sèche. Elle revint à Enghien au mois de juillet 1852; il ne lui restait à cette époque qu'un peu d'œdème du pavillon et du lobule de l'oreille. Madame M... prit cette année les eaux en plus grande quantité que l'année précédente; elle fit simultanément usage des bains et des douches, et au bout d'un mois il ne restait plus aucune trace de la maladie.

Obs. XIX. — *Dartre squameuse humide.* — Madame X..., âgée de soixante ans, issue de parents très sains, est elle-même d'une excellente santé : comme antécédents, nous ne trouvons à noter qu'une pneumonie datant du printemps, dont elle est parfaitement remise. Réglée jusqu'à l'âge de quarante-huit ans, elle a perdu tout à coup, sans éprouver le moindre malaise. Son mari était atteint d'une maladie semblable à la sienne, mais beaucoup plus intense; car chez lui elle avait envahi presque toute la surface du corps, à l'exception du visage. Madame X... n'a pas cessé de cohabiter avec lui et de lui rendre les soins les plus assidus : elle le perdit il y a quinze ans, et, à dater de cette époque, les premiers symptômes d'eczéma se montrèrent chez elle. La maladie est bornée aux mains, aux

poignets et aux régions inguinales ; elle s'accompagne
de démangeaisons intolérables, surtout dans ces dernières parties. Madame X... n'a suivi jusqu'alors aucun
traitement rationnel ; elle n'a employé que des moyens
palliatifs : elle se décida, d'après les conseils de son
médecin, à venir aux eaux d'Enghien ; elle y arriva au
mois de juin 1851. A ce moment, l'eczéma était tout à
fait desséché aux mains et aux poignets; aux régions
inguinales il avait conservé la forme humide. Pendant
l'hiver, les mains se fendillent, se crevassent et sont
tellement douloureuses, qu'il est impossible à cette
dame de s'en servir. Pas de symptômes du côté du canal
intestinal ; toutes les autres fonctions sont régulières.
Pas de suppression de transpiration antérieure.

Traitement. — Deux verres d'eau de la source
Deyeux, un bain sulfureux tous les jours à 32 degrés
centigrades et de quarante-cinq minutes avec addition
de gélatine; application de linges imbibés d'eau sulfurée coupée sur les régions inguinales.

Madame X... suivit ce traitement pendant deux mois,
et éprouva une amélioration notable; l'eczéma disparut des régions inguinales, et n'existait plus qu'aux
poignets. Nous conseillâmes à cette dame, deux mois
après avoir quitté les eaux, de se mettre à un traitement dépuratif et de revenir l'année suivante. Elle revint, en effet, à Enghien, en juin 1852; la maladie
n'avait pas reparu aux régions inguinales, mais elle
existait encore aux mains, moins intense cependant
que les années précédentes. Madame X... suivit le même
traitement pendant deux mois, et nous quitta une seconde fois sans être parfaitement guérie. Nous avons
pu, chez cette dame, constater les effets consécutifs

des eaux, car, en ce moment, elle est parfaitement
guérie.

OBS. XX. — *Dartre squameuse humide de l'anus et de
la vulve. Guérison.* — Madame de L..., âgée de soixante-
deux ans, d'un très bon tempérament, a joui, jusqu'à
l'âge de cinquante-deux ans, d'une excellente santé.
Aucun de ses ascendants n'a eu de maladie semblable
à la sienne. Elle a seulement donné, pendant dix-huit
mois, des soins à son mari atteint d'une affection cutanée à peu près générale, et a cohabité avec lui jusqu'au dernier moment. Il y a dix ans qu'elle éprouva
les premiers symptômes. Elle eut d'abord une éruption
eczémateuse à l'un des bras qui se dissipa par l'application de diverses pommades, puis l'autre bras fut atteint, et le même traitement fut employé avec succès.
Il y a deux ans, elle ressentit des démangeaisons à
l'anus, et bientôt se développa une éruption semblable
à celle des bras, qui s'étendit à la vulve, à la partie
interne des cuisses, et causait à madame de L...
un prurit intolérable. Des lotions, des fumigations de
toute espèce, un traitement des plus rationnels avaient
été employés sans succès par son médecin, le docteur
Legendre, qui lui conseilla de prendre les eaux d'Enghien. Madame de L... y arriva le 6 septembre 1852, et
nous constatâmes un eczéma aux parties sus-indiquées.
Cette dame, douée d'un tempérament éminemment
nerveux, fut soumise d'abord à l'action de bains mitigés
avec addition d'amidon, puis plus tard à des bains sulfureux à 32 degrés centigrades. Le prurit, que cette
dame ressentait, augmenta pendant les dix premiers
bains; nous employâmes sans succès une pommade
composée de camphre et de laudanum, puis une so-

lution de bichlorure de mercure qui calma momentanément et qui bientôt aussi fut impuissante. Madame de
L... avait pris alors quinze bains lorsque nous lui conseillâmes de faire usage de douches fines en arrosoir
à 25 degrés centigrades. Le prurit cessa comme par
enchantement, l'irritation de la peau se modéra et il se
fit une amélioration notable. A la date du 20 septembre,
la guérison était presque complète. Notre ami, le docteur Legendre, nous a assuré que madame de L...
s'était fort bien trouvée des eaux.

OBS. XXI. — *Dartre squameuse humide de la face et
du cuir chevelu.* — Madame B..., âgée de cinquante-
trois ans, d'une bonne constitution, n'est plus réglée
depuis l'âge de trente-sept ans. Son mari a été atteint
d'une affection semblable à la sienne et dont il s'est
parfaitement guéri par l'usage des eaux d'Enghien.
L'eczéma, chez cette dame, s'étend à la moitié de la
face droite, à l'oreille, au conduit auditif, ce qui occasionne un peu de surdité, et au cuir chevelu ; la maladie
est très intense, l'oreille est doublée de volume, la peau
est tuméfiée, œdémateuse, et le siége d'un prurit et
d'une exsudation considérable.

Traitement. — Quatre verres d'eau de la source
Deyeux. Bain à 32 degrés centigrades et de quarante-
cinq minutes, en même temps douché en arrosoir sur
les parties malades, lotions trois fois par jour avec l'eau
sulfurée coupée par moitié avec l'eau ordinaire.

Madame B... suivit ce traitement depuis le 17 août
1852 jusqu'au 25 septembre, le prurit et l'exsudation
séreuse augmentèrent dans les premiers temps, puis
peu à peu ces symptômes s'amendèrent, l'œdème diminua, l'oreille recouvra sa souplesse, et l'ouïe sa net-

teté. Cette dame quitta Enghien complétement guérie.
C'est un des exemples les plus frappants de guérison
rapide que nous ayons observés.

Obs. XXII. — *Dartre squameuse sèche.* — Madame
D.., âgée de quarante ans, d'une excellente constitution,
parfaitement réglée, est affectée depuis deux ans d'un
eczéma qui a envahi la partie antérieure de l'articulation
huméro-cubitale droite, et les régions inguinales où il
est beaucoup plus étendu. Il y a peu de démangeaison,
la maladie a pris la forme sèche ; mais, dès le début, il
n'en était pas ainsi ; c'est sous l'influence de diverses
pommades, de lotions émollientes et d'un traitement
dépuratif à l'intérieur, que la maladie s'est transformée.
D'après les conseils du docteur Patin, de Troyes, cette
dame est venue demander sa guérison aux eaux d'Enghien : elle y arriva le 20 juillet 1851. Nous constatâmes
chez elle un eczéma aux parties indiquées sans grande
rougeur à la peau.

Traitement. — Quatre verres de la source Cotte avec
addition de sirop de gentiane, un bain sulfureux, tous
les jours, de quarante-cinq minutes et à 32 degrés centigrades.

Les eaux déterminèrent d'abord, chez cette dame, un
effet purgatif qui se dissipa pour faire place à de la constipation. Madame D... prit trente bains et nous quitta
complétement guérie ; au printemps de 1852, elle eut
une légère rechute, et quand elle revint à Enghien,
au mois de juillet de cette année, c'était plutôt pour
suivre un traitement préventif, car la maladie n'existait
plus.

Obs. XXIII. — *Eczema impetiginodes.* — M. X...,
âgé de trente-cinq ans, d'un tempérament lympha-

tique, est atteint depuis deux ans d'eczéma compliqué
d'impétigo, siégeant sur le front et les membres supérieurs. Cette maladie n'est pas héréditaire dans sa
famille, elle n'a été précédée d'aucun symptôme gastrique, elle est arrivée lentement, peut-être à la suite
d'un excès de travail ; elle a débuté sur la face, les joues,
puis sur le front, sous forme de petites vésicules remplies
d'abord d'un liquide limpide, puis purulent, accompagnée
de prurit et de tuméfaction de la peau. Lorsque nous
vîmes ce malade, pour la première fois, au mois de
juin 1851, la face, le front, une grande partie des
membres supérieurs étaient recouverts de squames
jaunâtres, molles, croûteuses, et dans quelques parties
on trouvait encore quelques vésicules purulentes. La
peau était tuméfiée, douloureuse, et le siége d'un prurit
incommode ; il n'y avait aucune autre altération dans
la santé.

Traitement. — Six verres par jour de la source
Deyeux, bains d'une heure à 32 degrés centigrades ; les
douches sur le visage et les membres furent associées
aux bains pendant toute la durée du traitement.

Ce malade nous quitta au mois de septembre, sans
être entièrement guéri ; il revint à Enghien au mois de
juin 1852, la maladie n'avait fait aucun progrès ; les
parties, qui, l'année précédente, avaient été améliorées,
avaient conservé cette amélioration ; le même traitement
fut suivi, et cette fois la guérison fut complète.

2° Forme pustuleuse.

Obs. XXIV. — *Acne disseminata.* — M. Del. Q...,
littérateur espagnol, âgé de vingt-cinq ans, d'un tempérament lymphatique, menant une vie extrèmement

régulière, peut-être même trop rigide dans ses habitudes, est atteint depuis un an de pustules d'acné. Ce
jeune homme, chez lequel, d'ailleurs, toutes les autres
fonctions s'exécutent normalement, n'a suivi jusqu'alors
aucun traitement. D'après les conseils de son médecin,
il arriva aux eaux d'Enghien le 20 juillet 1852. Nous
constatâmes, sur son visage, des pustules d'acné à
toutes les périodes, depuis la forme sèche et la desquamation furfuracée, jusqu'à la suppuration et l'indura-
tion. Cette variété d'acné nous parut appartenir à l'*acne
disseminata* ; cependant, en quelques points du visage,
et notamment vers les ailes du nez, plusieurs pustules
récentes et en suppuration présentaient la forme squameuse et croûteuse de l'impétigo. Ce malade fut mis,
dès son arrivée, à l'usage des eaux d'Enghien, et prit
jusqu'à six verres de la source Deyeux, qui amenèrent
un peu de diarrhée, tous les jours un bain à 33 degrés
centigrades, et une douche en arrosoir sur le visage
à 25 degrés ; de plus, soir et matin, des lotions avec
l'eau de la Pêcherie. L'amélioration fut sensible au
bout de quinze jours ; les squames, qui existaient le long
des ailes du nez, tombèrent et ne furent pas remplacées.
Nous engageâmes ce malade à continuer ce traitement
pendant un mois encore, et, après cette époque, la guérison fut complète.

Obs. XXV. — *Acne rosacea* ou *couperose*. — Madame X..., âgée de trente-six ans, parfaitement réglée,
d'un tempérament sanguin, est atteinte depuis trois ans
d'une couperose avec complications de pustules d'*acne
disseminata*. Cette dame, mariée à un négociant, tient
elle-même sa caisse, et par cela même est astreinte à
une vie très sédentaire. Dans sa jeunesse son teint était

pâle, car elle a eu à cette époque des accidents chlorotiques pour lesquels elle a pris diverses préparations ferrugineuses. Le traitement que cette dame a suivi a
consisté en boissons amères, en laxatifs fréquents pour
remédier à une constipation habituelle et en une hygiène très sévère. L'*acne rosacea* occupe principalement
le nez; les régions malaires, le front et les autres parties du visage sont envahies par l'*acne disseminata*.

Madame X... arriva aux eaux d'Enghien le 8 juillet 1852, elle commença par prendre deux verres de la
source Deyeux, et graduellement elle arriva jusqu'à
six, tous les jours un bain sulfureux de quarante-cinq
minutes et à 32 degrés centigrades avec douche en arrosoir sur le visage à 25 degrés. L'eau en boisson ne
détermina pas chez cette dame d'effet laxatif; aussi
fûmes-nous obligés d'avoir recours aux douches ascendantes pour vaincre la constipation. L'amélioration fut
graduelle, les pustules d'*acne disseminata* disparurent
les premières; il restait encore quelques traces de la
couperose lorsque cette dame quitta les eaux, mais
nous pûmes nous assurer plus tard que la guérison
avait été complète.

Obs. XXVI. — *Acne rosacea* et *acne disseminata*. —
Voici un second fait de guérison de couperose. M. P...,
âgé de soixante-dix-huit ans, et à le voir on ne lui donnerait certainement pas cet âge, a toujours été d'une
excellente santé. Depuis un an son visage, habituellement peu coloré, est devenu le siége de rougeurs qui
se sont fixées particulièrement sur le nez, le front et les
régions malaires, et qui s'accompagnent de démangeaisons assez vives. M. P... mène une vie excessivement sobre, et ni lui, ni ses parents n'ont eu d'affec-

tion herpétique; il s'est aperçu depuis quelques années qu'au printemps il lui survenait quelques boutons au visage qui se dissipaient l'été. Un médecin de Nevers, qui lui donne habituellement des soins, a vu dans l'état de M. P..., indépendamment de son affection cutanée, une prédisposition aux congestions vers les parties supérieures; aussi à plusieurs reprises lui a-t-il conseillé une application de sangsues à l'anus qui n'ont produit aucun résultat, des bains d'amidon, un purgatif de temps à autre, des pastilles soufrées, pour combattre à la fois et la constipation habituelle et la disposition herpétique.

M. P... arriva aux eaux d'Enghien le 7 juillet 1851. Il était dans l'état suivant : Rougeur à peu près générale du visage, plus intense cependant au nez, au front et aux joues; dans ces parties la peau est rugueuse, comme hérissée de petites saillies dues à l'injection du tissu réticulaire de la peau. En certains endroits ces aspérités ressemblent à de véritables tubercules; dans d'autres, et ce sont les moins attaqués, il se fait une desquamation furfuracée. Il n'existe aucun symptôme de congestion cérébrale, et à part la constipation habituelle, les fonctions digestives s'exécutent parfaitement. M. P... prit environ trente bains et autant de douches sur le visage, but jusqu'à six verres d'eau par jour. A ces moyens nous ajoutâmes deux douches ascendantes par semaine et de temps à autre un purgatif. Ce traitement fut suivi pendant un mois sans amener une guérison complète. M. P... revint l'année suivante, en juin 1852; l'amélioration qu'il avait éprouvée l'année précédente s'était soutenue, le même traitement fut employé, et cette fois la guérison fut entière.

3° Forme papuleuse.

OBS. XXVII. — *Prurigo formicans.* — M. de A...,
Portugais, âgé de vingt-six ans, d'un tempérament bilieux, a vécu longtemps aux Colonies, et a été atteint
de diverses affections du pays qui ont altéré sa constitution. Depuis qu'il est en Europe, sa santé s'est beaucoup améliorée ; il y a quelques mois, il éprouva à la
peau une vive démangeaison , surtout aux épaules et à
la face externe des membres supérieurs. Il lui semble,
dit-il, avoir des boutons entre cuir et chair ; ce prurit
est précédé d'une sensation de fourmillement incommode. Ce jeune homme est atteint d'un *prurigo formicans*, les bras dans le sens de l'extension sont couverts
de petites papules dont quelques unes ont été déchirées,
et dont l'extrémité est tachée de sang. Les fonctions
digestives se font d'une manière incomplète, la langue
est rouge à la pointe, sa base est couverte d'un enduit
blanchâtre, il y a de l'anorexie et de la constipation.
Avant son traitement, nous conseillons un éméto-cathartique. La médication a consisté en deux verres de
la source Deyeux, en bains avec addition de gélatine.
Sous l'influence de ce régime, continué pendant un
mois, M. A... fut complétement guéri.

OBS. XXVIII. — *Lichen.* — M. D..., âgé de trente-
huit ans, d'un tempérament bilieux , facilement irritable, est atteint depuis deux ans d'un lichen qui a envahi
les membres inférieurs. M. D... se rappelle que son
père a eu une affection semblable, mais qui a paru
beaucoup plus tard que chez lui. Ce lichen a débuté par
un état aigu, qui a été traité par les moyens ordinaires,
et depuis aucun autre traitement n'a été suivi. A la

partie externe et antérieure de la jambe gauche, nous trouvons une réunion de papules enflammées, exhalant une humeur visqueuse qui se concrète en squames très adhérentes ; dans les parties où le lichen a primitivement existé, la peau est épaisse, rugueuse, livide, et le siége d'une exfoliation furfuracée. Chez ce malade il n'y a pas d'altérations des autres fonctions, et sa maladie ne l'a jamais empêché, sauf le temps qu'a duré l'état aigu, de vaquer à ses occupations.

Nous conseillons à M. D... l'eau d'Enghien en boisson, à la dose de six verres, des bains et douches sur les membres. A la suite de ce traitement, commencé le 1er août 1852 jusqu'au 6 octobre, M. D... éprouva une amélioration notable ; nous nous sommes depuis assurés que cette amélioration s'était soutenue, mais que la guérison était encore loin d'être complète.

OBS. XXIX. — *Lichen agrius.* — Madame B..., âgée de cinquante ans, d'un très bon tempérament, n'est plus réglée depuis quelques années. Il y a trois ans que, sans cause connue, il lui est survenu, à la partie interne de la cuisse, une éruption que nous avons reconnue, ainsi que son médecin, le docteur Bergeron, être un *lichen agrius.* Les papules sont rouges, enflammées, et donnent lieu à une exsudation croûteuse qui se concrète en squames que l'on pourrait attribuer à de l'impétigo. Cette dame a pris, il y a deux ans, les eaux de Bagnères de Luchon, qui l'avaient momentanément guérie. Ne pouvant y retourner cette année, le docteur Bergeron lui a conseillé les eaux d'Enghien. Madame B... y arriva dans les premiers jours de juillet 1852 ; elle se dirigea d'abord elle-même, et, soit par le fait de la température ou de la durée des bains, la période d'excitation durait

depuis trois semaines, lorsqu'elle vint nous consulter.
A ce moment il y avait une rougeur livide des parties
et un prurit intolérable. Les douches fraîches furent
employées avec succès; cette dame quitta les eaux au
mois d'août, en voie de guérison. Nous ignorons si la
maladie s'est reproduite.

4° Forme squameuse.

Nous avons recueilli plusieurs faits de pityriasis, que
les eaux d'Enghien ont améliorés, quelquefois guéris,
mais nous manquons de renseignements pour affirmer
que la guérison se soit soutenue. Nous citerons les trois
observations suivantes : l'une d'elles appartient au
pityriasis simplex, les deux autres au *pityriasis versicolor*.

Obs. XXX. — *Pityriasis simplex.* — M. le marquis
de D.., âgé de cinquante-sept ans, d'un tempérament
sanguin, a eu il y a deux ans un écoulement blennorrhagique, qui a duré plusieurs mois, sans laisser aucune
trace. Peu de temps après sa disparition, il s'est développé, sur le cuir chevelu et le visage, une affection
squameuse qui n'est autre qu'un pityriasis. En effet,
la peau a conservé sa couleur normale au visage ; elle
est seulement un peu rugueuse, et le moindre frottement fait détacher de petites écailles blanchâtres, analogues au son. Le pityriasis a envahi le cuir chevelu
et occasionné l'alopécie, les sourcils, la barbe ; et l'action
du rasoir détermine un prurit et une cuisson douloureuse. M. de D... a pris en 1849 les eaux de Schinsnach
et de Loueche, qui ont fait complétement disparaître
cette dartre furfuracée, mais elle est revenue au printemps, à la suite des fatigues de l'hiver.

Les eaux d'Enghien ont été administrées en bains généraux et en douches locales sur le visage. Après un mois de traitement, M. D... était complétement guéri. Nous ignorons si la guérison s'est maintenue.

Obs. XXXI. — *Pityriasis versicolor.* — M. de M..., âgé de cinquante-deux ans, d'une bonne constitution, dans laquelle cependant on reconnaît la prédominance du tempérament lymphatique, est atteint depuis dix ans d'une affection herpétique, qui nous paraît appartenir au *pityriasis versicolor.* Ce malade porte sur le cou, la poitrine et les épaules, des taches irrégulières, de grandeur variable, d'une couleur jaunâtre, qui contrastent avec la blancheur des parties voisines. Ce malade nous a assuré n'avoir jamais eu d'affection syphilitique ; du reste, ces taches n'ont d'analogie, avec les syphilides, que par la couleur ; elles sont exemptes de démangeaison ; le frottement exercé sur elles détermine la chute d'une poussière analogue au son. M. de M... a joui jusqu'alors d'une santé parfaite ; ses fonctions digestives sont normales, il a remarqué seulement que ses urines étaient fortement chargées d'acide urique. Cette cause est due, sans doute, à son alimentation, qui est très confortable. L'année dernière, M. de M... a pris les eaux du Vernet, les taches ont disparu, mais elles sont revenues l'année suivante ; aussitôt qu'il est dans le bain, ces taches rougissent et il y ressent un prurit incommode.

M. de M... fit usage, pendant deux mois, des eaux d'Enghien, prit graduellement jusqu'à six verres d'eau par jour, qui amenèrent un effet purgatif passager, des bains sulfureux à 32 degrés centigrades et de soixante minutes. Les taches disparurent complétement, vers le quinzième bain, et elles n'ont pas reparu.

OBS. XXXII. — *Pityriasis versicolor.* — Mademoiselle L..., âgée de dix-huit ans, d'un tempérament lymphatique, bien réglée, se rappelle avoir eu, il y a six
ans, des douleurs gastralgiques. Elle est issue de parents très sains, qui n'ont eu aucune affection herpétique. Depuis cinq ans il lui est survenu au visage et sur
les épaules des taches irrégulières, de couleur jaunâtre,
qui rougissent au moindre frottement et qui sont le siége
de prurit. Cette jeune personne est très affectée de sa
maladie; l'année dernière elle a pris les eaux d'Aix-en-
Savoie et en est revenue complétement guérie, lorsqu'au printemps suivant, à la suite des fatigues de
l'hiver, la maladie a récidivé. Mademoiselle L... a pris
pendant deux saisons, en 1851 et en 1852, les eaux
d'Enghien. A la première, la maladie avait disparu ;
nous engageâmes la malade à se mettre pendant l'hiver
à un régime dépuratif. Quand elle revint en 1852, il
restait encore des traces légères de cette éruption que
les eaux firent complétement disparaître. La guérison
s'est maintenue.

OBS. XXXIII. — *Psoriasis inveterata.* — M. H...,
âgé de cinquante ans, d'un tempérament lymphatico-
nerveux, est depuis trente ans sous l'influence d'une
diathèse herpétique, héréditaire, du reste, dans la famille, et qui par suite de divers traitements a disparu
plusieurs fois pour reparaître ensuite. M. H... a pris
les eaux d'Aix-la-Chapelle, de Schinsnach, et en a
éprouvé le plus grand bien ; mais le défaut de soins ultérieurs, le travail, les fatigues de toute espèce ont
contribué à la réapparition de la maladie. Ce malade
est habituellement constipé, il a des hémorrhoïdes in-

ternes, et les efforts de défécation ont amené chez lui
un prolapsus du rectum; il est de plus sujet à des migraines violentes.

M. H..., sur l'invitation de son médecin, a pris, il y
a trois ans, les eaux d'Enghien dont il a ressenti de
bons effets. Voici son état actuel : autour du genou, et
sur la partie externe de la jambe gauche, la peau est
rouge, recouverte de squames épaisses, croûteuses en
quelques endroits, et se détachant en écailles furfura-
cées dans les sillons que forment les plis de la peau, surtout autour du genou; sur la jambe, les téguments sont
rouges, et de distance en distance on retrouve ces
squames épaisses que l'on a comparées, avec juste raison,
à une écorce d'arbre; sur les membres supérieurs, il y
a des traces anciennes de cette maladie.

M. H... fut mis au régime des eaux sulfurées pendant six semaines; nous ajoutâmes l'iodure de potassium à l'intérieur qui nous a paru avoir une grande
action pour rétablir les garde-robes naturelles. L'amélioration fut très prompte chez ce malade; il nous quitta
à peu près complétement guéri, mais nous craignons
que la guérison ne se soit pas soutenue.

A côté de ces observations, nous placerons une affection de la substance unguéale qu'il nous a paru, dans
l'état actuel de la science, difficile de rattacher à une
maladie connue, et que nous sommes portés à ranger
dans la classe des affections squameuses.

Obs. XXXIV. — *Maladie de la substance unguéale.*
—Madame X..., âgée de trente-six ans, nous a été
adressée par le docteur Leudet, de Rouen. Elle est
affectée depuis près de deux ans d'une maladie singulière des ongles. Cette dame, d'une excellente santé

18

habituelle, n'a eu aucune affection de la peau, et ne se rappelle pas que ses parents en aient jamais eu. C'est surtout à l'approche de l'hiver qu'elle souffre, et la maladie signale son apparition par les phénomènes suivants : C'est d'abord une vive douleur dans la pulpe des doigts, s'accompagnant de chaleur, de tuméfaction, de sensation de battement à l'intérieur tels, qu'elle croit avoir un panaris; plusieurs fois même elle a demandé qu'on lui fît des incisions qui n'ont donné issue qu'à du sang. Ce gonflement se dissipe, puis l'ongle perd sa transparence, s'épaissit et s'exfolie. Cette altération ne se remarque que dans la partie libre de l'ongle, la portion adhérente à la matrice conserve sa couleur rosée. Quand cette dame arriva à Enghien, les ongles étaient épaissis, opaques et se détachaient en espèces de squames. Nous n'avons constaté cette maladie qu'aux ongles des mains, ceux des orteils en étaient exempts. Nous essayâmes chez cette dame, et sans grand espoir, les eaux sulfurées, mais nous ne pûmes constater leur entière efficacité; cette dame partit dans un état d'amélioration : nous ignorons si la maladie s'est reproduite les autres hivers avec la même intensité.

Telles sont les diverses affections de la peau qui se sont présentées à notre observation; quelques unes ont été guéries, les autres seulement améliorées. Ceci n'implique ni la guérison, ni l'amélioration des autres malades dont nous n'avons pas donné l'observation, car il en est parmi eux qui n'ont retiré aucun bénéfice des eaux; nous devons dire cependant qu'en général les eaux d'Enghien ont eu sur les dermatoses que nous avons observées, une action efficace, et que les cas rebelles ont été les plus rares.

Il est une remarque que nous soumettons à l'appréciation des dermatologistes, c'est que certains individus
ont été atteints d'affections cutanées, sans que l'hérédité
ni aucune autre cause constitutionnelle nous en ait
expliqué la présence ; nous avons souvent rencontré,
comme cause occasionnelle, la cohabitation prolongée
avec un individu depuis longtemps malade, comme
par exemple, entre mari et femme. Ne serait-ce qu'une
simple coïncidence? Nous ne possédons pas des renseignements suffisants, ni des faits assez nombreux
pour juger cette question, mais nous ne pouvions la
passer entièrement sous silence, car plusieurs fois elle
s'est présentée à notre observation.

Peut-être eût-il été préférable de parler ici de certaines maladies dont la cause initiale nous a paru devoir
être rapportée à la diathèse herpétique ; mais nous
avons craint d'introduire de la confusion dans le cadre
nosologique que nous nous sommes tracé. Nous avons
préféré étudier l'élément diathésique, et quoiqu'il soit
difficile, dans l'état actuel de la science, de saisir le rapport entre les diathèses et les maladies dominantes, on
ne peut se dissimuler que ce ne soit un fait qui ait sa
valeur. Nous y attachons pour notre part une certaine
importance, et souvent il nous est arrivé, sur ce simple
indice, de conseiller à des malades les eaux sulfurées,
dans des affections qui, au premier abord, paraissaient
en contre-indiquer l'usage. Nous avons eu souvent à
nous applaudir de cette méthode ; aussi dans les observations qui suivront, nous aurons le soin de mettre en
relief l'élément diathésique et les indications thérapeutiques auxquelles l'étiologie des maladies nous a
conduits. Ce que nous disons ici, à propos de la dia-

thèse herpétique, s'applique également aux autres diathèses.

Des observations qui précèdent, nous concluons :

1° Que les eaux d'Enghien jouissent d'une efficacité réelle dans certaines maladies de la peau ;

2° Que les maladies qui sont le plus facilement guéries, ou améliorées par elles, se rapportent principalement aux formes vésiculeuse et pustuleuse, et que la forme squameuse est une des plus rebelles à leur action ;

3° Que les eaux d'Enghien sont employées, avec d'autant plus d'avantage, dans les affections herpétiques, qu'elles sont administrées aussitôt après la période aiguë.

5° Diathèse rhumatismale.

Douleurs rhumatismales chroniques. — Les eaux d'Enghien, dans les rhumatismes chroniques, n'ont pas, comme dans les affections cutanées, la même action sur la surface tégumentaire. Cependant, chez certains individus qui ont eu autrefois des maladies de peau, il se produit, sous l'influence des eaux, une éruption qui a souvent quelque analogie avec celle d'autrefois. Les eaux sulfurées déterminent rarement chez les rhumatisants une augmentation de la maladie locale, c'est-à-dire qu'elles n'exaspèrent pas les douleurs, elles les calment au contraire ; ainsi nous avons souvent vu des douleurs rhumatismales très vives être facilement dissipées par l'administration d'une douche. Nous n'avons signalé la réapparition de douleurs subaiguës que chez ceux qui, n'étant pas actuellement atteints de rhumatisme, ne viennent aux eaux que pour y suivre un traitement préventif, et encore ce fait est-il assez rare ; ce qui se rencontre le plus fréquemment, c'est une excitation générale que nous signalerons plus loin. Mais, si les eaux sulfurées n'agissent sur l'état local que comme calmant ou modificateur de la douleur, elles agissent d'une manière plus générale en provoquant tantôt des sueurs ou des urines abondantes, tantôt de la diarrhée. Si nous rapprochons ces phénomènes, qui, dans certains cas, constituent de véritables crises, des causes que l'on attribue aux rhumatismes chroniques, nous voyons que c'est souvent à la suite de refroidissements subits ou de modifications dans les sécrétions habituelles qu'apparaissent les douleurs ; aussi doit-on considérer la réapparition de ce qui constituait autrefois l'état normal comme d'un bon augure pour la guérison. Chez certains sujets on n'observe pas ces crises, et l'influence des eaux se traduit par une excitation générale, quelquefois un état fébrile souvent compliqué d'embarras gastrique.

Les eaux d'Enghien, dans les rhumatismes chroniques, sont administrées sous toutes les formes, en boisson, en bains et en douches. Chez les individus dont la peau est habituellement sèche, rude, il est bon de commencer le traitement par un bain de vapeur, afin de mettre la peau dans les meilleures conditions possibles d'absorption. Suivant les effets que l'on désire obtenir, les douches et les bains sont employés seuls ou concurremment dès le début du traitement. Si les douleurs se portent facilement d'un endroit à un autre, si elles occasionnent plutôt de la gêne qu'une douleur véritable, si elles affectent un individu nerveux ou lymphatique, les bains seront employés de préférence. Si, au contraire, la douleur a son lieu d'élection, si elle est fixe et continue et qu'elle siége sur une personne peu irritable de sa nature, on aura recours aux douches dès le commencement du traitement. La température du bain devra être de 30 à 35 degrés centigrades : elle variera du reste suivant les conditions atmosphériques. Quant à la douche, nous préférons la donner graduellement refroidie, c'est-à-dire commencer à 30 degrés centigrades par exemple et abaisser successivement chaque jour la température d'un ou deux degrés, et la faire suivre de frictions sur la peau, soit avec la main, soit avec une brosse de flanelle (1). Avec la douche tempérée ou froide, la réaction est plus lente à se produire, et le malade sent le besoin, pour l'activer, de faire un certain exercice ; elle n'est pas pour lui une cause débilitante comme le serait la douche chaude ou de vapeur. Quel que soit le point affecté, la douche, dans ce cas, doit être générale ; il faut éviter de la circonscrire dans la partie malade ; car, pour peu qu'elle ne soit pas donnée avec toutes les précautions convenables, on pourrait déterminer, dans un rhumatisme articulaire, par exemple, des désordres qu'il est important d'éviter. La douche générale et graduellement refroidie a encore, selon nous, un avantage, c'est d'agir et comme révulsif et comme moyen perturbateur de la douleur.

Enfin, si les bains et les douches sont concurremment employés, la douche sera donnée à la température du bain.

(1) On ne saurait avoir plus d'égards et en même temps plus d'habileté dans les soins que rendent aux malades M. et Mme Théodore, doucheurs de l'établissement. C'est une justice qu'il nous est d'autant plus facile de leur rendre ici publiquement, que nous ne sommes que l'écho des malades.

Les individus affectés de douleurs rhumatismales ont l'habitude de se couvrir de flanelle : nous ignorons si cette précaution les a jamais préservés; mais, selon nous, elle a l'inconvénient de s'opposer à l'élimination qui se fait à la surface de la peau, et de déplacer des transpirations habituelles. Nous avons observé en effet, chez des rhumatisants, la disparition de sueurs partielles et habituelles sous l'influence de la flanelle appliquée directement sur la peau.

Cette habitude rend d'ailleurs les malades beaucoup plus susceptibles aux variations atmosphériques et plus aptes à contracter de nouvelles douleurs. Quand il n'y a pas d'inconvénient, nous leur conseillons de rompre cette habitude, afin de restituer à la peau toute sa faculté d'élimination; du reste, ce changement ne doit être opéré qu'après s'être entouré des précautions convenables.

Obs. XXXV. — *Rhumatisme articulaire chronique.* — M. X..., âgé de dix-huit ans, d'un tempérament lymphatique, est, depuis son enfance, sujet à des douleurs rhumatismales non héréditaires. Ce jeune homme n'a pas eu d'affection herpétique, et se trouve dans de très bonnes conditions hygiéniques. Au mois de novembre 1850, il a éprouvé une attaque de rhumatisme aigu, qui successivement a envahi toutes les articulations, et a nécessité pendant quatre mois le séjour au lit. Il a été traité par des émissions sanguines répétées qui ont altéré sa constitution. En ce moment, il est un peu anémique; à l'auscultation nous constatons un bruit de souffle au premier temps, ce qui fait supposer qu'il y a eu endocardite, et ce qui justifie l'énergie du traitement. Du reste, ce jeune homme est assez bien portant, ses fonctions s'exécutent parfaitement, sauf un peu de constipation. Ce malade arrive aux eaux d'Enghien le 31 juillet 1851. En raison de l'état du cœur, nous lui conseillâmes une grande prudence dans l'emploi des eaux; il prit seulement un bain tous les deux jours pendant les quinze premiers jours, et ne but que deux verres d'eau dans les vingt-quatre heures. Vers la fin du premier septénaire, il ressentit de légères douleurs dans les articulations des membres inférieurs, notamment du côté droit, et en même temps il eut une diarrhée qui nous obligea à suspendre l'eau en boisson pendant quelques jours. Plus tard elle fut reprise et portée graduellement jusqu'à quatre verres, les bains furent alternés avec des douches à 30 degrés, et baissés successivement jusqu'à 20 degrés centigrades. Sous l'influence de ce traitement, les douleurs se dissipèrent, et, après six semaines, M. X... avait repris un peu d'embonpoint et semblait revenir à un état de santé parfaite.

Obs. XXXVI. — *Douleurs rhumatismales articulaires chroniques.* — Mademoiselle X... nous a été adressée par le docteur Henri Roger. Elle est âgée de treize ans et demi; son père a eu autrefois des douleurs musculaires. La première attaque remonte à trois années; elle s'est accompagnée de fièvre sans lésion du cœur, et a duré deux mois. En novembre 1850, seconde attaque, qui a présenté les mêmes phénomènes et la même durée. Cette jeune fille est réglée : avant l'apparition des menstrues, elle avait une leucorrhée qui a complétement cessé; ses fonctions digestives sont lentes, il y a de la constipation, et le moindre exercice la fatigue. Quand mademoiselle X... arriva aux eaux d'Enghien, le

4 août 1851, il existait encore des douleurs au niveau
des articulations, qui étaient un peu empâtées. Les eaux,
au bout de quelques jours, déterminèrent une courbature générale avec fièvre, qui se termina par une diurèse abondante. Le traitement consista en deux verres
d'eau de la source Cotte; un bain tous les jours de
quarante minutes, à 32 degrés centigrades, puis des
douches générales en arrosoir, graduellement refroidies. Cette jeune fille quitta les eaux le 10 septembre
dans un état de guérison à peu près complète : les douleurs avaient disparu, mais elle était encore dans un
certain état d'atonie qui a dû se dissiper.

Obs. XXXVII. — *Douleurs rhumatismales musculaires.* — M. T..., âgé de cinquante-cinq ans, cultiva-
teur, d'une excellente constitution, est atteint, depuis deux ans, de douleurs rhumatismales dans les
extrémités inférieures, qui rendent la marche à peu près
impossible, et que la chaleur du lit exaspère. M. T...
n'a jamais eu d'affection vénérienne. Il y a deux mois,
il lui est survenu un œdème de la jambe gauche : en
fait de traitement, il n'a employé que quelques frictions
stimulantes. Les fonctions s'accomplissent régulièrement; cependant M. T... a remarqué que sa transpiration cutanée était autrefois plus active, et que, depuis l'apparition de ces douleurs, elle est presque nulle.
Lorsque nous vîmes pour la première fois M. T..., c'était
au mois de juillet 1852; nous constatâmes la presque
impossibilité dans laquelle il était de marcher sans éprouver de vives souffrances : outre l'œdème existant à la
jambe, il y avait quelques papules de lichen dues probablement aux frictions irritantes qui avaient été faites
sur cette partie. Nous conseillâmes à ce malade deux

verres d'eau d'Enghien avec le sirop de fumeterre, un
bain d'une heure tous les jours, à 32 degrés centigrades.
L'amélioration se fit sentir dès les premiers jours : le
malade avait recouvré son sommeil, il pouvait marcher
avec le secours d'une canne; l'éruption dont la jambe
était le siége s'était étendue, et ne lui causait d'autre
inconvénient qu'un prurit léger ; de la gélatine fut ajoutée aux bains, et l'éruption disparut sous l'influence de
douches locales. M. T... resta cinq semaines à Enghien,
et partit en conservant seulement encore un peu d'œ-
dème.

Obs. XXXVIII. — *Douleurs rhumatismales chroniques, phlébite antérieure.* — M. D..., âgé de cinquante-
cinq ans, d'une bonne constitution, épuisé par des
travaux de cabinet, éprouve, depuis plusieurs années,
des douleurs rhumatismales, le plus souvent erratiques,
mais qui quelquefois se fixent de préférence dans la
région lombaire; elles sont telles qu'elles tiennent le
malade courbé et qu'il lui est impossible de se redresser
sans grandes souffrances. Le rhumatisme affecte les
articulations, les ligaments des vertèbres lombaires, et
les articulations sacro-iliaques. Il y a environ deux
mois, les douleurs s'étaient fixées sur le membre inférieur gauche et elles résidaient plutôt dans les muscles
que dans les articulations. Le docteur Gillette, qui donnait ses soins à M. D..., fit appliquer des ventouses
scarifiées qui amenèrent une inflammation de la peau,
puis une phlébite de la saphène et par suite un œdème
qui fut combattu par l'immobilité et un bandage com-
pressif.

Nous vîmes M. D... pour la première fois le 7 juin
1852. L'œdème du membre existait encore, sa consti-

tution avait été affaiblie par un séjour au lit de deux mois, le lumbago était revenu, et rendait la marche très difficile. Les eaux d'Enghien nous parurent être ici doublement indiquées. Elles devaient, en boisson, remédier à l'atonie générale, en bains et douches elles devaient attaquer l'élément rhumatismal dominant. A la date du 30 juin, l'amélioration était manifeste, elle avait été précédée d'une légère réaction fébrile et d'une diarrhée qui avait entraîné la suspension momentanée du traitement. A dater de cette époque, nous conseillâmes à M. D... des douches en arrosoir sur les lombes et sur la portion du membre qui était œdémateuse ; ce ne fut qu'à l'aide de ce moyen que nous triomphâmes complétement de cette douleur lombaire si rebelle. M. D... quitta les eaux le 22 juillet : il pouvait alors se tenir très droit, marcher longtemps sans éprouver de fatigue ; à son départ, il y avait encore un peu d'œdème pour lequel nous l'engageâmes à porter un bas lacé.

Obs. XXXIX. — *Rhumatisme articulaire chronique, purpura hemorrhagica antérieur.* — M. B..., âgé de cinquante ans, est d'une constitution délicate. Comme antécédents, nous noterons une disposition au coryza et un pourpre hémorrhagique dont il est parfaitement rétabli. M. B...,a le thorax mal conformé, du reste rien n'annonce chez lui une maladie des organes thoraciques. Depuis plusieurs années il est atteint de douleurs rhumatismales qui ont envahi particulièrement les muscles des deux bras, et qui, enfin, se sont fixées sur l'articulation tarso-métatarsienne du pied gauche, et les articulations phalangiennes de la main du même côté. On remarque, en effet, sur les doigts de la main gauche, au niveau des articulations, une certaine tuméfaction, la peau est lisse et comme œdémateuse, les doigts se fléchissent difficilement et ce n'est qu'avec peine qu'ils se prêtent aux mouvements qu'on leur imprime. Les douleurs que M. B... éprouve sont légères, jamais il n'a eu dans les pieds ni dans les mains de douleurs circonscrites, lancinantes, qui pourraient faire croire à une affection goutteuse; les fonctions générales s'accomplissent très régulièrement. De même que, dans la précédente observation, les eaux d'Enghien devaient avoir ici une double action, d'abord sur l'état général, et ensuite sur l'état local. La crise qu'elles déterminèrent se fit principalement sur la peau, à la suite des bains et des douches combinées; ce fut une sueur abondante qui dura douze heures et qui se manifesta le huitième jour du traitement. A part cela, M. B... supporta facilement les eaux, il ne prit à l'intérieur que quatre verres par jour; arrivé le 4 juin, il partit le 6 juillet dans un état presque complet de guérison : l'œdème avait disparu, il ne restait plus qu'un peu de roideur dans les mouvements des doigts.

Obs. XL. — *Rhumatisme musculaire chronique. Affection herpétique antérieure.* — Le colonel de Saint-L..., âgé de soixante-quinze ans, a fait toutes les campagnes de l'empire, et malgré les fatigues de toute espèce qu'il a endurées, il jouit d'une assez bonne santé. M. de L... a toujours mené une vie très sobre, il mange peu et avec appétit, seulement il s'est aperçu depuis quelque temps d'une lenteur dans ses digestions, de rapports gazeux, qui, lorsqu'ils sont évacués, le soulagent. Etant plus jeune, il avait des hémorrhoïdes fluentes : il était, disait-il, réglé comme

une femme, et lorsque ces hémorrhoïdes vinrent à se
supprimer, elles furent remplacées par des épistaxis fréquentes, auxquelles succéda une affection dartreuse de
la main droite. Cette dartre lui occasionnait peu de
démangeaison ; de temps à autre elle rougissait et disparaissait en laissant, après elle, une desquamation furfuracée. Alibert, qui lui donnait alors des soins, lui conseilla, pendant qu'il était en garnison à Toulouse, de
prendre les eaux de Bagnères de Luchon, qui le guéri-
rent entièrement ; mais la maladie ne s'était que déplacée,
bientôt après, il éprouva du prurit aux membres inférieurs, suivi d'une éruption lichénoïde, pour laquelle il
prit quelques boissons amères, et qui se dissipa. C'est
après la guérison de ce lichen que M. de L... s'aperçut
que ses digestions étaient pénibles, et la transpiration
cutanée plus difficile ; enfin, des douleurs se manifes-
tèrent dans la continuité des membres inférieurs. Nous
ne doutâmes pas que les symptômes observés chez
M. de L.., du côté de l'estomac, que les douleurs rhumatismales musculaires ne fussent liées à la disparition
de l'ancienne affection herpétique ; nous lui conseillâmes
donc les eaux d'Enghien, tant en bains qu'en boisson.
Vers le neuvième bain, il se manifesta à la peau une
véritable poussée, précédée d'un état fébrile avec embarras gastrique, analogue à celui qu'on rencontre dans
la période prodromique des fièvres éruptives. Cette
éruption, papuleuse en certains endroits, vésiculeuse
dans d'autres, siégeait principalement sur la poitrine,
le dos et les membres, et causait au malade un prurit
intolérable. Nous suspendîmes les bains sulfureux,
nous les remplaçâmes par des bains simples ; cette éruption dura environ huit jours, et lorsqu'elle fut dissipée

M. de L... disait qu'il ne s'était jamais si bien porté. Malgré son grand âge, il faisait de longues promenades à pied, sans éprouver ni fatigue ni douleur ; ses fonctions digestives étaient rétablies. Ce malade quitta les eaux, le 20 septembre, après avoir pris vingt bains et quinze douches.

Enfin nous avons eu, deux fois seulement, l'occasion d'administrer les eaux d'Enghien pour des accidents dyspeptiques, qui nous ont paru avoir pour cause un principe rhumatismal. Les eaux en boisson, dans les deux cas, n'ont pas été supportées, nous n'avons fait usage que des bains et des douches générales ; quant à la constipation, qui accompagne ordinairement cet état rhumatismal de l'appareil digestif, nous en avons triomphé au moyen des douches ascendantes.

Des observations qui précèdent il résulte pour nous :

1° Que les eaux d'Enghien conviennent dans les douleurs rhumatismales chroniques, et surtout dans les rhumatismes de nature musculaire ;

2° Qu'elles doivent être employées avec grande réserve chez ceux qui, ayant eu précédemment des rhumatismes avec complication d'endocardite, conservent encore, du côté du cœur, des signes qui indiquent que la maladie n'est pas complétement disparue.

6° Diathèse goutteuse.

Si dans le traitement du rhumatisme chronique on retire de bons résultats de l'administration des eaux d'Enghien, il n'en est pas de même dans la goutte. On eût pu penser *a priori*, d'après le mode d'action des eaux sulfurées, qu'elles ne devaient être d'aucun

avantage dans cette maladie ; nous avons été heureux
que l'observation directe nous ait mis à même d'en
constater les effets sur des personnes venues à Enghien
plutôt d'après leur propre inspiration que d'après les
conseils de leur médecin, et qui ont voulu expérimenter
sur elles-mêmes l'action des eaux. Nous avons précédemment constaté que les eaux d'Enghien, dans les
rhumatismes chroniques, agissaient, en général, comme
calmant, ou comme modificateur de la douleur, et s'il
arrivait qu'elle reparût momentanément à un état subaigu, c'était plutôt quand le malade suivait un traitement
préventif que lorsqu'il se présentait avec un rhumatisme existant. Nous avons signalé ce fait, plutôt comme
exception que comme règle ; dans la goutte, c'est le
contraire qui arrive. Un seul bain suffit souvent pour
déterminer une attaque très intense, non seulement sur
les parties extérieures, qui en sont le siége le plus habituel, mais aussi sur les organes les plus importants à la
vie. Il nous restait un doute, qu'un fait est venu éclaircir,
c'était le cas où la goutte se trouverait compliquée d'une
affection dartreuse. Nous pensâmes que dans ce cas, en
administrant les eaux avec prudence, nous nous met-
trions à l'abri de nouvelles attaques : nous avons été
trompés dans nos prévisions (observation 43). En
serait-il de même pour le cas où l'élément rhumatismal
compliquerait l'élément goutteux ? Nous l'ignorons, car
nous n'avons observé aucun fait de ce genre. Cette diversité d'action des eaux sulfurées dans le rhumatisme
et la goutte pourrait servir, au besoin, à éclairer le
diagnostic de ces deux affections. Parmi les observations que nous avons recueillies, nous en citerons trois
à l'appui de ce que nous avançons ici.

Obs. XLI. — M. le comte de M... vint à Enghien, au mois de juillet 1850, pour accompagner un de ses fils, auquel les eaux avaient été conseillées par le docteur Jules Guérin. Ayant eu besoin de nos conseils, pour un de ses enfants, M. de M... nous dit être sujet à des attaques de goutte, et nous demanda si les eaux d'Enghien lui seraient utiles. Nous n'hésitàmes pas à répondre qu'elles lui seraient contraires, et nous l'engageâmes à ne pas persister dans l'idée qu'il avait d'en faire l'essai. Malgré notre avis, M. de M... prit un bain sulfureux, y resta trois quarts d'heure et en sortit avec une éruption d'urticaire; le soir même il éprouva une attaque de goutte très violente dans les deux pieds, qui l'obligea à rester au lit pendant douze jours; il n'y eut aucune complication du côté des organes internes.

Obs. XLII. — M. D..., àgé de cinquante ans environ, est depuis longtemps sujet à des attaques de goutte. Il est difficile de rencontrer une diathèse goutteuse plus prononcée. Sur les membres tant supérieurs qu'inférieurs, au niveau des petites articulations, on rencontre des concrétions tophacées; il en existe même sous la peau, dans la continuité des membres et dans diverses parties du corps, aux oreilles et au cou, par exemple. M. D... est venu à Enghien pour y accompagner sa femme à laquelle les eaux ont été prescrites. Malgré les conseils de son médecin, M. D... voulut essayer s'il retirerait quelque avantage des eaux sulfurées, tant en bain qu'en boisson. Il suivit ce traitement pendant une huitaine de jours, et fut pris après d'une attaque de goutte excessivement intense qui se porta d'abord sur les parties le plus habituellement atteintes, telles que les mains, les pieds, mais qui bientôt s'étendit à des or-

gânes plus importants. M. D... chercha d'abord à modérer cette attaque par l'emploi de la teinture de colchique
dont il avait l'habitude; mais la maladie prenant un
caractère de gravité, nous fûmes appelé près de M. D....
Il était dans l'état suivant. La douleur avait disparu des
membres, et s'était fixée derrière le sternum, s'irradiant vers l'épaule gauche et le bras du même côté;
elle augmentait par les mouvements d'inspiration et
par une pression légère sur la région précordiale et
l'épigastre. La respiration était fréquente, anxieuse,
souvent interrompue par des bâillements; l'abdomen
météorisé, la face congestionnée; enfin il y avait
une voussure légère de la région précordiale. Par
la percussion et l'auscultation, nous constatâmes une
matité plus grande, fixée surtout à la partie inférieure, un éloignement des bruits du cœur, une sensation de frottement accompagnant le premier bruit
qui était plus sourd qu'à l'état normal; le second, au
contraire, avait conservé toute sa clarté, le pouls était
petit, concentré et intermittent; enfin tendance à la
syncope. A ces symptômes, on ne pouvait méconnaître
une péricardite.

De concert avec un de nos confrères, il fut convenu
d'agir par des purgatifs sur le canal intestinal, sur
la peau et la sécrétion urinaire, par des révulsifs et des
boissons diurétiques et sudorifiques. Un vésicatoire fut
appliqué sur la région précordiale, il détermina un érysipèle au bras gauche, qui amena à sa suite un gonflement des articulations du coude et du poignet avec des
douleurs bien connues du malade, qui envahirent successivement les membres inférieurs. Dès lors l'accès
de goutte fut régularisé, et suivit sa marche accoutu-

19

mée; le cinquième jour, M. D... ne nous donnait pas d'inquiétudes.

Obs. XLIII. — *Ancienne affection herpétique ; goutte.* — M. X..., âgé de quarante-neuf ans, né de parents non goutteux, doué d'un bon tempérament, éprouve depuis quelques années des accès de goutte qui se fixent de préférence sur le gros orteil de chacun des pieds; ils sont rarement tous deux simultanément atteints : le plus souvent l'accès se dissipe d'un côté avant de paraître de l'autre. Si la goutte n'est pas héréditaire chez M. X..., il n'en est pas de même de l'affection herpétique à laquelle il n'a jamais fait grande attention, et qui, du reste, n'a nécessité aucun traitement sérieux. L'eczéma dont M. X... est atteint occupe la partie antérieure du thorax. Consulté sur son état, nous pensâmes que l'affection cutanée pourrait bien être liée à l'affection goutteuse, et que si l'on parvenait à guérir la première, peut-être se mettrait-on à l'abri de la seconde; nous conseillâmes donc les eaux d'Enghien, en recommandant une extrême prudence, et en avertissant M. X... que probablement les eaux détermineraient chez lui un accès. Nous prescrivîmes donc de prendre de deux en deux jours un bain sulfureux à 32 degrés centigrades, et de quarante minutes au plus. Les trois premiers bains excitèrent légèrement la peau ; nous pensâmes que l'on pouvait sans inconvénient continuer le traitement. Le quatrième bain fut pris ; mais, au lieu d'y rester quarante minutes, M. X..., s'y étant endormi, y resta une heure et demie. Le lendemain, il eut un accès de goutte qui nécessita quinze jours de séjour au lit, mais qui heureusement n'amena aucune complication du côté des organes internes. L'accès se porta sur les pieds, s'accompagna de fièvre les premiers jours, et suivit sa marche habituelle.

Telles sont les observations que nous avons recueillies sur les effets des eaux d'Enghien dans la goutte : ces effets se sont reproduits avec tant de similitude, que nous n'hésitons pas à condamner d'une manière absolue l'emploi des eaux sulfurées dans cette maladie.

CHAPITRE II.

AFFECTIONS CATARRHALES.

Sous cette dénomination nous comprendrons les affections chroniques des membranes muqueuses qui s'accompagnent, suivant le siége, d'une sécrétion soit muqueuse, soit mucoso-purulente. Ce sont, avec les dermatoses, les maladies les plus fréquentes que nous observons à Enghien, et ce sont aussi celles sur lesquelles les eaux sulfurées exercent l'action la plus efficace. Nous n'hésitons pas à dire que nous ne connaissons pas de meilleur mode de traitement des affections catarrhales rebelles ; il n'est pas de malade qui s'y soit soumis qui n'en ait éprouvé l'heureuse influence.

Les eaux d'Enghien, dans les maladies dont il est question, ont une double action évidente ; elles agissent sur l'état général en provoquant un état fébrile passager, et en relevant l'action des organes affaiblis ; sur l'état local en modifiant, puis en faisant disparaître la sécrétion habituelle. Cette double action a lieu, soit simultanément, soit séparément, suivant les individualités morbides. Cependant, chez les sujets où la diathèse her-

pétique vient à compliquer l'affection catarrhale, on
doit considérer comme d'un bon augure la réapparition
de la maladie cutanée ; car certaines phlegmasies chroniques des muqueuses, comme nous le verrons plus
loin, revêtent certaines formes qui ne sont qu'une manifestation de cette même diathèse.

A cette classe de maladies nous rapporterons les
phlegmasies chroniques de la muqueuse des voies
aérienne, génito-urinaire, et digestive. Si, dans les
affections de nature catarrhale, on peut employer avec
impunité la médication sulfurée à haute dose, il est
cependant des cas où il faut savoir se tenir sur la réserve. Nous voulons parler de la complication de l'état
catarrhal avec la diathèse tuberculeuse : celle-ci, en
effet, peut exister, comme nous l'avons dit, sans qu'aucun
signe rationnel en décèle la présence ; il faut alors recourir aux antécédents et à divers symptômes généraux
qui laissent encore l'esprit dans le doute. Eh bien,
c'est dans ces cas douteux qu'il faut être modéré dans
l'emploi des eaux sulfurées. Ce que nous disons ici
s'applique surtout à la bronchite et à la laryngite chronique qui sont plus particulièrement liées à la diathèse
tuberculeuse, et qui souvent forment à elles seules la
période initiale de la tuberculisation. On ne saurait
donc s'entourer de renseignements trop nombreux pour
établir d'une manière aussi certaine que possible le diagnostic, car, en outrepassant la dose d'eau sulfurée,
il ne manquerait pas d'arriver les accidents dont nous
avons parlé à propos des tubercules.

Ces réserves étant faites, le traitement variera suivant la nature, l'étendue de l'affection catarrhale, suivant aussi la manière dont la tolérance s'établira chez

les malades. Nous ne nous étendrons pas ici sur toutes les variétés que peut offrir la médication sulfurée dans ces diverses affections ; nous dirons seulement que, sauf les contre-indications, les eaux seront administrées tant à l'intérieur qu'à l'extérieur.

1° État catarrhal presque général.

Nous ne possédons qu'une seule observation de ce genre.

Obs. XLIV. — *Affection catarrhale des muqueuses nasale, bronchique, intestinale et utérine, compliquées d'affection herpétique.* — Madame de P..., âgée de trente-deux ans, d'un tempérament éminemment nerveux, parfaitement réglée, a joui d'une excellente santé jusqu'en 1849. Depuis cette époque elle est sujette à des coryzas et à des bronchites qui se renouvellent plusieurs fois dans l'année ; elle a, en outre, une leucorrhée abondante, conséquence d'un catarrhe utérin, souvent de la diarrhée, et enfin elle porte, sur la poitrine et le dos, des taches de pityriasis versicolor. Ce qui avait surtout fixé l'attention de son médecin, c'était la ténacité de la bronchite pour laquelle il lui avait conseillé les Eaux-Bonnes, puis celles de Cauterets, dont elle retira les plus grands avantages. Les premières modifièrent considérablement la santé de cette dame, elles firent disparaître la toux et réduisirent la sécrétion bronchique à des proportions insignifiantes. Celles de Cauterets agirent sur l'utérus, dont elles tarirent l'écoulement, et diminuèrent de beaucoup l'engorgement utérin. C'est ce qui résulte, d'une part, d'une consultation écrite du docteur Darralde, et d'une autre du docteur Dupré, qui toutes deux nous ont été communi-

quées. Madame de P..., ne pouvant retourner cette
année aux eaux des Pyrénées, consulta le professeur
Cruveilhier, qui, comme les honorables confrères dont
nous venons de parler, reconnut un état catarrhal général sans traces de tubercules et qui conseilla les eaux
d'Enghien. Voici l'état dans lequel se trouvait madame
de P... à son arrivée le 20 juin 1852 : Maigreur très
grande, constitution délicate, mobilité nerveuse très
prononcée, taches de *pityriasis versicolor* disséminées ;
phlegmasie chronique de presque toutes les membranes
muqueuses, sécrétions anormales de celles du vagin et
de l'utérus, sécrétion moins abondante de celle des
voies aériennes, vitalité du cœur exagérée, phénomènes
hystériques irréguliers, point d'altération du rhythme et
du timbre du murmure respiratoire, point de bruits
anormaux, symptômes de dyspepsie, plus souvent de
la diarrhée que de la constipation, pas d'état fébrile.

L'amaigrissement, le dérangement des fonctions digestives, la toux opiniâtre que présentait madame de P...
suffisaient pour douter que l'on eût simplement affaire
à une affection catarrhale. Aussi nous examinâmes sa
poitrine à plusieurs reprises, et nous restâmes convain-
cus que ces symptômes ne devaient être attribués qu'aux
diverses phlegmasies chroniques qui se rencontraient
chez cette dame. L'auscultation ne donnait lieu qu'à
des râles sibilants et muqueux qui s'étendaient dans
toute l'étendue de la poitrine, mais surtout du côté
droit et en arrière ; l'expectoration, peu abondante, avait
tous les caractères de la bronchite, le coryza était intense et donnait lieu à une sécrétion considérable ;
quant à l'utérus, il existait un engorgement notable du
col portant principalement sur la lèvre antérieure. L'é-

coulément leucorrhéique était assez abondant, surtout après l'époque menstruelle. L'appétit était conservé, mais, comme nous l'avons dit plus haut, il y avait de temps à autre des symptômes dyspepsiques qui s'accompagnaient d'une diarrhée muqueuse.

Madame de P... prit graduellement jusqu'à six verres d'eau de la source du Roi, un bain de quarante-cinq minutes tous les deux jours, et le jour intercalaire une douche générale graduellement refroidie. Les eaux furent parfaitement tolérées, si ce n'est la diarrhée qui augmenta d'abord, et qui plus tard fut remplacée par de la constipation; du côté de l'utérus elles déterminèrent une légère irritation, l'écoulement vaginal devint plus épais et plus abondant; les taches de pityriasis disparurent à la suite des premiers bains. Sous l'influence seule des eaux, la santé générale se fortifia, les sécrétions anormales se tarirent, à l'exception, toutefois, du coryza qui persistait encore lorsque madame de P... quitta Enghien, le 1er août.

Il est difficile de rencontrer un état catarrhal plus complet; du reste, connaissant d'avance l'amélioration apportée par les eaux des Pyrénées, nous ne doutions pas d'obtenir avec celle d'Enghien une guérison à peu près complète.

2° Bronchite chronique.

OBS. XLV. — *Bronchite chronique simple.* — M. X..., avoué à Paris, est âgé de quarante ans, d'un tempérament lymphatique. Dans ses antécédents nous ne trouvons ni affection herpétique antérieure, ni aucun symptôme de tubercules, seulement une très grande susceptibilité aux variations atmosphériques. Depuis

dix-huit mois il est atteint d'une bronchite chronique
et la toux qui l'accompagne prend pendant l'hiver un
caractère subaigu, l'été elle se dissipe en laissant après
elle une expectoration d'un jaune verdâtre, épaisse, que
le moindre effort suffit à détacher. Jamais M. X... n'a
éprouvé de fièvre, et sa maladie n'a pas été assez intense pour l'empêcher de vaquer à ses occupations.
Il a tout employé pour combattre cette affection
sans être parvenu jusqu'alors à s'en guérir. D'après les
conseils du docteur Hardy, M. X... se rendit aux eaux
d'Enghien, le 7 juin 1852. A son arrivée, nous examinâmes avec soin la poitrine, et nous ne constatâmes que
du râle muqueux disséminé; le thorax résonnait parfaitement dans toute son étendue, l'expectoration du matin
était épaisse, jaunâtre, dans la journée elle devenait
blanchâtre, plus aérée; en outre de cette bronchite,
M. X... avait un coryza chronique et une hypertrophie
des amygdales, l'appétit était excellent, les fonctions
intestinales régulières, il n'y avait ni amaigrissement,
ni diminution des forces.

Traitement. — Deux verres d'eau de la source du
Roi avec addition de sirop de Tolu, un bain sulfureux
tous les jours à 34 degrés centigrades et d'une heure,
des fumigations de résine de benjoin, régime tonique,
non excitant. La dose d'eau d'Enghien fût graduellement portée jusqu'à six verres, et pendant les quinze
derniers jours de son traitement M. X... prit des douches générales graduellement refroidies. Nous voulions
par ce moyen ranimer la circulation capillaire de la
peau, et en même temps diminuer la susceptibilité du
malade aux variations atmosphériques. M. X... suivit ce
traitement, du 7 juin au 2 août, et en éprouva le plus

grand bien. Les eaux eurent peu d'action sur l'état général, elles agirent principalement sur l'état local, en
rappelant momentanément la toux; l'expectoration, qui
de jour en jour devint moins épaisse, moins abondante,
finit par cesser entièrement.

Obs. XLVI. — *Bronchite chronique simple.* — Madame D..., âgée de quarante ans, d'un très bon tempérament, parfaitement réglée, n'a jamais fait de maladie
grave. Cette dame n'a pas eu d'hémoptysie, ni d'affection herpétique antérieure, ni de suppression de transpiration ou d'un flux habituel; elle est adressée aux
eaux d'Enghien par le docteur Bernutz. Madame D...
s'enrhume tous les hivers, et quand elle contracte une
bronchite elle perd tout son embonpoint, le recouvre
pendant l'été à mesure que l'état catarrhal se dissipe,
et sa santé ne s'en trouve pas autrement affectée. Cette
disposition particulière à l'amaigrissement nous a engagé à examiner avec la plus grande attention l'état
de la poitrine. Nous n'avons trouvé aucune matité
dans un des points du poumon, ni obscurité, ni prolongement du mouvement respiratoire, enfin aucune
résonnance de la voix, seulement quelques bulles de
râle muqueux disséminé. L'expectoration, peu abondante, a tous les caractères du catarrhe chronique et se
fait principalement le matin. La maigreur est considérable, mais les fonctions digestives s'exécutent parfaitement, il n'y a pas diminution des forces. Le traitement,
commencé le 6 juin 1852, consista en un verre de la
source Cotte coupée avec du lait, un bain tous les jours
à 34 degrés centigrades et de quarante-cinq minutes;
il ne fut interrompu que pendant la période menstruelle. Chez madame D..., les eaux portèrent non seu-

lement leur action sur la muqueuse bronchique, mais
encore sur la muqueuse intestinale ; elles déterminèrent
une diarrhée qui dura huit jours, pendant lesquels les
eaux en boissons furent suspendues, puis reprises à dose
graduée jusqu'à quatre verres dans les vingt-quatre
heures. Vers le milieu de juillet, les bains furent remplacés par des douches générales qui amenèrent à la
peau une excitation et une transpiration auxquelles la
malade n'était pas habituée. Cette dame resta à Enghien
depuis le mois de juin jusqu'au 20 août, et quand elle
partit, l'expectoration avait cessé, l'embonpoint revenait et la guérison pouvait être considérée comme complète.

Obs. XLVII. — *Bronchite chronique. Affection herpétique antérieure. Leucorrhée.* — Madame L..., de Saint-
Quentin, d'un très bon tempérament, est affectée depuis
plusieurs années d'un catarrhe chronique qui se dissipe
l'été pour reparaître l'hiver. Pendant cette dernière
saison il est assez intense pour déterminer de la fièvre
et le séjour au lit. L'expectoration, qui en hiver est considérable, se borne en été à l'expuition de quelques
crachats épais et jaunâtres. Comme antécédents, nous
trouvons chez cette dame un eczéma qui a envahi les
membres inférieurs, le pourtour de l'anus et les parties
génitales ; cette affection herpétique a duré un an, et a
disparu sous l'influence d'un traitement émollient et
dépuratif ; il n'en reste maintenant aucunes traces. La
guérison de cette maladie remonte à dix années, et depuis cinq ans environ, madame L... est atteinte de
bronchite chronique ; en outre, cette dame a une rétro-
flexion de l'utérus qui lui occasionne un malaise général
et qui retentit défavorablement sur son système nerveux.

La douleur déterminée par le toucher et par l'application des moyens mécaniques qui ont été tentés indique
qu'il existe là une inflammation chronique entretenue
par une cause spéciale, due probablement à l'ancienne
affection herpétique dont madame L... a été autrefois
atteinte. Ce fut l'opinion de M. le professeur Chomel,
en adressant cette dame aux eaux d'Enghien. Elle y
arriva, le 6 juin 1851, dans l'état suivant : râle muqueux, disséminé, sonorité parfaite, expectoration
épaisse, jaunâtre, peu abondante, système nerveux très
développé, fonctions digestives normales, fatigue, pesanteur dans les lombes, leucorrhée, absence complète
de la maladie cutanée antérieure.

Madame L... prit graduellement quatre verres de la
source du Roi : en raison de l'état nerveux et de l'inflammation chronique de la matrice, nous conseillâmes
de commencer le traitement par quelques bains mitigés,
puis des bains sulfureux purs, avec addition de gélatine ;
enfin, dans le but de stimuler les fonctions de la peau,
le bain devait durer une heure et être pris à 35 degrés
centigrades. Les premiers bains produisirent quelques
démangeaisons à la peau, une douleur plus vive du
côté de l'utérus et une sécrétion plus abondante et plus
épaisse ; ces accidents, du reste, ne furent pas assez
graves pour discontinuer le traitement. Vers le douzième bain, il survint de la fièvre, à laquelle succéda
une éruption eczémateuse qui se montra sur les parties
anciennement affectées, sur les membres inférieurs
principalement. A dater de ce moment, l'expectoration
bronchique se modifia, de même que l'écoulement vaginal, et quinze jours après il n'en restait plus traces.
L'éruption, qui n'était pas très étendue, se dissipa peu

à peu, et, après six semaines de séjour, madame L...
quitta les eaux dans un parfait état de santé.

Obs. XLVIII. — *Bronchite chronique compliquée d'emphysème pulmonaire.* — M. M..., Anglais d'origine, a été obligé d'abandonner son pays pour en chercher un autre plus favorable à sa santé. Il est venu se fixer l'hiver à Paris, et l'été à Fontainebleau. Depuis quatre ans, M. M... est atteint d'une bronchite chronique, qui l'hiver s'accompagne d'une toux intense et d'une expectoration puriforme, mais aérée. Cette toux disparaît le printemps et l'été; l'expectoration seule subsiste, mais à l'état muqueux. D'après les conseils du docteur Bardou, de Fontainebleau, M. M... vint prendre les eaux d'Enghien; il y arriva le 26 août 1850 dans l'état suivant : Pas d'amaigrissement sensible ni de diminution des forces; la poitrine résonne dans toute son étendue, le son est plus clair que dans l'état normal; à l'auscultation, râle sonore, sibilant et muqueux; expectoration d'une matière jaunâtre le matin, affaiblissement de la voix, pas de douleur au larynx, pas d'accélération du pouls, fonctions digestives lentes, constipation habituelle. Comme antécédent, nous trouvons chez ce malade, lorsqu'il était plus jeune, un flux hémorrhoïdal mensuel dû à des hémorrhoïdes internes, qui, avec la constipation habituelle, ont amené un prolapsus du rectum. Ces hémorrhoïdes sont maintenant desséchées, et il y a longtemps qu'elles n'ont donné de sang; enfin nous dirons que M. M... est d'une extrême sobriété et d'une grande mobilité nerveuse.

La bronchite chez ce malade se trouvait compliquée d'un emphysème pulmonaire et d'une laryngite chronique. La suppression du flux sanguin mensuel avait-elle une influence sur la prolongation de ce catarrhe contre lequel avaient échoué tous les moyens? La présence de l'emphysème ne nous paraissant pas être une contre-indication de l'emploi des eaux sulfurées, nous eûmes recours au traitement suivant :

Deux verres d'eau de la source Deyeux ; tous les jours un bain à 32 degrés centigrades, et de trois quarts d'heure, et en même temps une douche fine sur les parties latérales et postérieures du cou ; enfin, gargarisme trois fois par jour avec l'eau de la Pêcherie.

M. M... suivit ce traitement jusqu'au 26 septembre, sans qu'il se manifestât d'autre amélioration qu'une diminution de l'expectoration : la saison commençant à s'avancer, il retourna à Paris. Au mois de juillet 1851, M. M... revint aux eaux d'Enghien ; il nous dit alors qu'il s'était mieux porté l'hiver dernier que les hivers précédents, qu'il avait eu moins de disposition à s'enrhumer, que son expectoration avait été beaucoup réduite, et qu'en résumé il attribuait ce mieux aux eaux qu'il avait prises la saison précédente.

Nous constatâmes en effet, par un nouvel examen, une grande amélioration ; l'expectoration était muqueuse, aérée : le traitement fut le même. Mais cette année les eaux déterminèrent un état fébrile qui dura vingt-quatre heures, avec tension douloureuse du côté de l'anus, qui ne cessa que par un écoulement de sang assez considérable. Ce malaise dura quelques jours, et M. M... partit le 30 août dans un état de guérison complète. Au printemps de 1852, nous fûmes appelé près de M. M..., alors atteint d'une laryngite aiguë. Pendant l'hiver qui venait de s'écouler, il n'avait éprouvé aucun accident ; les hémorrhoïdes avaient continué de fluer à divers intervalles. La laryngite se dissipa, et nous engageâmes M. M... à revenir une troisième fois aux eaux d'Enghien pour y consolider sa guérison. Il y arriva au mois de juillet 1852 : l'emphysème pulmonaire existait toujours, mais le catarrhe avait disparu; il restait un enrouement de la voix, que les eaux firent disparaître. M. M... quitta les eaux complétement guéri, et, afin de se mettre à l'abri d'une nouvelle rechute, il prit le parti d'aller passer l'hiver dans le Midi.

Cette observation nous a paru intéressante en ce que nous avons pu étudier pendant plusieurs années successives, chez le même malade, les effets consécutifs des eaux. On a pu voir que la première année nous n'avons obtenu qu'une diminution dans la quantité de l'expectoration; cette amélioration se soutient l'hiver. A la seconde année l'influence des eaux est plus tranchée, les hémorrhoïdes reparaissent, l'expectoration cesse entièrement et la guérison arrive; la troisième année ne sert qu'à sa consolidation. Faut-il attribuer la prolongation de cet état catarrhal à la suppression des hémorrhoïdes, et faut-il attribuer la guérison à leur réapparition? nous l'ignorons, mais nous avons cru donner un bon avis à M. M... en lui conseillant d'entretenir ce flux habituel.

3° Laryngite chronique.

Nous nous occuperons ici de la laryngite proprement dite et de celle compliquée de bronchite; quant à la pharyngo-laryngite, nous lui consacrerons un chapitre spécial.

Obs. XLIX. — *Laryngite chronique proprement dite.*

— M. de B..., ancien préfet, âgé de cinquante ans, d'une excellente constitution, a eu autrefois des douleurs rhumatismales musculaires, et la laryngite dont il est affecté date de leur disparition. Cette maladie débuta à la suite de circonstances où M. B... eut à exercer sa voix, il n'eut pas alors le loisir de se traiter. Il y a environ dix-huit mois qu'il est atteint de cette laryngite chronique pour laquelle il a vainement employé tous les moyens. D'après les conseils de son médecin, il arriva à Enghien le 13 septembre 1851, dans l'état suivant : Voix éteinte, chatouillement à la gorge déterminant de la toux et l'expuition d'une matière épaisse et grisâtre, pharynx complétement sain. M. de B... ne pouvant disposer que d'un congé de quinze jours, le traitement fut dirigé de la manière suivante : Quatre verres d'eau de la source Deyeux en vingt-quatre heures, un bain le matin à 32 degrés centigrades et d'une heure, l'après-midi une douche en arrosoir sur les parties latérales et antérieures du cou. Les eaux ne produisirent aucune excitation générale, l'amélioration se fit promptement sentir et M. de B... quitta Enghien le 28 septembre après avoir complétement recouvré la voix. Nous lui conseillâmes de faire usage pendant un mois encore d'eau sulfurée en boisson.

Obs. L. — *Laryngite chronique.* — M. B.., de Nevers, âgé de vingt-neuf ans, d'une très bonne constitution, a éprouvé des douleurs rhumatismales, qui se sont fixées sur l'épaule gauche. Ces douleurs n'ont jamais déterminé de fièvre, M. B... est d'une nature très impressionnable, la moindre émotion lui occasionne des palpitations. Il est atteint, depuis quelques mois, d'une *laryngite chronique,* qui lui a fait perdre à peu près complétement l'usage de la voix ; son médecin, après avoir employé les moyens usités en pareille circonstance, lui conseilla les eaux d'Enghien ; il y arriva le 3 juillet 1851, dans l'état suivant : Douleurs rhumatismales légères dans les muscles de la poitrine, intensité des bruits du cœur, surtout du premier, pouls tremblotant, comme on le rencontre chez les individus nerveux, voix presque éteinte, expectoration bornée à deux ou trois crachats muqueux, épais et grisâtres ; du reste, pas de toux, et les autres fonctions d'une régularité parfaite.

En raison de la prédominance nerveuse, le traitement consista d'abord en un demi-verre de la source du Roi, coupée avec une infusion de feuilles d'oranger ; la dose devait être successivement élevée jusqu'à quatre verres par jour, si la tolérance s'établissait ; de plus un bain sulfureux à 32 degrés centigrades et de quarante minutes, avec la recommandation expresse de parler à voix basse. M. B... suivit ce traitement pendant quinze jours, au bout desquels il se développa à la peau une éruption papuleuse qui n'entraîna pas d'interruption dans le traitement ; les douches en arrosoir sur les parties latérales et antérieures du cou furent ensuite concurremment administrées avec les bains, et lorsque ce malade quitta Enghien, après environ cinq semaines de séjour, il était complétement guéri. Nous avons eu l'occasion de revoir en 1852 M. B.., et de nous assurer qu'il n'avait eu aucune rechute.

Obs. LI. — *Broncho-laryngite chronique, indices de tuberculisation.* — M. T.., ancien député, âgé de cinquante ans, d'une constitution extrêmement délicate, d'un tempérament nerveux très prononcé, est affecté

d'une *broncho-laryngite chronique* depuis plusieurs
années. Ce malade porte le cachet de la diathèse tuberculeuse : il est maigre, chétif, la partie antérieure du thorax est rentrée, tandis que la partie postérieure est saillante et arrondie ; la voix est faible et la parole souvent
interrompue par une petite toux sèche. Les fonctions
digestives, sans être très actives, s'accomplissent assez
bien, le sommeil est bon, mais peu réparateur. M. B...
a perdu une de ses sœurs de phthisie ; quant à lui, il
se considère comme atteint d'un simple catarrhe. En
effet, il n'a jamais eu d'hémoptysie, son embonpoint, ou
plutôt sa maigreur ordinaire, n'a pas augmenté ; sans
être d'une forte santé, il n'a fait aucune maladie grave ;
celle dont il est atteint remonte à trois années,
et n'a jamais nécessité d'interruption dans ses occupations.

Malgré l'aspect caractéristique de M. B..., la poitrine
ne nous a présenté aucun signe de la présence de tubercules ; nous n'avons reconnu que du râle muqueux,
en quelques endroits du râle sibilant. La pression sur
les côtés du larynx ne détermine aucune douleur, l'expectoration a tous les caractères que l'on rencontre
dans la bronchite. Nous jugeâmes prudent, cependant,
d'administrer les eaux sulfurées avec modération ; nous
conseillâmes un demi-verre seulement avec addition de
lait, une douche, en arrosoir fin, sur le cou, suivie d'un
bain à 32 degrés centigrades et de trente minutes, un
régime tonique, et un mutisme à peu près complet.
Malgré notre recommandation, ce malade, qui éloignait
de lui toute idée de tubercules, et qui pensait que nous
usions, envers lui, d'une trop grande prudence, prit à
notre insu trois verres d'eau sulfurée. Les premiers jours

20

il n'en éprouva aucun mal, mais bientôt il ressentit une chaleur insolite dans la poitrine, et, un matin, à son réveil, il s'aperçut de quelques filets de sang dans son expectoration. Justement préoccupé de son état, il nous avoua son imprudence; les eaux furent immédiatement suspendues, et reprises plus tard à la dose que nous avions précédemment indiquée. La tolérance s'établit peu à peu, et M. B... put prendre, sans inconvénient, jusqu'à deux verres d'eau sulfurée par jour. Les eaux modifièrent l'expectoration, elles eurent surtout une influence sur le larynx, la voix revint entièrement. M. B... quitta Enghien après un séjour de cinq semaines, et par un nouvel examen de la poitrine, nous constatâmes un peu moins de sonorité au sommet du poumon gauche.

OBS. LII. — *Laryngite chronique. Tubercules.* — Madame B..., âgée de trente-cinq ans, bien réglée, est en ce moment atteinte d'une laryngite chronique. Pendant deux années successives cette dame est venue aux eaux d'Enghien dans le but de remédier à une affection tuberculeuse commençante, elle en a retiré de très bons effets, et toutes traces de tubercules avaient disparu à la suite d'un hiver passé en Italie. Le 17 juin 1851, madame B..., à son arrivée aux eaux d'Enghien, était dans l'état suivant : Extérieur annonçant une santé parfaite, embonpoint, fonctions digestives normales, menstruation régulière, pas de douleur à la pression sur les côtés du larynx, sensation d'un chatouillement à l'arrière-gorge, quelquefois insupportable et donnant lieu à des quintes de toux qui après quelques efforts amènent un mucus épais d'un jaune verdâtre ; voix affaiblie, que la moindre humidité, la plus

légère émotion supprime complétement, signes négatifs
tant à l'auscultation qu'à la percussion ; pas d'accélération du pouls. Cette dame a employé sans succès les
fumigations de goudron, de vapeur sèche d'iode, et les
révulsifs sur la partie antérieure du larynx.

D'après les symptômes que nous venons d'indiquer,
nous avions affaire à une laryngite chronique, qui
d'après les antécédents pouvait être liée à des tubercules, il n'existait cependant aucun signe physique de
leur présence. Préoccupé de cette pensée, les eaux
d'Enghien furent administrées avec réserve, un verre
seulement par jour avec addition de lait, et des douches
en arrosoir sur les côtés du larynx à 34 degrés centigrades. Vers le huitième jour, madame B... éprouva
l'excitation générale déterminée par les eaux, elle eut
de la fièvre, la toux reparut et s'accompagna d'expectoration. La poitrine fut examinée, et nous trouvâmes
alors du râle crépitant humide dans la fosse sous-épi-
neuse du côté droit ; les eaux furent suspendues, la
fièvre tomba, et madame B... put reprendre son traitement le 15 juillet, et le continuer jusqu'au 15 août. A
cette époque la voix était revenue à l'état normal, il
restait de la toux et une expectoration matinale. Nous
ignorons si l'amélioration s'est continuée.

Les deux observations précédentes auraient sans
doute mieux trouvé leur place au chapitre de la diathèse tuberculeuse ; car d'après les antécédents de ces
deux malades on pouvait douter de la nature franchement catarrhale de la laryngite. Ce qui nous a engagés
à les placer ici, c'est l'absence de signes physiques indiquant au début la présence de tubercules, et qui ne
sont devenus sensibles qu'après l'administration des

caux. Ces deux faits prouvent la réserve qu'il faut apporter dans les cas douteux.

La laryngite chronique se trouvant souvent liée à une phlegmasie chronique du pharynx, les observations qui vont suivre se rapporteront à cette complication.

4° Pharyngite chronique.

Notre intention n'est pas de faire l'histoire de la pharyngite chronique, nous la considérons comme suffisamment connue; mais nous croyons utile d'en rappeler les diverses altérations pathologiques qui constituent, selon nous, diverses périodes de l'état chronique. Nous insisterons aussi sur certains symptômes que nous ont présentés plusieurs sujets atteints de pharyngite chronique.

Sous le rapport de l'anatomie pathologique, la pharyngite chronique présente deux degrés d'altération bien tranchés.

1° Une arborisation vasculaire de la muqueuse; on constate en effet, en examinant le pharynx, une espèce de dilatation des vaisseaux capillaires, le sang paraît y stagner, et la rougeur de la muqueuse contraste avec certaines parties qui ont conservé leur couleur, et avec d'autres, manifestement moins colorées qu'à l'état normal.

2° A un degré plus avancé de la maladie, ce sont des granulations demi-transparentes, isolées, faisant saillie sur la muqueuse, de la grosseur d'une tête d'épingle, et dues à l'hypertrophie des petites glandules qui lubrifient la surface pharyngienne. Enfin ces granulations, au lieu d'être isolées, sont réunies, forment des

plaques de 3 ou 4 millimètres de largeur sur 5 à 6 de
longueur.

Ces diverses altérations pathologiques ne se bornent
pas seulement au pharynx ; elles envahissent les piliers
du voile du palais, le voile, la luette, l'orifice supérieur
du larynx et le larynx lui-même ; elles s'accompagnent
le plus souvent d'une sécrétion plus ou moins abondante
suivant le degré et l'étendue de la maladie. C'est tantôt
une matière muqueuse, épaisse, de couleur grisâtre et
gélatiniforme ; tantôt, au contraire, elle est d'un jaune
verdâtre, et se rapproche, par ses caractères, de l'expectoration bronchique. Ces granulations dont nous
venons de parler, et qui constituent la forme pathologique de la pharyngite dite granuleuse, nous paraissent être plutôt un degré plus avancé de la pharyngite
chronique qu'une forme spéciale. Sans doute il est
certains individus plus prédisposés à la forme granuleuse : ce sont principalement ceux qui sont sous l'influence d'un principe herpétique ; aussi sommes-nous
de l'avis de M. le professeur Chomel, et de M. Gaillard,
chirurg'en de l'Hôtel-Dieu de Poitiers, qui considèrent
la pharyngite granuleuse comme une manifestation de
la diathèse herpétique. Cette opinion est vraie dans la
grande majorité des cas, mais il arrive aussi que cette
forme granuleuse se présente chez des individus dont
les parents, ainsi qu'eux-mêmes, n'ont jamais eu d'affection cutanée. Nous avons, du reste, établi en divers
endroits de cet ouvrage, que certaines maladies locales
chroniques prenaient, sous l'influence diathésique, un
caractère particulier qui rappelait l'affection première ;
cela est surtout vrai dans les phlegmasies chroniques
des membranes muqueuses. Nous aurons encore l'occa-

sion de signaler ce fait en parlant des affections de
l'utérus. On a cité plusieurs faits de pharyngite granuleuse due à la disparition d'une ancienne affection cutanée, et dont la guérison s'est annoncée par sa réapparition ; nous avons observé des faits analogues. Nous
admettons donc, avec plusieurs de nos confrères, comme
cause prédisposante de la pharyngite à forme granuleuse, la diathèse herpétique.

M. Chomel (*Gazette médicale*, n° 16, 1843) admet
aussi comme prédisposant à la pharyngite granuleuse
« une conformation particulière du maxillaire inférieur
» dans laquelle le palais, au lieu de se développer en
» courbe, se dessine en une ogive fortement concave.
» Il résulte de cette disposition que la cloison des fosses
» nasales est placée beaucoup plus haut, que le nez
» lui-même se trouve beaucoup moins large, et que
» l'air passe à peine par les narines ; il faut donc qu'il
» en passe un supplément par la bouche, qui reste
» toujours ouverte. Or, ajoute M. Chomel, la dessiccation
» du pharynx, qui résulte de la respiration buccale
» forcée, ne peut être évitée que par une sécrétion
» également forcée des follicules de cet organe, et
» c'est cette suractivité fonctionnelle qui amène les
» hypertrophies. »

Nous n'avons pas eu l'occasion d'observer ce qu'indique ici M. Chomel, relativement à la conformation de
la voûte palatine, du nez, et des fosses nasales ; mais
nous concevons que tout obstacle apporté dans l'inspiration de l'air par le nez, et qui oblige à respirer par la
bouche, entraîne les accidents signalés par ce professeur.
Comme causes occasionnelles, nous indiquerons l'abus
de la voix et de la parole : ainsi c'est, surtout chez les

chanteurs, les avocats, les prédicateurs, les officiers de l'armée, qui, par la nature de leur profession, sont souvent obligés de forcer leur voix, que nous avons observé le plus souvent la pharyngite granuleuse chronique.

· Lorsque la pharyngite chronique débute à l'état aigu, et que l'état chronique lui succède, elle cause au malade si peu d'incommodité et de douleur, comparativement à celle éprouvée précédemment, qu'il n'est pas étonnant qu'il considère cette transition comme une amélioration, et qu'il s'en rapporte au temps du soin de le guérir. L'inertie du malade est encore plus excusable, lorsque la pharyngite prend, tout d'abord, une marche chronique; mais il arrive un moment où, par défaut absolu de soins et de précautions, la maladie s'étend et présente des symptômes qui finissent par éveiller son attention; c'est lorsque journellement, par des mouvements répétés d'expuition, il rend cette matière dont nous avons parlé et qu'en même temps il éprouve une sensation de sécheresse de l'arrière-gorge. S'il y a complication du côté du larynx, il y a de la toux et de l'expectoration; mais quelquefois la toux existe sans que le larynx ni les bronches soient affectés; c'est ce que nous avons remarqué chez les enfants. La pharyngite chronique granuleuse est, en effet, beaucoup plus fréquente qu'on ne pense à cet âge; ainsi il arrive que pendant la nuit des enfants sont pris d'une toux intense presque suffocante et qui cesse par l'expectoration d'une matière épaisse jaunâtre sans que l'examen le plus minutieux de la poitrine dénote aucune altération de l'arbre bronchique. Si l'on examine le pharynx, on y constate tantôt des granulations isolées, tantôt en

plaques et couvertes d'une matière qui rappelle celle de
l'expectoration. L'expuition, comme on le sait, est très
difficile chez les enfants : aussi il arrive que cette sécrétion, en tombant dans le larynx, amène des accès de
toux spasmodique, qui disparaissent soit par une gorgée
de boisson, soit en prenant quelques aliments. L'explication que nous donnons de ce phénomène nous paraît
d'autant mieux fondée, que, si, à l'aide d'un traitement
convenable, on vient à modifier ou à tarir cette sécrétion,
les accidents cessent complétement. La même chose se
produit également, chez les adultes, mais la méprise est
d'autant plus difficile, qu'indépendamment de tout signe
stéthoscopique, le malade rend fort bien compte de la
sensation qu'il éprouve. Nous avons insisté sur ce point,
car nous avons vu plusieurs malades, et surtout des
enfants, envoyés à Enghien pour une affection catarrhale soi-disant bronchique, et chez lesquels il n'existait
qu'une pharyngite chronique.

Parmi les diverses formes de la pharyngite chronique,
la forme granulée est une de celles qui résistent le plus
à la médication sulfurée. Au premier degré de l'état
chronique, les eaux sulfurées ont facilement raison de
cette affection, mais lorsqu'il existe des granulations,
il est nécessaire de lui associer divers autres moyens,
tels que la cautérisation des follicules avec une solution
de nitrate d'argent, et lorsqu'il y a complication du
côté du larynx, l'inspiration de certaines vapeurs, et
souvent des révulsifs. Employés seuls, ces divers traitements n'ont pas grande action ; associés au contraire,
on en obtient les meilleurs résultats. Si la médication
sulfurée s'adresse de préférence à l'état général soit en
combattant un principe diathésique, soit en modifiant

les sécrétions, elle n'a qu'une action lente sur l'hypertrophie des follicules; et si, à leur égard, elle ne rem-
plit qu'un rôle secondaire, elle ne doit pas cependant
être négligée, car nous savons qu'avec les moyens journellement mis en usage, on obtient rarement des guérisons complètes.

Les eaux d'Enghien, dans la pharyngite chronique,
sont administrées intérieurement et extérieurement; à
l'extérieur sous formes de bains, de douches, de bains
locaux, de gargarismes. Nous avons retiré de très bons
effets de douches dirigées directement sur le pharynx
en ayant le soin d'abaisser la base de la langue; ces
douches sont données au moyen d'un ajutage ordinaire
adapté au tuyau de la douche, ou bien en projetant l'eau
sulfurée au moyen d'un appareil à jet continu dont
l'extrémité est munie d'une canule droite ou courbe
terminée par une petite pomme d'arrosoir. Ce moyen
nous a réussi chez les individus dont le pharynx était
granuleux et décoloré. Enfin, comme complément du
traitement, il est important de prescrire au malade une
hygiène sévère, car les écarts de régime, les excès de
toute espèce compromettent singulièrement le traitement.

Obs. LIII. — *Pharyngite chronique simple.* — M. D...,
âgé de cinquante ans, est sujet à s'enrhumer l'hiver;
ces rhumes débutent ordinairement par une sécheresse
de la gorge accompagnée d'un peu de douleur, puis
survient un coryza et enfin une bronchite qui cesse
après quelques soins. M. D... est avocat, mais la fatigue qu'il éprouve en parlant, l'enrouement qui survient à la suite l'ont obligé à quitter sa profession; en
1850 il fut atteint de la grippe, dont il eut beaucoup

de peine à se remettre ; il n'a jamais eu d'affection herpétique, voilà pour les antécédents. Le pharynx présente
une rougeur uniforme sans granulations, la luette est
molle, pendante sur la base de la langue, expuition le
matin d'une matière épaisse et opaline ; du reste santé
parfaite. M. D... prit vingt et un bains et dix-huit douches directement sur le pharynx, quatre verres de la
source du Roi dans les vingt-quatre heures, et dans la
journée des bains locaux avec l'eau de la Pêcherie coupée par moitié avec du lait ; de temps à autre la luette
fut touchée avec une solution concentrée de sulfate
d'alumine. Arrivé le 21 juillet 1851 il partit complète-
ment guéri le 29 août.

Obs. LIV.—*Pharyngo-laryngite chronique.*— M. B...,
négociant de Rouen, âgé de quarante-cinq ans, n'a jamais fait de maladie grave. Il est sujet l'hiver à des
coryzas fréquents, à des rhumes qui portent, dit-il,
principalement sur le larynx et qui lui font perdre
momentanément la voix ; pas d'affection cutanée antérieure, ni de douleurs rhumatismales, pas de suppression de transpiration ; la maladie remonte à dix ans
environ. Nous constatons une rougeur du voile du palais, du pharynx, sans granulations, un léger œdème de
la luette et une phlegmasie chronique du larynx qui entraîne une raucité de la voix et une expectoration
épaisse, jaunâtre, peu abondante. L'auscultation de la
poitrine ne nous donne que des signes négatifs. Nous
conseillons à M. B... deux verres d'eau d'Enghien, un
bain tous les jours à 33 degrés centigrades, des douches
sur la surface pharyngienne et à l'extérieur sur les
parties latérales du cou. M. B... suivit ce traitement du
5 juin 1852 au 9 juillet ; il fut obligé alors de quitter

les eaux, et, à ce moment, il était sous l'influence de l'excitation qu'elles avaient produite, car, dans les derniers temps de son séjour, nous lui avions conseillé deux douches par jour. Du reste l'expectoration avait beaucoup diminué, la luette était revenue à son état normal, la voix plus claire, en un mot la maladie était en voie de guérison.

Obs. LV. — *Pharyngite granuleuse compliquée d'accès d'asthme.* — M. P..., avocat, âgé de trente six ans, a eu, pendant l'hiver de 1851, une bronchite intense, et plus tard une pleuro pneumonie. Il est en outre sujet, depuis quelques années, à des accès d'asthme. Au moment de son arrivée aux eaux d'Enghien, au mois d'août 1852, M. P... était dans l'état suivant : Faiblesse de la voix, sensation de sécheresse de l'arrière-gorge, toux légère le matin et amenant, après quelques efforts, une matière épaisse. Cette expectoration inquiétait tellement M. P..., qu'il avait l'intention d'abandonner ses occupations et d'aller se fixer en Italie. Nous n'eûmes pas de peine à le rassurer à cet égard. Le pharynx nous offrit une rougeur uniforme, des granulations isolées et nombreuses ; la luette était molle et pendante ; rien d'appréciable à l'auscultation et à la percussion ; les autres fonctions parfaitement normales.

M. P... se mit à l'usage des eaux d'Enghien tant en boisson qu'en bains, douches et gargarismes ; les granulations furent cautérisées deux fois par semaine. A la suite de quelques bains, M. P... fut pris d'un accès d'asthme extrêmement intense que nous ne parvînmes à calmer que par l'administration du datura stramonium. Cet accès se renouvela une seconde fois, mais avec moins d'intensité que la première. Après un mois

de séjour, M. P... avait recouvré la voix, l'expectoration matinale avait disparu, les granulations en partie
détruites. Nous lui conseillâmes de boire, pendant quelque temps encore, de l'eau sulfurée et d'insister sur les
cautérisations. Nous avons appris que M. P... avait
complétement recouvré sa santé, et qu'il était moins
sujet cet hiver à contracter des laryngites.

OBS. LVI. — *Pharyngo-laryngite granuleuse; affection prurigineuse antérieure.* — M. X..., ancien officier,
âgé de quarante-trois ans, est atteint, depuis 1849,
d'une pharyngo-laryngite qui le désespère. Cette maladie a jusqu'alors résisté à tous les moyens employés
pour la combattre. En 1850, d'après les conseils de son
médecin, il prit les eaux d'Enghien, et, malgré la persévérance qu'il mit à suivre son traitement, il n'en ressentit qu'une très légère amélioration, qui peu à peu
s'est dissipée. Il faut dire que, pendant l'hiver de 1850
à 1851, M. X..., découragé, ne voulut s'astreindre à
aucun régime, et qu'il reprit ses habitudes ordinaires.
Au mois de juillet 1851, nous fûmes consultés par
M. X..., et, après examen, nous pensâmes qu'une affection de cette nature, qui durait depuis si longtemps,
n'était pas simplement un état chronique succédant à
un état aigu, mais qu'il fallait en chercher la cause
dans un vice organique. Cet avis, du reste, fut aussi
celui de notre confrère le docteur Demarquay, qui, se
fondant sur une ancienne affection blennorrhagique,
avait conseillé à M. X... l'iodure de potassium. D'après
les renseignements fournis par le malade, cette pharyngo-laryngite nous parut avoir pour cause une diathèse
herpétique, car autrefois M. X... avait eu une affection prurigineuse qu'une médication active avait fait dis-

paraître. Nous lui conseillâmes donc de faire une seconde fois usage des eaux sulfurées, combinées avec d'autres moyens, tels que les révulsifs, la cautérisation et l'inspiration de diverses vapeurs. M. X... suivit notre conseil, s'installa à Enghien le 15 juillet 1851. Il était alors dans l'état suivant : La voix était d'une raucité remarquable, et quelquefois complétement éteinte ; le pharynx moins coloré qu'à l'état normal, et sa surface parsemée de petites granulations, qui probablement s'étendaient dans le larynx, car M. X... y ressentait une sécheresse ardente; peu d'expectoration. Le malade, qui depuis longtemps avait l'habitude des eaux, prit d'abord trois verres d'eau de la source du Roi, puis plus tard trois verres de la Pêcherie, et enfin graduellement jusqu'à six verres par jour de cette dernière source. Tous les jours un bain, une douche directe sur le pharynx, et une autre sur les parties latérales du cou ; des cautérisations furent pratiquées sur la muqueuse pharyngienne et laryngienne par le docteur Demarquay.

Cette cautérisation laryngienne fut excessivement douloureuse ; elle occasionnait chaque fois des accès de suffocation : à ces moyens furent ajoutées des insufflations dans la gorge et le larynx avec l'alun, le calomel, des révulsifs sur le cou ; enfin des inspirations de vapeur sèche d'iode furent conseillées par M. Barret, médecin ordinaire de M. X.... Le traitement fut parfaitement supporté, à part une excitation générale qui amena de la fièvre, et qu'une émission sanguine enleva. M. X... prit environ soixante bains et douches.

L'amélioration fut longue à se faire sentir : ce n'est que dans les derniers temps de son séjour que le malade recouvra la parole et la voix. La guérison n'eut lieu que pendant l'hiver de 1851 à 1852, et maintenant elle est complète. Nous avons eu plusieurs fois l'occasion de revoir M. X..., et de nous assurer qu'il n'y avait pas eu de récidive : nous n'avons pas observé la réapparition de l'ancienne affection herpétique.

Obs. LVII. — *Pharyngite granuleuse chronique; affection herpétique antérieure.* — M. B..., chanteur, âgé de vingt-six ans, d'une bonne constitution, est affecté depuis deux ans d'une maladie du pharynx; il a déjà fait usage et avec succès des eaux de Baréges; mais le travail, la fatigue du théâtre ont rappelé sa maladie, et, d'après les conseils de notre confrère le docteur de Laurès, il vint aux eaux d'Enghien le 30 mai 1852. Comme antécédent, nous constatons une dartre sèche sur la partie interne des cuisses et à la région anale.

M. B... se plaint également de la lenteur de ses digestions et d'une douleur à la région épigastrique qui tient sans doute à la pression qu'exerce sur l'estomac le diaphragme en s'abaissant pour la production des sons graves; M. B... possède en effet une magnifique voix de basse, et c'est surtout lorsqu'il chante après ses repas que cette douleur se fait sentir.

La voix ne paraît pas altérée; il y a seulement de la gêne dans la production des sons élevés, et une sécheresse de la gorge. Le pharynx a sa couleur normale, et n'offre que quelques granulations; la sécrétion se borne à deux ou trois crachats opalins le matin. Nous n'avons pas chez ce malade fait usage de la cautérisation; les granulations ont disparu sous la seule influence des eaux; aucune autre médication n'a été employée. M. B... quitta Enghien après deux mois de séjour, dans un état de santé parfaite. Nous n'avons pas constaté chez lui la réapparition de l'affection dartreuse.

. OBS. LVIII. — *Pharyngite granuleuse. Psoriasis ancien.* — M. P..., âgé de vingt-six ans, est venu en 1854 aux eaux d'Enghien pour un psoriasis dont il s'est parfaitement guéri. Cette année il y revient pour consolider sa guérison, et en même temps pour combattre une pharyngite qu'il a depuis près d'une année. Les vaisseaux capillaires de la muqueuse sont dilatés, en même temps qu'il existe à côté quelques granulations sécrétant une matière épaisse qui, venant à tomber dans le larynx, détermine la nuit un accès de toux; la voix est nette et le larynx ne paraît nullement affecté. Sous l'influence de la médication sulfurée continuée pendant un mois, nous vîmes reparaître le psoriasis dont la guérison suivit de près celle de la pharyngite.

OBS. LIX. — *Pharyngo-laryngite chronique. Douleurs rhumatismales antérieures.* — M. C... nous a été adressé par notre confrère, le docteur Henri Roger. C'est un homme d'un tempérament éminemment nerveux, épuisé par des travaux de cabinet, et qui depuis longtemps est atteint d'une pharyngo-laryngite chronique qui s'exaspère avec la plus grande facilité. M. Ricord lui a assuré que sa maladie n'avait rien de spécifique, et son médecin, le docteur Roger, affirme qu'elle n'est pas liée à une tuberculisation présente ou imminente; c'est aussi notre avis après examen du malade. M. C... nous paraît avoir une inflammation chronique franche sur laquelle un état aigu vient de temps à autre se greffer, et que la moindre cause suffit à produire. Les émollients, les balsamiques, les cautérisations, les révulsifs ont été employés sans succès ou seulement

avec des succès momentanés. M. C... n'a jamais eu
d'affection de la peau ; il était sujet autrefois à des douleurs rhumatismales qui ont disparu depuis peu. A
son arrivée aux eaux d'Enghien, le 8 août 1851, nous
constatons une rougeur à peu près uniforme du pharynx, des piliers, du voile du palais et des amygdales,
çà et là quelques granulations disséminées, pas de toux
ni d'expectoration, voix faible et enrouement facile. Ce
malade fut mis à l'usage des eaux sulfurées, mais rappelé
au bout de quinze jours pour des affaires importantes, il
quitta les eaux au moment où il était dans la période
d'excitation. Ce n'est que plus tard qu'il reprit son
traitement, et encore d'une manière incomplète, car il
ne fit usage que des eaux en boisson et en gargarisme.
Il continua, du reste, ce traitement pendant deux mois,
et nous nous assurâmes, par nous-mêmes, des avantages qu'il en avait retirés, dans une visite que M. C...
nous fit au mois de mai 1852.

Faut-il admettre que, de même que la diathèse herpétique, la diathèse rhumatismale ait une influence sur
la production de certaines affections catarrhales ; et la
guérison de cette pharyngite qui avait résisté aux
moyens les plus rationnels doit-elle être attribuée à la
médication sulfurée qui l'aurait attaquée dans son principe ?

5° Affections catarrhales des organes génito-urinaires.

Le catarrhe de l'utérus et du vagin sont modifiés par
les eaux d'Enghien ; mais, de même que dans la maladie
précédente, il est souvent utile d'en favoriser l'action
par d'autres agents thérapeutiques. Nous ne citerons ici
que des observations de catarrhe simple de l'utérus et

du vagin. Nous nous réservons de parler ailleurs des engorgements chroniques de la matrice.

Le catarrhe utérin se rencontre particulièrement
chez les jeunes femmes d'un tempérament lymphatique ;
l'écoulement qui le caractérise et qui varie suivant l'intensité de la maladie, augmente généralement après la
première couche, surtout lorsque pour la délivrance on
est obligé d'employer des moyens mécaniques. Parmi
les observations que nous avons recueillies, le catarrhe
utérin se trouvait presque toujours accompagné d'un
déplacement de l'organe.

Obs. LX. — *Catarrhe utérin, coïncidant avec un*
abaissement de l'utérus. — Madame de M..., âgée de
trente-deux ans, d'un tempérament lymphatique, est
mariée depuis douze ans, et en moins de deux années
elle a eu deux enfants. A la suite de sa première couche, qui fut excessivement pénible, on constata un
abaissement de l'utérus, et le médecin qui lui donnait
des soins pensa qu'une nouvelle grossesse remédierait à
cet accident. La prédiction de notre confrère ne se
réalisa pas malheureusement, l'abaissement fut un peu
plus considérable qu'avant, et l'on fut obligé, pour y
remédier, d'avoir recours à un pessaire que la malade
ne put garder. Depuis la seconde couche, qui date de
dix ans, au déplacement est venu se joindre un écoulement très abondant. Les eaux de Baréges ont été
conseillées à madame M... ; mais comme il lui était impossible de faire un aussi long voyage, elle préféra
venir à Enghien ; elle y arriva le 17 juin 1851 dans
l'état suivant : Pâleur et amaigrissement général,
fatigue extrême à la moindre marche, pesanteur sur
le fondement, envies fréquentes d'uriner, douleurs

dans les lombes et les aines, menstruation régulière et abondante, appétit conservé, sommeil peu réparateur, constipation habituelle. Au toucher on sent le col de l'utérus à quelques centimètres au-dessus de l'orifice du vagin, les secousses qu'on lui imprime retentissent douloureusement dans les régions inguinales, on perçoit avec le doigt la sensation d'inégalité à la surface du col qui est flasque, dont l'ouverture est béante et la lèvre postérieure plus saillante ; nous nous assurons à l'aide du spéculum que l'écoulement a lieu par l'orifice utérin, c'est un liquide transparent gommeux d'une odeur très prononcée ; en outre, des granulations existent à la lèvre postérieure, et en quelques endroits l'épithélium est enlevé.

Traitement. — Deux verres d'eau de la source du Roi, un bain de quarante-cinq minutes, et à 32 degrés centigrades, injections d'eau sulfurée, coupée par moitié avec de l'eau ordinaire, demi-lavements froids, cautérisations légères des granulations, position horizontale autant que possible.

Ce traitement fut suivi pendant six semaines sans qu'il se manifestât chez cette malade aucun accident. L'amélioration se fit sentir sur l'état général, puis ensuite sur l'état local ; l'écoulement diminua, et il en restait encore quelques traces lorsque madame de M... quitta les eaux.

OBS. LXI. — *Catarrhe utérin avec antéflexion de l'utérus.* — Madame de S..., Espagnole, âgée de quarante-cinq ans, d'un tempérament nerveux, a eu six enfants, et toutes ses couches, à l'exception de la dernière, ont été très heureuses. Cette dame n'est plus réglée depuis quatre ans, et sa maladie date de l'année qui a précédé la suppression de la menstruation; outre cela, madame de S... est sujette à des accidents nerveux hystériformes de toute espèce qui ne présentent aucune gravité, et qui nous paraissent dépendre de l'affection utérine. Au toucher, le col est abaissé et refoulé vers le sacrum, et au fond du cul-du-sac du vagin on sent la paroi antérieure de l'utérus; les mouvements de redressement que l'on cherche à imprimer à l'organe sont douloureux. L'application du spéculum est pénible, le col est légèrement tuméfié, il y a quelques granulations, et un écoulement blanchâtre épais auquel le vagin participe. En outre, il existe des envies fréquentes d'uriner, de la constipation et les autres symptômes habituels.

En raison de l'extrême susceptibilité de madame de S..., nous commençâmes le traitement par des bains mitigés; puis ensuite les bains sulfurés furent associés à des douches sur la région lombaire ; des douches ascendantes furent dirigées sur l'utérus ; enfin quelques cautérisations légères terminèrent le traitement. Par ces divers moyens nous parvînmes à réduire le catarrhe utérin à très peu de chose, à rendre au col sa souplesse, et à faire endurer à la malade une petite éponge de manière à rétablir la matrice dans sa position normale.

Obs. LXII. — *Catarrhe utérin; granulation du col; ancienne affection herpétique.* — Madame F..., âgée de trente-deux ans, d'un tempérament lymphatique, a eu autrefois une affection herpétique. Depuis quelques années elle s'enrhume tous les hivers; aussi dans la crainte qu'il ne se développât quelque accident du côté de la poitrine, on lui a conseillé de prendre pendant plu-

sieurs saisons de suite les Eaux-Bonnes. Cette dame
s'est fort bien trouvée de leur emploi, et maintenant
les bronchites auxquelles elle était sujette ont complétement disparu. Mais depuis leur disparition elle est
atteinte d'un catarrhe utérin très abondant. Cette dame,
veuve depuis un an, n'a eu qu'un seul enfant. On lui a
conseillé cette année les eaux de Baréges; mais ne pouvant s'y rendre, elle vint à Enghien, le 10 juin 1852,
et s'y traita d'après son inspiration. Elle débuta par
quatre verres d'eau par jour et un bain sulfuré pur de
cinq quarts d'heure. Après quelques jours de ce traitement, madame F... fut prise d'un mouvement fébrile,
et bientôt après une éruption papuleuse se montra à la
partie interne des cuisses; c'est à cette époque que
cette dame réclama nos soins. Nous constatâmes alors
un écoulement abondant avec granulation au col sans
déplacement utérin. Le traitement, qui avait été momentanément suspendu, fut repris avec plus de modération, et quand cette dame quitta les eaux, vers le
20 juillet, elle était à peu près complétement guérie.

Ce qu'il y a pour nous de remarquable dans cette
observation, c'est que cette surexcitation générale,
déterminée par les eaux, n'ait pas ramené le catarrhe
à un état subaigu; mais, par leur action sur la peau,
elles ont provoqué la réapparition de l'ancienne affection herpétique.

OBS. LXIII. — *Catarrhe utérin, névralgie utérine.*
— Madame G... nous a été adressée le 28 août 1851
par le docteur Cazeaux. Elle est âgée de vingt-huit ans;
elle a été mariée à dix-sept : son mari, à l'époque du
mariage, était atteint d'une blennorrhagie qu'il lui
communiqua, et qu'elle garda pendant six mois sans se

soumettre à aucun traitement. Lorsqu'elle fut dissipée, madame G... eut un enfant, et, après sa grossesse, elle fut prise d'un catarrhe utérin qui dure maintenant depuis dix ans. Indépendamment de cette affection catarrhale, cette dame souffre depuis longtemps d'une névralgie lombo-abdominale dont le point de départ est le col utérin. Contre cette névralgie, et après avoir employé sans succès une foule de moyens, M. Cazeaux se décida à pratiquer l'incision du col qui donna lieu à une hémorrhagie excessivement abondante, que la cautérisation avec le fer rouge put seule arrêter.

Depuis cette époque, les douleurs ont diminué : restait le catarrhe utérin que des bains sulfureux artificiels ont paru modifier ; c'est dans l'espoir que les eaux d'Enghien achèveraient la guérison qu'elle y fut envoyée. A son arrivée, madame G... était dans l'état suivant : Marche extrèmement difficile ; au toucher, douleur sur le fond de l'utérus et à gauche ; le col mou, entr'ouvert, sans granulations, porte les traces de l'incision antérieure ; écoulement abondant, auquel participe la muqueuse vaginale. Cette dame suivit à Enghien un traitement qui dura six semaines : le catarrhe fut combattu par les eaux en boisson, les bains, les injections, et les douleurs lombaires par des douches générales et graduellement refroidies. Cette malade retira les meilleurs effets de ce traitement ; les douleurs disparurent, la marche devint possible, le catarrhe diminua, sans cesser entièrement.

OBS. LXIV. — *Catarrhe de l'utérus, cystite ancienne ; déplacement latéral droit de la matrice. Guérison complète.* — Madame B... est âgée de cinquante ans environ ; depuis longtemps elle est affectée d'un catarrhe

utérin avec déplacement ; en outre, elle a eu dernièrement une cystite qui a nécessité un traitement énergique, et qui l'a laissée dans un état de débilité extrême.
Notre ami et confrère le docteur Richet, dans l'espoir
de relever les forces de madame B..., et en même temps
d'agir à la fois sur le catarrhe utérin et sur la vessie,
l'envoya aux eaux d'Enghien. A son arrivée, cette dame
était dans un état de débilité extrême, elle pouvait à
peine marcher ; ses urines étaient troubles, épaisses,
et déposaient au fond du vase un mucus abondant.
Dans la crainte d'amener une surexcitation trop grande
chez cette malade, on commença le traitement par des
bains mitigés ; l'eau en boisson fut coupée avec une infusion aromatique, et les injections furent mélangées
par moitié avec de l'eau ordinaire ; puis, peu à peu,
l'eau sulfurée fut administrée pure tant à l'intérieur
qu'à l'extérieur. Sous l'influence de ce traitement, le
catarrhe utérin cessa, les urines reprirent leur limpidité,
et la santé de madame B... se rétablit complétement.
Nous eûmes l'occasion de revoir cette malade deux mois
après son départ des eaux, et de nous assurer que la
guérison s'était maintenue.

On voit que nous n'avons pas retiré des eaux d'Enghien, dans le traitement des affections catarrhales de
l'utérus et du vagin, des avantages aussi prononcés
que dans les maladies précédentes. Si la maladie locale
a rarement été guérie, elle a toujours été notablement
améliorée, et la médication sulfurée a eu le plus souvent
pour résultat une action salutaire sur la santé générale.
Un fait qui nous a paru dominant, c'est que, malgré
l'énergie avec laquelle les eaux sulfurées ont été employées, il y ait eu rarement stimulation de l'état

local. Il semble que la tolérance s'établit d'autant mieux que la constitution est plus profondément altérée, et que, dans ce cas, les eaux, laissant pour ainsi dire de côté la maladie locale, portent toute leur énergie d'action sur l'état général. Nous n'avons observé aucun phénomène critique, si ce n'est une seule fois la réapparition d'une ancienne affection herpétique (obs. 62). Nous verrons plus loin, en parlant des engorgements chroniques de l'utérus, le rôle important que joue la diathèse herpétique, et combien le mode d'action des eaux sulfurées diffère, dans ces maladies, de celles des affections franchement catarrhales.

Nous avons eu l'occasion d'appliquer les eaux d'Enghien dans quelques cas de catarrhe vésical et de blennorrhagie chronique ; parmi les faits que nous avons recueillis, nous citerons les deux observations suivantes :

Obs. LXV. — *Catarrhe vésical; engorgement prostatique.* — M. C..., du Havre, âgé de trente-huit ans, d'un tempérament bilioso-nerveux, est, depuis deux ans, affecté d'un catarrhe vésical, avec engorgement prostatique ; les urines sont abondantes, fortement colorées, troubles, et laissent déposer une quantité considérable de mucus ; leur émission n'est pas douloureuse ; mais il n'en est pas de même de l'expulsion des matières fécales. M. C... est sujet à la constipation, et alors il éprouve des douleurs extrêmement vives au périnée pendant la défécation. Il arriva dans cet état à Enghien en juin 1851. Le traitement consista en deux verres d'eau par jour, en bains sulfurés purs à 34 degrés centigrades et de quarante minutes, en injections dans la vessie, avec un mélange d'eau sulfurée et d'eau ordi-

naire, à la température de 34 degrés. Au bout de quelques jours, M. C... fut obligé de cesser tout traitement ;
il éprouvait une douleur plus vive au périnée, une gêne
plus grande dans l'émission de l'urine et dans l'expulsion des fèces ; enfin une sécheresse de la peau et de la
fièvre. La constipation fut combattue avec succès par
des douches ascendantes : c'était là la cause principale
du malaise éprouvé par M. C..., qui reprit ensuite son
traitement jusqu'au 15 juillet, et dont il retira les plus
grands avantages.

M. C... revint à Enghien au mois de juin 1852 ; il
nous dit alors que le catarrhe vésical avait complète-
ment disparu, mais qu'il lui restait encore une douleur
au périnée qui s'exaspérait dans les efforts de défécation.
Nous constatâmes, en effet, par le toucher rectal, un
engorgement chronique de la prostate qui avait jusqu'alors résisté aux fondants et aux délayants de toute
nature. Nous n'avions pas grand espoir dans l'efficacité
des eaux d'Enghien pour guérir cette phlegmasie ; cependant nous tentâmes, à l'aide de bains généraux, de
douches fines dirigées sur le périnée et la région lombaire, de ramener la prostate à son volume normal.
M. C... suivit ce nouveau traitement pendant un mois
sans grand succès.

Nous n'avons cité cette observation que comme un
cas de guérison de catarrhe vésical ; quant à l'engorgement prostatique, les eaux n'ont eu sur lui aucune
action.

Les eaux d'Enghien sont encore parfaitement indiquées dans ces blennorrhagies chroniques qui durent
depuis longues années en raison du peu de soins que
certains malades prennent d'eux-mêmes, et des excès

fréquents auxquels ils se livrent. Ces écoulements uré-
thraux que les substances balsamiques, les injections,
les cautérisations n'ont pu faire disparaître, cessent souvent après quelques bains d'eau d'Enghien. L'observation suivante vient à l'appui de ce que nous avançons :

Obs. LXVI. — *Blennorrhagie chronique*. — M. P...,
âgé de trente-huit ans, d'un tempérament vigoureux,
a contracté une blennorrhagie, en 1849, qu'il a traitée
par le copahu, et ensuite par des injections astringentes ; la maladie a passé de l'état aigu à l'état chronique, et voici les symptômes qu'il éprouve en ce moment : Douleurs le long du canal, plus vives après le
coït ; quand il commence à uriner, le jet est bifurqué,
puis ensuite il devient unique ; pas de douleurs en uri-
nant. Son urine, et surtout celle du matin, renferme
de petits filaments excessivement ténus, tantôt droits,
tantôt tortillés, et que le malade a remarqué être plus
abondants après le coït et après quelques excès de
table. En pressant la verge de bas en haut on fait sortir
une gouttelette d'une matière blanche, épaisse, tachant
le linge, et qui, lorsqu'elle est desséchée, se réduit en
poussière ; cette gouttelette épaisse, transparente, est
analogue à une solution gommeuse. L'érection pas plus
que le coït ne sont douloureux. Le malade a suivi pendant longtemps un traitement dépuratif, et même *homœopathique* sans que son état ait été en rien modifié.

Nous fûmes consultés, au mois de juin 1852, par
M. P... pour savoir si les eaux d'Enghien guériraient
sa maladie. Nous nous assurâmes d'abord qu'il n'existait pas de rétrécissement sensible dans le canal ; une
sonde, d'un calibre ordinaire, passait facilement dans
la vessie, en déterminant seulement un peu de douleur

au niveau de la fosse naviculaire. Dans cet endroit, en effet, la muqueuse nous a paru tuméfiée. La santé générale est excellente; nous conseillâmes à M. P... de faire usage des eaux en boisson et en bains, de s'abstenir de toute excitation et de suivre une hygiène sévère. Le traitement dura six semaines, au bout desquelles l'écoulement et ces filaments qui inquiétaient si fort ce malade disparurent complétement. Nous engageâmes M. P... à consolider sa guérison par des bains de mer.

6° Catarrhe gastro-intestinal.

Il nous reste à parler, pour terminer ce qui a rapport aux affections catarrhales, du catarrhe gastro-intestinal. Nous entendons sous ce nom l'entérite villeuse chronique, soit qu'elle succède à un état aigu, soit qu'elle prenne tout d'abord un caractère chronique. Cette affection gastro-intestinale se traduit à l'extérieur par les symptômes suivants : Saillies des papilles, avec enduit blanchâtre ou jaunâtre de la langue qui, tantôt conserve sa couleur normale, tantôt est comme fendillée, dyspepsie muqueuse, quelquefois nausées et expulsion d'une matière blanche aérée, filante, analogue au blanc d'œuf battu, inappétence, anorexie, dégoûts subits. Du côté de l'intestin c'est souvent un ballonnement du ventre avec coliques sourdes ou violentes, tantôt diarrhée muqueuse que certains aliments ou le moindre écart de régime suffisent à renouveler, tantôt constipation, et alors les fèces sont enveloppées d'une matière blanche, épaisse, comme gommeuse. Souvent, malgré l'humidité de la langue, il y a une sensation d'ardeur et de sécheresse de la bouche, chaleur mordicante au rectum, transpiration cutanée insensible, aridité de la peau, amaigrissement graduel sans état fébrile appréciable. Cet état pathologique succède aussi à la dyssenterie et au choléra.

Il s'est présenté, à notre observation, peu de malades atteints de gastro-entérite chronique ; cependant si, d'après ce petit nombre de faits, nous jugeons des avantages des eaux d'Enghien, cette maladie ne nous paraît pas faire exception à l'efficacité dont jouissent les eaux sulfurées dans les autres affections catarrhales. Nous ne rapporterons que les deux faits suivants :

Obs. LXVII. — *Gastro-entérite chronique.* — Madame G..., âgée de trente-deux ans, d'un tempérament lymphatique, bien réglée, est affectée depuis six mois d'une gastro-entérite chronique. Cette maladie n'a pas eu, chez cette dame, de période aiguë initiale, et, par conséquent, n'a pas nécessité l'emploi de moyens actifs. Le traitement a consisté en boissons amères, laxatifs légers, et une hygiène convenable. Madame G... éprouve des dégoûts subits, des coliques sourdes après l'ingestion des aliments, des rapports sans acidité, ni odeur ; le ventre est ballonné, tantôt de la diarrhée, tantôt de la constipation ; son médecin lui a conseillé de préférence le régime végétal, et depuis elle est sujette à des défaillances. La langue est humide, couverte d'un enduit jaunâtre surtout à la base, rougeur légère à la pointe, saillie des papilles, l'épigastre indolent, douleur sourde au niveau du côlon ascendant et du côlon transverse ; soif, sécheresse de la peau, pas d'état fébrile. Madame G... fut mise au traitement suivant : Deux verres de la source du Roi, avec addition d'un sirop amer, tous les deux jours un bain sulfuré à 34 degrés centigrades et d'une heure, le jour intercalaire une douche générale à 28 degrés, alimentation exclusivement froide. L'huile de foie de morue, qui avait été prescrite et que madame G... supportait avec peine, fut remplacée par une solution d'iodure de potassium iodurée. Ce traitement eut pour résultat d'activer les fonctions de la peau, de produire, chez cette dame, des transpirations auxquelles elle n'était plus accoutumée, d'amener des garderobes régulières et de rétablir complétement les fonctions digestives.

L'observation suivante est un exemple de métastase herpétique :

Obs. LXVIII. — *Entérite chronique; ancien lichen.* — Madame C..., âgée de quarante ans, encore bien réglée, a eu, il y a dix ans, un lichen dont elle s'est parfaitement guérie aux eaux de Baréges. Depuis six ans, elle est atteinte d'une entérite chronique pour laquelle elle a suivi, sans succès, les traitements les plus variés. Elle arriva à Enghien le 18 juillet 1852, dans l'état suivant : Amaigrissement général, anorexie; langue d'un rouge vif, présentant des crevasses profondes; papilles hypertrophiées. Sous l'influence de certains aliments, sensation de chaleur ardente de la bouche à l'anus : il lui semble, dit-elle, qu'elle est intérieurement brûlée par un fer rouge.

L'épigastre est indolent, le ventre ballonné; la constipation est plus fréquente que la diarrhée, malgré le soin que madame C... apporte dans le choix de ses aliments et la précaution dont elle s'entoure pour la combattre; coliques sourdes; quelquefois de véritables tranchées; peau sèche, pâle; les extrémités ordinairement froides, pas de frisson.

Craignant que madame C... ne pût supporter les eaux d'Enghien, le traitement fut très modéré au début ; mais la tolérance s'étant établie, nous pûmes, malgré l'excitation générale qu'elles produisirent, lui faire prendre jusqu'à six verres d'eau sulfurée, des bains à 36 degrés centigrades et de soixante minutes, alternés avec des douches générales graduellement refroidies ; enfin, des douches ascendantes pour remédier à la constipation habituelle. Nous conseillâmes en outre de varier, autant que possible, le choix des aliments, et de ne pas craindre de faire usage de viandes rôties, qui jusqu'alors lui avaient été interdites.

Madame C... suivit ce traitement du 18 juillet au 15 septembre ; il ne fut interrompu que pendant la période menstruelle. Nous vîmes alors tous les symptômes indiqués plus haut s'amender ; la peau reprit ses fonctions ; la transpiration fut plus facile, et, à son départ, cette dame pouvait, sans inconvénient, prendre toute espèce d'aliments. Nous n'avons pas observé la réapparition de l'ancienne affection herpétique.

Le traitement, comme on le voit, a été dirigé dans un double but : chercher à modifier par l'eau en boisson à haute dose les fonctions intestinales, rappeler par les bains et les douches la circulation capillaire en même temps que la calorification, qui, pour ainsi dire, étaient éteintes.

Nous résumerons ce que nous venons de dire des affections catarrhales dans les conclusions suivantes :

1° Les eaux d'Enghien dans les affections catarrhales, en même temps qu'elles agissent comme tonique sur la santé générale, sont aussi un puissant modificateur de l'état local.

2° Dans le catarrhe des bronches, du larynx et du pharynx, où la sécrétion morbide, par sa quantité, n'entraine pas une altération profonde de la constitu- tion, l'influence des eaux se fait primitivement sentir sur l'état local; tandis qu'au contraire, dans le catarrhe vésical, utérin, vaginal et intestinal, où la sécrétion morbide est généralement plus abondante, et où elle s'accompagne de lésions profondes de l'organisme, c'est d'abord sur l'état général que la médication sulfurée porte toute son action. Ces deux faits résultent de l'ob- servation clinique.

3° Certaines affections catarrhales sont placées sous la dépendance de la diathèse herpétique qui leur imprime un cachet de ténacité, et souvent une forme spéciale, qui n'est qu'une manifestation de cette même dia- thèse.

4° La médication sulfurée peut et doit être appliquée à haute dose dans les affections catarrhales, si l'on n'a pas à craindre la complication tuberculeuse.

5° Enfin, les eaux sulfurées d'Enghien agissent avec d'autant plus d'efficacité dans ces maladies, qu'elles s'adressent à des sujets de constitution ou scrofuleuse ou lymphatique.

CHAPITRE III.

MALADIES GÉNÉRALES AVEC PRÉDOMINANCE LYMPHATIQUE.

Il est certaines affections qui n'appartiennent pas aux diathèses, et dont les symptômes dépendent d'un état morbide général qui le plus souvent est le résultat de l'altération des divers liquides de l'économie. Tantôt c'est une altération du sang comme dans la chlorose, l'anémie; altération provenant dans ce dernier cas, soit de saignées abondantes, soit d'hémorrhagies passives; tantôt ce sont des hypersécrétions constituant de véritables flux, quelquefois une prédominance marquée de ce que l'on est convenu d'appeler le tempérament lymphatique, ou bien enfin chez certains sujets la convalescence de maladies graves; toutes ces causes entraînent après elles une atonie générale. Dans ces cas il n'existe pas de maladie locale proprement dite, mais un état morbide général se manifestant par des symptômes généraux; aussi les eaux sulfurées associées à d'autres agents agissent par leurs propriétés stimulantes et toniques sur l'ensemble de la constitution, et quoique remplissant un rôle secondaire dans la thérapeutique de ces affections, elles ont cependant une grande importance. Cette assertion sera justifiée par les observations qui vont suivre.

Obs. LXIX. — *Chlorose.* — Mademoiselle de S..., âgée de quatorze ans, s'est beaucoup développée depuis un an; elle n'est pas encore réglée, et elle est atteinte d'une chlorose pour laquelle elle suit un traitement qui jusqu'alors n'a eu aucune influence sur les accidents qu'elle éprouve. A part la pâleur caractéristique du visage, la décoloration des muqueuses, le bruit de souffle cardiaque se prolongeant dans les gros vaisseaux, la mollesse du pouls, cette jeune fille offre de l'anorexie, un appétit capricieux, des douleurs gastralgiques qu'elle compare à des crampes, et qui surviennent avant ou après les repas, un météorisme du ventre, une fatigue générale et une noncha-

lance extrême. A ces symptômes se joint une apathie
intellectuelle. Nous prescrivîmes à cette demoiselle le
traitement suivant : En raison des douleurs gastralgiques, un demi-verre de la source du Roi le matin
à jeun, un bain mitigé tous les jours, de l'eau ferrée
aux repas ; nous lui conseillâmes, en outre, une alimentation tonique et exclusivement froide. Au bout
de huit jours tout était changé, les douleurs gastralgiques avaient disparu, les aliments solides pris na-
guère avec répugnance étaient parfaitement tolérés.
La quantité d'eau en boisson fut progressivement augmentée, les bains mitigés furent remplacés par les bains
sulfurés purs et alternés avec des douches générales
graduellement refroidies ; à ces moyens nous ajoutâmes
le fer à l'intérieur qui fut alors toléré par l'estomac, et
après six semaines cette jeune fille fut complétement
guérie. A son départ, les règles ne s'étaient pas encore
annoncées.

OBS. LXX. — *Chlorose. Leucorrhée.* — Madame N...
nous est adressée par les docteurs Laugier et Horte-
loup ; c'est une jeune femme de vingt-six ans, chloro-
tique, qui depuis longtemps suit un traitement tonique
et ferrugineux. Cette dame est récemment accouchée ;
et à la suite de son accouchement il lui est resté une faiblesse générale, et une très grande impressionnabilité
nerveuse ; le moindre bruit, la moindre émotion amènent chez elle des palpitations. Les fonctions digestives
sont profondément lésées, il y a un dégoût profond
pour les aliments qui seraient les plus convenables à sa
santé ; de temps à autre des accès d'hystérie, une leucorrhée peu abondante sans déplacement ni engorgement utérin. La menstruation est régulière, mais le

sang est décoloré ; enfin il y a un souffle au premier bruit du cœur qui se prolonge dans les vaisseaux carotidiens. Madame N... était dans l'état que
nous venons de décrire à son arrivée, le 2 juin 1851. La
médication tonique et ferrugineuse qui avant la couche
était tolérée par l'estomac ne l'était plus après. Cette
jeune femme prit les eaux sulfurées concurremment
avec les préparations ferrugineuses ; le traitement détermina chez elle une excitation générale accompagnée
d'état fébrile, qui, lorsqu'il fut dissipé, rendit l'amélioration manifeste ; les douches générales et graduellement refroidies amenèrent une guérison complète.

Obs. LXXI. — *Chlorose compliquée d'anémie.* —
Madame P... est âgée de vingt-huit ans, d'un tempérament lymphatique, la menstruation est régulière,
abondante, et le sang est décoloré. Depuis un an elle
suit un traitement ferrugineux ; il y a deux mois, à
l'époque de ses règles, elle eut une violente émotion, et
après une métrorrhagie. Le 5 août 1852, à son arrivée,
elle était dans l'état suivant : Pâleur extrême du visage,
décoloration des lèvres et de la muqueuse buccale, gastralgie, anorexie complète, palpitations, bruit de souffle
au cœur se prolongeant dans les carotides, défaillances,
tendance à la syncope, météorisme du ventre, constipation. Au toucher le col est mou, entr'ouvert, et laisse
écouler un sang liquide, de couleur rosée, pas de douleurs dans les lombes ; le spéculum ne nous a fourni
aucun autre renseignement. Cette dame fut mise à
l'usage des eaux d'Enghien en boisson ; le point important était de faire cesser l'hémorrhagie utérine,
nous y parvînmes à l'aide de douches froides sur la
région lombaire ; quand elle eut disparu, nous conseil-

22

làmes des bains sulfureux à 30 degrés centigrades ; à ce
traitement on ajouta un mélange d'extrait de quinquina
et de limaille de fer, de l'eau de Bussang aux repas et
une alimentation tonique et exclusivement froide. La
guérison fut complète le 25 septembre.

ОBS. LXXII. — *Anémie. Antéflexion de l'utérus. Métrorrhagie.* — Madame de L.., âgée de vingt-cinq ans,
d'une constitution délicate, lymphatique, a fait successivement deux fausses couches ; la dernière date de six
semaines, et a laissé après elle une hémorrhagie qui
persiste encore. Cette jeune femme nous arrive dans un
état d'anémie complète, elle habite ordinairement Mos-
taganem, où son mari a un commandement ; le chagrin
qu'elle a éprouvé de le quitter, la perte successive de
deux enfants ont fortement affecté son moral. On lui a
conseillé, pour rétablir sa santé, de venir passer quelques
mois en France ; à son arrivée elle consulta le professeur
Dubois qui constata une antéflexion légère de la matrice,
insuffisante pour expliquer la métrorrhagie. Le célèbre
professeur, dans une note qui nous a été communiquée, attribua cette perte à un état général de l'organisme, et dans le but d'y remédier, il conseilla
l'usage des eaux d'Enghien. Nous vîmes, pour la première fois, madame de L... le 14 août 1851 ; elle était
dans l'état suivant : Pâleur générale et teinte jaunâtre
de la peau, lèvres et muqueuse buccale complétement
décolorées, syncopes fréquentes, bruit de souffle au
cœur se prolongeant dans les carotides, palpitations,
anorexie complète, la malade ne s'alimente qu'avec du
bouillon et de la gelée de viande. Le quinquina, le fer,
n'ont pas été supportés par l'estomac, ce dernier médicament a même occasionné des vomissements, le pouls

est petit, d'une faiblesse extrême, la marche est presque impossible.

La première indication à remplir était d'arrêter cette perte qui, quoique peu abondante, pouvait par sa durée mettre les jours de la malade en danger; la seconde de chercher à relever les forces, et mettre l'estomac dans des conditions telles, que certains aliments solides fussent ingérés et supportés. Nous eûmes le bonheur de remplir ce double but au moyen des douches froides sur le bassin et les membres inférieurs; en administrant à l'intérieur l'eau sulfurée concurremment avec des pilules où l'extrait de quinquina se trouvait associé à la jusquiame. La perte fut complétement arrêtée vers la douzième douche, et les fonctions digestives commencèrent à se rétablir. Nous ajoutâmes alors aux pilules le sous-carbonate de fer; puis, ensuite, la limaille pure. Tous les symptômes s'amendaient lorsque, environ un mois après la cessation de l'hémorrhagie, il survint une nouvelle perte, qui différait des précédentes en ce que le sang était plus riche, plus facilement coagulable. Nous supposâmes que cette hémorrhagie était due à l'apparition des règles; car, lorsqu'elle eut cessé, elle n'occasionna pas de faiblesse chez la malade, ce qui nous parut indiquer que l'organisme tendait à reprendre son équilibre normal. Dans cet espoir les douches furent suspendues, et elles ne furent reprises qu'après la cessation complète de l'hémorrhagie. Au bout de six semaines, cette dame put quitter les eaux dans un état d'amélioration telle qu'elle pouvait compter sur une guérison prochaine et complète.

On voit, par ces observations, les résultats obtenus par les eaux sulfurées dans des affections générales

telles que la chlorose et l'anémie; nous avons constaté,
en effet, que les agents thérapeutiques, journellement
mis en usage dans le traitement de ces maladies, étaient
frappés d'impuissance lorsqu'ils étaient administrés
seuls ; et qu'au contraire ils recouvraient toute leur
énergie d'action lorsqu'ils se trouvaient associés à la
médication sulfurée.

OBS. LXXIII. — *Chlorose, réapparition d'un eczéma
ancien. Guérison.* — Madame L.., âgée de vingt-huit
ans, d'un tempérament lymphatique, bien réglée, a eu,
il y a quelques années, un eczéma qui a envahi le visage
et les membres, et dont elle a été parfaitement guérie.
Après la disparition de cette maladie, madame L... a
présenté des symptômes de chlorose, pour lesquels son
médecin, le docteur Thevenot de Saint-Blaise, lui a
conseillé un traitement dépuratif et tonique tout à la
fois; mais pensant que cette chlorose pouvait être sous
l'influence d'une diathèse herpétique, il l'engagea à
passer une saison aux eaux d'Enghien. Cette jeune
dame se dirigea d'abord d'après son inspiration;
elle prit pendant vingt-deux jours de suite trois verres
d'eau d'Enghien, et un bain sulfuré d'une heure tous
les jours. Cette médication ne tarda pas à produire ses
fruits, la fièvre survint, et à la suite il se développa sur
la partie antérieure de la cuisse droite une éruption
eczémateuse; lorsque la fièvre eut cessé, nous constatâmes une chlorose qui s'accompagnait d'une névralgie
intercostale, d'une extrême intensité. Dans le but de la
combattre, nous appliquâmes un emplâtre de diachylon
sur lequel étaient étendus quelques grains d'extrait gommeux d'opium, qui détermina une rougeur érysipélateuse de la peau, et l'éruption de vésicules nombreuses

d'eczéma, qui se dissipèrent sous l'influence d'un traitement émollient au bout de quinze jours. Pendant le temps que dura cette éruption, les fonctions digestives s'étaient rétablies. Les martiaux furent administrés en même temps que les eaux sulfurées ; peu à peu la santé de madame L... se rétablit, et nous eûmes l'occasion plusieurs mois après de constater la guérison complète.

Cette observation nous a paru intéressante, au point de vue de la disparition des symptômes chlorotiques, sous l'influence de la réapparition de l'ancienne affection herpétique ; c'est le seul exemple de ce genre que nous ayons recueilli.

Il nous reste pour terminer ce chapitre à parler de ces cas d'atonie attribués généralement à la prédominance du système lymphatique, et qui nous paraissent liés à une altération des phénomènes de nutrition. Ces faits ayant entre eux une très grande analogie, nous nous bornerons aux suivants.

Obs. LXXIV. — *Atonie générale. Pityriasis.* — Madame N..., âgée de trente-deux ans, d'un tempérament lymphatique, bien réglée, a eu autrefois, sur les membres inférieurs, une dartre sèche que nous soupçonnons avoir été un pityriasis. Nous ne constatons chez cette dame qu'une altération des fonctions digestives avec douleurs gastralgiques, météorisme du ventre, et constipation ; quelquefois des palpitations, sans altération des bruits du cœur ; enfin, une fatigue extrême au moindre exercice. Le traitement consista en un verre d'eau sulfurée, avec addition de sirop d'écorce d'orange, en bains sulfurés, alternant avec des douches générales froides, l'extrait de quinquina à l'intérieur

et de temps à autre un mélange de magnésie et de
charbon, pour combattre le météorisme et exciter les
garde-robes; enfin, un exercice modéré et un régime
tonique. Cette dame retira de ce traitement les plus
grands avantages. Arrivée le 21 juillet 1851, elle partit
le 25 août dans un état d'amélioration notable. Nous
n'avons pas observé pendant la durée du traitement la
réapparition de l'ancienne affection cutanée.

Obs. LXXV. — *Atonie générale. Leucorrhée.* — Mademoiselle M..., âgée de douze ans, d'une constitution
lymphatique, a une légère leucorrhée; les eaux d'Enghien lui ont été conseillées dans le but de fortifier sa
santé; en effet, ses forces sont languissantes, et elle n'a
ni appétit, ni aptitude. Les eaux furent administrées en
boisson, bains et douches; nous fûmes obligés de les
suspendre momentanément, car elles produisirent une
irritation de la muqueuse intestinale et génito-urinaire,
qui se manifesta par de la diarrhée et une incontinence
d'urine. Le traitement fut repris plus tard sans autre
accident, et quand cette enfant quitta les eaux, sa santé
s'était considérablement fortifiée.

Obs. LXXVI. — *Atonie générale.* — Le jeune X...,
âgé de huit ans, d'un tempérament lymphatique, a été
atteint, en 1849, du choléra et d'une manière si grave
que l'on a désespéré de ses jours. Depuis ce temps, cet
enfant est maigre, étiolé, ses digestions sont extrêmement pénibles, il éprouve tantôt de la constipation et
tantôt de la diarrhée; la langue est souvent d'un blanc
jaunâtre, les papilles de la pointe sont saillantes. Cet
enfant suit une hygiène très sévère, et le moindre écart
dans ses habitudes suffit pour ramener des accidents
du côté du ventre. Ses forces sont affaiblies, il ne prend

aucun plaisir aux amusements de son âge, il est peu développé. C'est dans le but de fortifier sa santé générale que les eaux d'Enghien ont été conseillées. Nous ne constatons d'autres symptômes que ceux indiqués plus haut, seulement ceux du côté du ventre ne sont pas permanents. Cet enfant prit les eaux en boisson et en bains pendant trois saisons successives. A la fin de la première saison, en 1850, sa santé s'améliora, mais il restait encore quelques troubles dans la digestion; certains aliments, et notamment ceux qui eussent le mieux convenu à sa nature lymphatique, étaient difficilement digérés; ses parents le ramenèrent en 1851, l'enfant se fortifia beaucoup cette année; enfin, pendant la saison de 1852, la guérison fut complète.

Nous tirerons, des observations contenues dans ce chapitre, les conclusions suivantes :

1° Dans ces troubles fonctionnels généraux, produits par la chlorose, l'anémie, et dans certains états morbides qui portent sur l'ensemble de la constitution, on associera, avec avantage, les eaux sulfurées à d'autres agents thérapeutiques. Par cette association on favorise la tolérance et l'on aide puissamment à l'action de certains médicaments qui, administrés seuls, n'ont pu être tolérés, ou qui, l'ayant été, n'ont eu, sur les malades, aucun résultat appréciable.

2° Dans ces maladies générales, qui atteignent si profondément l'organisme, les eaux sulfurées déterminent rarement une excitation locale; elles agissent principalement par leurs propriétés stimulantes et toniques sur les phénomènes de nutrition.

3° Le traitement, dont nous avons retiré le plus de succès, a été les bains frais, les douches générales graduellement refroidies, aidé d'une alimentation tonique et exclusivement froide.

4º Enfin, les eaux sulfurées nous ont paru être plus efficaces chez les sujets qui, outre la prédominance lymphatique, présentaient des traces de scrofules, et chez ceux qui, par eux-mêmes ou héréditairement, étaient sous l'influence d'une diathèse herpétique.

CHAPITRE IV.

MALADIES DE L'UTÉRUS.

Parmi les affections de l'utérus, nous ne parlerons que des engorgements chroniques du corps ou du col, soit qu'ils aient débuté de prime abord sous cette forme, soit qu'ils aient succédé à un état phlegmasique aigu. Ces engorgements, qui ne sont que des congestions sanguines, s'accompagnent quelquefois d'érosions, d'exulcérations, d'ulcérations proprement dites, et enfin de granulations; ils peuvent coïncider avec un écoulement sanguin ou leucorrhéique sans offrir les caractères d'une sécrétion franchement catarrhale.

Nous avons dit précédemment que les eaux sulfurées, dans le catarrhe utérin, ne déterminaient pas, ou que très rarement, de stimulation locale; ce qui n'était ailleurs que l'exception est pour ainsi dire la règle dans les congestions sanguines chroniques de l'utérus. Aussi les eaux sulfurées sont-elles contre-indiquées toutes les fois qu'il existe de ces douleurs annonçant un état aigu ou subaigu ; ces douleurs ne seront pas confondues avec celles habituellement obtuses qui accompagnent les engorgements chroniques de la matrice et dont le siége principal est dans les régions lombaires et inguinales. Il y aura encore contre-indication dans ces congestions avec ulcérations de mauvais caractère qui peuvent faire craindre une dégénérescence de l'organe ; car quelle que soit la réserve apportée dans l'administration des eaux, il peut arriver que la maladie locale soit ramenée à l'état aigu. Il faut donc, pour retirer de la médication sulfurée les plus grands avantages possibles, diriger le traitement de façon à éviter cette surexcitation locale.

Les bains sulfurés purs, les injections, les douches ascendantes sulfurées dirigées sur le col, doivent être proscrits. Le traitement dont nous avons retiré le plus de succès, et que nous rapporterons à son auteur, M. le docteur Hervez de Chégoin, est celui de douches dirigées loin du siége du mal et que nous nommons, pour cette raison, *douches révulsives*. Dans les engorgements chroniques, dont il est ici question, le traitement a consisté en douches en arrosoir ou au piston d'une température et d'une durée variables, sur les épaules et les membres inférieurs. Toutes les fois que nous avons voulu nous départir de cette méthode, nous avons observé des accidents aigus qui n'avaient pas, comme dans bien d'autres affections, le privilége de déterminer une résolution, mais plutôt une aggravation qui retardait la guérison. A ce traitement externe nous avons ajouté l'eau en boisson lorsqu'elle nous a paru indiquée, soit par la nature de la constitution, soit par l'état des voies digestives ; enfin nous nous sommes conformés aux indications à remplir en associant à la médication sulfurée les agents usités dans la thérapeutique des congestions chroniques de l'utérus ou du col. Nous devons dire, pour rendre hommage à la vérité, que nos succès ont été rares; très souvent nous avons obtenu une amélioration, très rarement nous avons assisté à des guérisons complètes.

OBS. LXXVII. — *Engorgement chronique du col*, *affection herpétique antérieure.* — Madame H..., âgée de trente-six ans, n'a jamais eu d'enfants; à son arrivée aux eaux d'Enghien, elle était dans l'état suivant : Constitution éminemment lymphatique et nerveuse, embonpoint raisonnable, troubles légers des fonctions digestives, fatigue extrême au moindre exercice, douleurs dans la région lombaire et la partie supérieure des cuisses; pas d'écoulement utérin ni vaginal; sensation de chaleur dans le vagin. Au toucher, nous constatons un engorgement du col, et au spéculum nous ne trouvons aucunes traces d'érosion ni de granulations, quoique cette dame ait eu autrefois une affection herpétique dont nous ignorons la nature.

Traitement. — Eau d'Enghien en boisson, avec addition d'un sirop amer; bains mitigés, alternés avec des douches révulsives à 28 degrés centigrades. Cette médication eut pour résultat de ramener les fonctions digestives à leur état normal, de fortifier la constitution et de diminuer notablement la congestion sanguine du col. Quand cette dame quitta les eaux, elle pouvait faire une assez longue marche sans éprouver de fatigue; il n'y a eu chez elle aucune stimulation locale ou générale, et nous n'avons pas observé la réapparition de l'ancienne affection herpétique.

OBS. LXXVIII. — *Congestion du col, prolapsus léger
de l'utérus.* — Madame C..., Anglaise, d'une constitution lymphatique, est malade depuis quatre ans; elle
est âgée de trente-quatre ans, elle a eu six enfants : sa
dernière couche date de quinze mois environ. Anté-
rieurement à cette dernière couche, madame C... avait
une phlegmasie chronique du col avec ulcération : à
cette époque, elle consulta le professeur Moreau, qui
pensa qu'une nouvelle grossesse amènerait une amélioration dans sa position; cette grossesse eut lieu et entraîna un prolapsus de l'utérus pour lequel on conseilla
les bains de mer... Madame C... passa une partie de
l'été de 1849 au Havre, où elle prit un bain tous les
jours, puis ensuite deux par jour. Au bout d'un mois,
elle revint à Paris plus malade qu'avant son départ. Elle
demanda alors les conseils du docteur Jobert de Lam-
balle, qui, outre l'état congestionnel du col, constata
une ulcération qu'il cautérisa à plusieurs reprises avec le
fer rouge. Au mois de juin 1850, elle fut envoyée par
le même médecin aux eaux d'Enghien pour y prendre des
bains. Les premiers ramenèrent la maladie à l'état aigu;
elle eut une fièvre intense, et non seulement la marche,
mais la position verticale, étaient devenues impossibles.
C'est à ce moment que madame C... réclama nos conseils. Nous trouvâmes l'utérus dans l'état suivant : Le
col était congestionné, d'une couleur violacée, douloureux au toucher, portant les traces des cautérisations
précédentes. A sa partie inférieure existait une granulation d'un rouge vif analogue à un bourgeon charnu;
enfin un léger prolapsus de la matrice. Nous conseillâmes de suspendre les bains sulfurés, de les remplacer
par des bains simples, et lorsque la période inflamma-

toire serait dissipée, d'avoir recours aux douches révulsives. Madame C... suivit ce traitement pendant trois
semaines, et elle quitta les eaux dans un état d'amélioration notable.

- Obs. LXXIX. — *Engorgement léger du col, antéflexion de l'utérus ; leucorrhée.* — Madame X..., d'Arras,
âgée de trente-quatre ans, d'un tempérament sanguin,
habituellement bien réglée, a fait deux fausses couches
dans l'espace d'une année. La première, de six mois, a
déterminé un déplacement de l'utérus : pendant la seconde grossesse, la matrice paraissait complétement
remise ; mais depuis la seconde fausse couche qui date
de deux mois, les symptômes sont revenus avec plus
d'intensité. Voici comment le docteur Plichon, d'Arras,
dans une consultation qui nous a été communiquée,
décrit l'état de madame X... : « L'utérus et son col sont
légèrement inclinés en arrière ; un peu de dureté de
ses lèvres, sans injection de leurs surfaces ; volume du
corps de l'organe augmenté, chaleur intérieure sensible
pour la malade, mais non perceptible au toucher ; douleur que la marche et la voiture exaspèrent ; aggravation de ces symptômes avant et après la période menstruelle. » Les choses étaient comme les annonçait notre
honorable confrère, le docteur Plichon. Cette dame suivit
le traitement que nous avons précédemment indiqué,
et elle commençait à en éprouver l'heureuse influence,
lorsqu'à la fin de son époque menstruelle elle fit une
longue course à pied, qui ramena chez elle les accidents primitifs. Le traitement fut suspendu quelques
jours ; les bains gélatineux remplacèrent les bains sulfurés ; puis les douches révulsives furent reprises jusqu'au moment du départ ; sans cette recrudescence

occasionnée par une fatigue extrême, cette dame serait
partie complétement guérie.

Obs. LXXX. — *Congestion du col avec ulcération;
diathèse herpétique.* — Madame de N... a quarante ans,
et, depuis dix-sept ans, elle est atteinte d'un engorgement chronique du col de l'utérus. Sa maladie est
survenue à la suite d'une couche, et s'est entretenue
faute de précautions suffisantes.

Madame de N... a été cautérisée plusieurs fois ; pendant longtemps, la marche lui a été interdite. La menstruation est difficile ; elle éprouve de la fatigue et de la
douleur en marchant : il y a trois ans, elle eut une
affection de la peau, qui, dit-elle, s'est montrée sous
forme de taches sur le visage et les membres, et qui ont
disparu sous l'influence des eaux d'Enghien. Son médecin, pensant qu'il pouvait y avoir quelque rapport entre
la persistance de l'engorgement utérin et l'ancienne maladie cutanée, lui a conseillé de nouveau les eaux sulfurées. Madame de N... arriva le 30 août 1851, et, d'après
sa propre inspiration, prit chaque jour trois verres
d'eau sulfurée et un bain d'une heure. Sous l'influence
de ce traitement, des accidents ne tardèrent pas à se
manifester : c'est alors que cette dame eut recours à nos
conseils. Nous constatâmes l'état suivant : Céphalalgie
intense, anorexie, fièvre, sensation de chaleur dans le
vagin, douleur dans les régions inguinales, impossibilité de marcher et de se tenir debout ; le col est tuméfié,
les mouvements qu'on lui imprime sont douloureux,
et il s'écoule une sérosité sanguinolente ; au spéculum, ulcération superficielle avec rougeur violacée.
Le traitement émollient fut mis en usage, et quand les
accidents furent dissipés, les eaux en boisson furent

reprises à faibles doses, et aux bains nous substituâmes les douches révulsives. Cette dame quitta Enghien le 6 octobre dans un état d'amélioration telle, qu'il était possible d'entrevoir une guérison prochaine. Il n'y eut pas chez madame de N... de réaction sensible à la peau.

OBS. LXXXI. — *Engorgement chronique du corps et du col de l'utérus avec antéflexion. Guérison complète.* — Madame B..., âgée de vingt-huit ans, à la suite d'une couche très pénible dans laquelle on dut employer le forceps, a été affectée d'une métrite aiguë qui a nécessité un traitement des plus énergiques. Depuis il lui est resté un engorgement chronique du corps et du col pour lequel elle a gardé pendant près d'une année la position horizontale. Avant de prendre les eaux elle était dans l'état suivant : Marche impossible, corps de l'utérus plus développé que dans l'état normal, la face antérieure de l'organe fait saillie au fond du vagin, le col est dur, tuméfié, légèrement incliné en arrière, douloureux au toucher, pas d'excoriation ni d'écoulement. Ce déplacement de l'utérus occasionne de la constipation et des envies fréquentes d'uriner. D'après les conseils de M. Hervez de Chégoin, madame B... prit pendant deux mois des douches révulsives. La congestion utérine diminua sensiblement, et avec elle le déplacement qui n'en était que la conséquence ; la guérison fut complète. C'est le seul exemple de guérison dont nous ayons été témoins, et nous pouvons assurer que depuis deux ans il n'y a pas eu de rechute.

OBS. LXXXII. — *Engorgement chronique du col de l'utérus avec rétroversion légère.* — Madame de B... nous est adressée par notre ami le docteur Roulland, de Caen. Voici la note que nous adressait cet honorable

confrère : « Il y a deux ans environ, je fus appelé pour
donner mes soins à madame de B...; cette dame se
plaignait alors de vives douleurs dans les lombes, de
pesanteur dans le bas-ventre, d'envies fréquentes d'uriner, de la sensation d'un corps étranger qui aurait
voulu s'échapper par la vulve. Il y avait impossibilité
presque absolue de marcher, la menstruation était irrégulière, peu abondante. Madame de B..., vers l'époque
dont je parle, avait fait une fausse couche de deux mois.
D'après ces symptômes, il était hors de doute que nous
avions affaire à une maladie de l'utérus. Le toucher
vaginal nous fit reconnaître, en effet, un engorgement
notable du corps et du col de l'organe, avec abaissement et un peu de rétroversion. Le col dur, volumineux, sensible, était placé en avant et derrière la
symphyse pubienne, le corps en arrière reposait sur
le rectum. L'examen au spéculum nous confirma ces
faits, et, de plus, nous fit reconnaître une coloration
foncée du col avec une légère excoriation au pourtour
de son orifice. Madame de B... fut mise à un repos
complet sur une chaise longue, à l'usage des injections
émollientes, puis plus tard légèrement astringentes;
lorsque les douleurs lombaires eurent diminué, nous
attaquâmes l'exulcération par la cautérisation. Sous
l'influence de ces moyens les accidents se dissipèrent,
et nous permirent de remédier à l'abaissement par l'emploi du pessaire de M. Hervez, dont nous retirâmes les
meilleurs effets. A ces moyens nous ajoutâmes les bains
sulfureux et un régime analeptique. Aujourd'hui le col
est encore un peu volumineux, et offre surtout une
longueur qui n'est peut-être pas anormale. Madame
de B... peut marcher presque sans fatigue, les dou-

leurs lombaires et abdominales ont disparu, la santé
générale est bonne et nous avons pensé que les eaux
d'Enghien consolideraient cette guérison. »

Nous n'avons rien à ajouter aux détails si précis et si
circonstanciés de notre confrère M. Roulland; les
choses étaient dans l'état indiqué, aussi nous conseillâmes à cette dame, en raison de sa constitution un
peu lymphatique, de l'eau en boisson, puis des douches
révulsives et graduellement refroidies. Cette jeune
femme, à la suite de quelques douches, ressentit de
très vives douleurs dans le ventre qui lui rappelèrent
celles d'autrefois; il s'y joignit une chaleur ardente
dans le vagin, un écoulement blanc, de la constipation
et une fièvre légère. Un purgatif fut administré, mais
les douleurs persistant, et le déplacement nous paraissant peu considérable, nous engageâmes la malade à
prendre l'avis de M. Hervez de Chégoin qui ne jugea
pas le moment opportun d'appliquer un pessaire, et
qui conseilla des pilules aloétiques, des injections émollientes, des ventouses sèches sur la région lombaire.
Mais le lendemain de cette consultation, madame de B...
fut étonnée de voir apparaître ses règles qu'elle n'atten-
dait que huit jours plus tard; il devenait alors évident
que les symptômes éprouvés tenaient au travail de leur
apparition que les douches avaient hâtée, comme cela
arrive d'ordinaire; du reste, elles coulèrent comme
d'habitude, les symptômes de phlegmasie utérine disparurent, et l'on put appliquer un pessaire et continuer
le traitement. Madame de B... quitta les eaux dans un
état d'amélioration notable.

Voici un dernier exemple de congestion chronique
du col remarquable par la variété des traitements mis

en usage, et dans lequel les eaux d'Enghien ont été impuissantes.

OBS. LXXXIII. — *Engorgement du corps et du col de l'utérus avec obliquité latérale droite, compliquée d'une névralgie vague de nature rhumatismale et se portant de préférence sur les organes génitaux.* — Madame C..., âgée de trente-six ans, d'un tempérament éminemment nerveux, fait remonter sa maladie à la fin de 1845. Dans les deux premiers mois du début de son affection elle eut à subir trois cautérisations pour réprimer des granulations au col, et deux autres opérations, dit-elle, pour extirper deux petites fongosités du col. Pour dissiper les douleurs et l'écoulement vaginal on lui ordonna successivement des injections avec l'eau de son, de guimauve, de pavot, de valériane et enfin de roses de Provins, des bains avec une décoction de fleurs de tilleul, qui, au lieu d'apporter du calme, amenèrent au contraire de l'agitation. Emploi en boisson de l'eau antihémorrhagique de Tisserant, essais infructueux du musc, du camphre, de la quinine, du quinquina, de la belladone, de l'assa fœtida, du fer sous différentes formes, du cynoglosse et de l'huile de foie de morue. L'estomac ne supporte aucun de ces médicaments. Application d'une ceinture, lavage sur tout le corps, deux fois par jour, avec de l'eau à 18 degrés centigrades, pendant cinq minutes chaque fois. Ce traitement dura deux mois. La somnambule eut aussi son tour, et ses soins furent aussi infructueux que les précédents.

En janvier 1847 on cherche à modifier les douleurs au moyen de l'électricité; on parvient seulement à les déplacer, sans diminuer leur intensité; suspension de ce traitement après huit séances. Caléfaction deux fois par jour, sur le ventre et les reins, à l'aide d'une éponge imbibée d'essence de térébenthine et d'alcool, que l'on enflamme afin de déterminer une irritation à la peau : au bout de dix jours on y renonce; ce moyen a été employé par M. Récamier.

En février, on reprend les lavages avec de l'eau à 16 degrés; en avril bains de siége à 26 degrés d'abord et graduellement refroidis jusqu'à 18 degrés. Ils causent de vives douleurs, la marche devient tout à fait impossible, et l'écoulement utéro-vaginal, qui avait cessé, reparaît après le douzième bain. De mai à septembre 1848, madame C... prend soixante douches d'eau salée et de Baréges artificielle à 32 degrés Réaumur, sur le ventre et la région lombaire. Ces douches, d'une température aussi élevée, ont eu l'inconvénient de rendre ces parties tellement sensibles au froid, que pendant tout l'automne et l'hiver suivant, la malade fut obligée d'y tenir constamment des serviettes chaudes, car la sensation du froid réveillait les douleurs. Emploi des bains alcalins : ils occasionnent des douleurs nerveuses tellement vives, qu'il faut renoncer à leur usage; emplâtre de belladone, sur le ventre, qui détermine une irritation à la peau et qui exaspère la névralgie. Essai du massage pendant deux mois sans résultat; sangsues immédiatement après les règles, qui affaiblissent, sans apporter aucun soulagement; les cataplasmes à l'intérieur du vagin calment momentanément. En février 1849, d'après l'avis de M. Récamier, le lit de la malade est isolé du centre commun de l'électricité par des roulettes de cristal, mais madame C... éprouve des spasmes si violents qu'après deux nuits il faut y renoncer.

Le traitement hydrothérapique, suivi pendant quatre mois, apporta quelque amélioration ; madame C... put marcher un quart d'heure de suite sans augmenter ses douleurs ; mais après la cessation de ce traitement les symptômes reparurent avec plus d'intensité. Immersion deux fois par jour du siége dans l'eau froide, continuation des cataplasmes à l'intérieur du vagin ; une chute faite à cette époque détermine de vives et continuelles douleurs. Les choses restèrent dans cet état jusqu'en juin 1850 ; seulement depuis le traitement hydrothérapique il y avait eu quelque amélioration. A cette époque nous fûmes mandés par madame C... pour savoir si les eaux d'Enghien lui seraient utiles ; nous eûmes à cet effet une consultation avec M. Hervez de Chegoin, et son avis fut, après toutes les médications opposées sans succès à la maladie locale et à l'ébranlement nerveux général qui en était la conséquence, de suivre un traitement révulsif sans aucune action directe sur les organes affectés, et dès que la sensibilité aura été amortie, donner à la matrice une position convenable, dont la déviation entre pour une grande partie dans les symptômes locaux et généraux. Il conseilla donc d'administrer des douches sulfurées en arrosoir à 25 degrés centigrades, sur les épaules et les membres pendant dix minutes chaque jour, de faire des frictions sèches sur les mêmes parties, de recourir aux lavements laudanisés, et de fortifier la santé générale par un régime tonique. Ce traitement si bien formulé fut suivi sous notre direction du mois de juin au 16 août 1850. Malgré la persévérance de Madame C..., il n'eut aucun résultat.

Nous avons cité ce fait comme un exemple de la ténacité de ces sortes d'engorgements utérins, surtout lorsqu'ils sont compliqués d'un état nerveux général.

De ces diverses observations nous tirons les conclusions suivantes :

1° Dans les engorgements ou congestions sanguines du corps ou du col de l'utérus, on retire des eaux d'Enghien certains avantages quand elles sont administrées à l'extérieur d'après la méthode dite révulsive.

2° Les eaux sulfurées ont d'autant plus d'efficacité dans ces phlegmasies chroniques, que celles-ci coïncident avec la présence du tempérament lymphatique, ou qu'elles sont elles-mêmes une manifestation de la diathèse herpétique.

3° La médication sulfurée est complétement contre-indiquée toutes les fois qu'il existe quelques symptômes indiquant l'état aigu, ou une ulcération de mauvaise nature qui peut faire soupçonner un commencement de dégénérescence de l'organe.

CHAPITRE V.

NÉVROSES.

Les névroses peuvent se présenter sous trois états différents : c'est tantôt une exaltation, tantôt une diminution, et enfin une perversion du système nerveux. Les causes qui les produisent sont souvent dues au tempérament, à certaines conditions morales, comme le chagrin, les passions de toute espèce, à certaines habitudes, comme celles de la vie sédentaire, de l'oisiveté. Les maladies nerveuses de ce genre sont souvent très tenaces, et elles disparaissent, le plus souvent, lorsque la cause vient à cesser.

D'autres névroses reconnaissent pour cause un affaiblissement général de la constitution résultant d'une modification dans la calorification, de pertes de sang, de règles trop abondantes (cause trop peu connue, dit Hufeland), de pertes séminales trop fréquentes par coït ou onanisme, de lochies trop copieuses, d'allaitement trop prolongé, de flux chroniques séreux ou muqueux, de diarrhée, de flueurs blanches, de salivation et de sueur. Il est aussi des névroses dues à un défaut d'équilibre entre une nutrition trop abondante et une déperdition insuffisante, à des irritations mécaniques, d'autres enfin qui dépendent d'une métastase rhumatismale, goutteuse, scrofuleuse, syphilitique ou herpétique. L'indication principale à remplir, dans ces affections nerveuses, est de faire cesser cette action anormale du système nerveux, qu'elle soit le résultat d'une exaltation, d'une diminution ou d'une perversion, et, pour cela, il faut remonter à la cause. On conçoit que la médication sulfurée, pas plus que les autres, ne puisse avoir grande influence sur les névroses de causes morales ; c'est bien plutôt au changement des habitudes ordinaires de la vie et à l'hygiène qu'il faut en demander la guérison. Quant aux affections nerveuses par cause d'affaiblissement, c'est à la médication tonique qu'il faut recourir, et dans ce cas, les eaux d'Enghien associées à d'autres agents thérapeutiques sont ici parfaitement indiquées ; mais elles le sont encore mieux dans celles qui sont sous la dépendance d'un principe scrofuleux, rhumatismal ou herpétique. Aussi est-ce dans les névroses où nous avons reconnu un de ces éléments diathésiques que les eaux sulfurées ont eu le plus d'efficacité, et si nous avons obtenu quelques succès dans la cure de ces affections, cela tient à ce qu'elles ont été attaquées dans leur cause originelle.

Le traitement a varié suivant la nature de la névrose. Quand nous avons dû lutter contre un affaiblissement de la constitution, ou contre un principe diathésique, les eaux ont été administrées à l'intérieur et à l'extérieur. Cependant nous avons dû apporter une certaine réserve dans l'emploi de l'eau en boisson, afin de ne pas exciter une stimulation trop grande et d'en pouvoir continuer l'usage. A l'extérieur les eaux ont été employées en bains mitigés et purs, en douches générales ou partielles, d'une durée et d'une température variables. Quand il a été nécessaire pour réduire une névrose rebelle de faire usage de la méthode perturbatrice, c'est aux douches générales, et surtout à la douche écossaise, que nous avons eu recours. Enfin, comme dans les maladies où les eaux d'Enghien n'occupent que le second rang par rapport au traitement, nous avons dû employer concurremment avec elles d'autres agents thérapeutiques.

Obs. LXXXIV. —*Atonie nerveuse générale.*—M. P..., âgé de vingt-six ans, d'une constitution nerveuse, brun, maigre, d'un aspect chétif, a eu dernièrement une angine grave qui a nécessité l'emploi de moyens très énergiques, et dont il est résulté une atonie considérable. Ce malade éprouve une fatigue générale avec courbature et brisement des membres, un dégoût insurmontable pour certains aliments solides, préférant les légumes, les acides, les fruits ; ses digestions s'accompagnent de douleurs analogues à

des crampes, et sont quelquefois si fortes qu'il perd
connaissance ; il a, en outre, des nausées sans vomissements ni éructations, souvent après le repas un
météorisme du ventre, de l'oppression, tantôt de la
diarrhée, tantôt de la constipation, palpitations de
cœur sans lésion appréciable, pas de fièvre. A l'examen,
nous ne trouvons chez M. P... aucune lésion locale appréciable ; les douleurs épigastriques, stomacales, qui
sont les symptômes les plus saillants, ne s'accompagnent
d'aucune modification dans l'aspect de la langue ; le
plus léger bruit, la moindre surprise, une mauvaise
disposition morale et souvent une cause insaisissable,
déterminent les palpitations.

D'après ces symptômes, il était évident pour nous
que M. P... était sous l'influence d'un état nerveux
général caractérisé par des accidents variés et mobiles.
Nous pensions que les eaux d'Enghien, en stimulant
les fonctions générales, parviendraient, avec l'aide de
la médication tonique précédemment mise en usage, à
rétablir la santé. Le traitement consista donc dans
l'administration graduelle de deux verres d'eau sulfurée, de bains mitigés, puis ensuite de bains sulfurés
purs, de douches générales à 25 degrés, de l'usage à
l'intérieur du sirop d'iodure de fer, et d'une alimentation
tonique et froide. Après quelques jours de cette médication, M. P... éprouva les symptômes d'excitation
ordinaire, il eut un léger accès de fièvre qui bientôt se
dissipa ; il suivit ce traitement du 24 mai 1850 au 25
juin, et à cette époque il ne restait plus traces d'accidents nerveux : nous conseillâmes à ce malade d'aller
passer quelque temps aux bains de mer.

Obs. LXXXV. — *Gastro-entéralgie.* — Mademoiselle

D... est malade depuis un an, elle est âgée de vingt-six
ans et atteinte d'une douleur épigastrique continuelle
qui augmente pendant la digestion et s'accompagne
de constipation. Cette douleur, qui existe également
dans diverses parties de l'abdomen, ne s'exaspère pas
par la pression. Quand on palpe le ventre, on sent
sous la main les intestins se contracter et se pelotonner ;
sentiment d'oppression après les repas : aussi la malade
redoute-t-elle de manger dans la crainte de réveiller
ses douleurs. Depuis longtemps elle est en traitement :
on lui a fait prendre sans succès de la magnésie, du
sous-nitrate de bismuth, des pilules de jusquiame, de
fer et de quinquina ; enfin d'elle-même elle est venue
aux eaux d'Enghien. Nous constatons, chez mademoiselle D..., tous les symptômes que nous venons d'énumérer, plus un amaigrissement considérable, une
extrême sensibilité au froid. Nous conseillons un demi-
verre de la source du Roi, avec addition d'une cuillerée à bouche d'eau de menthe, un bain mitigé tous
les jours à 30 degrés centigrades et de vingt à trente
minutes ; enfin, le soir en se couchant, une cuillerée à
café dans un peu d'eau sucrée d'une solution alcoolique
de noix vomique. L'eau sulfurée, en boisson, a été
graduellement portée jusqu'à deux verres sans produire
d'accidents ; les douches générales à 25 degrés ont réveillé la chaleur de la peau. Ce traitement dura six
semaines, et cette demoiselle, sans être complétement
guérie, se trouvait dans des conditions telles qu'elle
pouvait prendre, sans répugnance et sans que ses douleurs augmentassent, des aliments solides.

Obs. LXXXVI. — *Névrose gastro-intestinale.* — Madame G..., âgée de quarante ans, nous a été adressée

par le professeur Magendie; cette dame est affectée depuis dix à douze ans d'une névrose qui paraît se porter principalement sur les intestins. En effet, indé-pendamment du tempérament excessivement impres-sionnable de madame G..., nous constatons les symp-tômes suivants : Distension de l'abdomen par des gaz, se produisant instantanément sous l'influence d'une émotion quelconque, survenant quelques heures après l'ingestion des aliments, et quelquefois aussitôt qu'ils sont dans l'estomac. Cette distension gazeuse occasionne un sentiment d'oppression telle que cette dame ne peut rien supporter sur elle ; outre cela, douleurs vagues à l'épigastre, dans l'abdomen, le long du côlon ascendant et transverse. Les urines sont claires et presque aqueuses, la moindre émotion donne lieu à ces accidents qui ont souvent comme terminaison cri-tique des pleurs abondantes. Madame G..., qui se préoccupe beaucoup de son état, a maigri considéra-blement; nous nous sommes assurés qu'il n'existait chez elle aucune affection organique. Elle a été soumise pendant longtemps à un régime très tonique, elle est allée plusieurs années de suite aux bains de mer dont elle s'est d'abord bien trouvée et qui ensuite ont amené une stimulation trop forte. Enfin, d'après les conseils de M. Magendie, elle a pris plusieurs bains de Baréges artificiels qui lui ont réussi, et c'est pour en continuer l'action que le célèbre professeur l'a envoyée aux eaux d'Enghien. Cette dame a pris d'abord un demi-verre de la source du Roi, des bains mitigés, puis des bains purs, enfin des douches qui ont amené une perturbation salu-taire dans cet état nerveux. Aucune autre médication n'a été employée, et madame G..., n'a éprouvé d'autre

accident qu'une diarrhée abondante qui a duré quelques jours et qu'un purgatif a fait disparaître. La guérison a été complète.

OBS. LXXXVII. — *Gastralgie. Diathèse herpétique
et rhumatismale.* — Nous ne pouvons mieux faire, pour
rappeler les antécédents du malade qui fait le sujet de
cette observation, que de transcrire ici la consultation
de notre confrère le docteur Bréard qui lui donne ordinairement ses soins. « M. B..., âgé de trente-neuf ans,
a été longtemps sujet à des migraines qui sont maintenant dissipées ; depuis plusieurs années prurit anal qui
plus tard est devenu périnéal et scrotal. Anciennes douleurs rhumatismales articulaires et dernièrement une
attaque qui a duré trois mois ; accidents dyspepsiques
et gastralgiques variables avec des intermittences complètes de bonne santé, spécialement caractérisées par
un sentiment de plénitude, d'oppression, telles que le
malade peut à peine supporter le poids de sa chemise,
tiraillements, crampes, pas d'aigreur et constipation
habituelle. M. B... a eu autrefois des hémorrhoïdes qui
n'ont jamais flué. Avant leur apparition, il existait des
épistaxis précédées ou suivies de céphalalgie. Pneumonie
l'hiver dernier, coryzas fréquents, mobilité nerveuse et
constitutionnelle. En mai 1850 nouveau prurit anal,
perinéal et scrotal, insomnie ; l'usage interne de l'eau
d'Enghien améliore les digestions.

D'après ces symptômes il faut reconnaître, dit le
docteur Bréard : 1° Un principe herpétique dartreux
manifesté sous forme d'eczéma à l'anus, au périnée
et au scrotum ; 2° un principe rhumatismal souvent
mis en évidence ; 3° des hémorrhoïdes incomplètes ;
4° la complication de ces trois éléments de maladie,

susceptibles d'ailleurs de se transformer l'un et l'autre et de se succéder ; leur coïncidence explique, chez un sujet nerveux, les spasmes, les insomnies, les dyspepsies. Il faut remarquer qu'une affection hémorrhoïdale complète, fonction complémentaire, indispensable à certains sujets et spécialement à ceux qui ont eu fréquemment des épistaxis, des hémoptysies, peut avoir une double influence sur la diathèse rhumatismale et herpétique de M. B... Dès lors en traitant l'affection herpétique et rhumatismale par des moyens appropriés, il faut préférer ceux qui peuvent provoquer un état hémorrhoïdal complet. Il faut donc calmer le prurit sans chercher à en détruire le principe, il faut faire de même relativement aux douleurs locales de rhumatisme. »

Telle était la consultation du docteur Bréard, il y joignait un traitement dans lequel entraient des boissons amères, des pilules aloétiques, le bicarbonate de soude pour faciliter les digestions et diverses pommades pour calmer les démangeaisons.

M. B..., en arrivant à Enghien, se confia aux soins d'un de nos collègues, qui lui conseilla tout d'abord de prendre deux verres d'eau sulfurée : au bout de deux ou trois jours, les douleurs gastralgiques se réveillèrent avec une intensité qu'elles n'avaient jamais eue. C'est à ce moment que M. B... vint nous consulter : comme le docteur Bréard, nous reconnûmes l'existence de symptômes gastralgiques dûs à l'influence d'un principe herpétique et rhumatismal. Mais connaissant l'action des eaux d'Enghien sur ces deux diathèses, et pensant qu'administrées seules, elles parviendraient à neutraliser leur action, nous conseillâmes à M. B... de s'abstenir

de tout autre traitement, de reprendre l'eau en boisson
à faible dose, de l'augmenter graduellement si la tolérance s'établissait, de combattre la constipation par des
lavements froids, de stimuler l'action de la peau par
des bains tièdes, d'apporter une perturbation dans la
névrose au moyen de douches générales ; enfin de faire
usage d'une alimentation tonique et exclusivement
froide. Sous l'influence de cette seule médication,
M. B... vit cesser tous les accidents qu'il éprouvait, et
quand il quitta les eaux après deux mois de séjour, il
ne lui restait qu'à de rares intervalles un sentiment
d'oppression probablement dû à sa constitution éminemment nerveuse.

Ainsi, parmi les névroses gastro-intestinales que nous
avons observées et traitées par les eaux d'Enghien, il
en est qui nous ont présenté des douleurs très violentes,
et d'autres où les douleurs ont été à peine appréciables.
Le symptôme le plus saillant et le plus constant dans
ces névroses, est la dyspepsie gazeuse ; cette dyspepsie
dépend d'un état nerveux de l'estomac et de l'intestin ;
car il est de remarque que nous n'avons jamais rencontré
ni sécheresse, ni enduit blanchâtre de la langue, ni
amertume de la bouche, symptômes liés le plus ordinairement à un embarras gastrique. Ces affections sont
donc de véritables névroses qui peuvent exister seules,
et offrir un certain caractère de ténacité, en raison de
leur complication avec certaines diathèses.

OBS. LXXXVIII. — *Névralgie sciatique; ecthyma.* —
M. B..., âgé de trente-deux ans, d'une bonne constitution, nous est adressé par le docteur Justin, d'Elbeuf.
Il est atteint d'une névralgie sciatique qui a été combattue dans son principe par des vésicatoires volants.

Au moment de son arrivée à Enghien, M. B... n'éprouve qu'une gène douloureuse dans la marche que la fatigue exaspère ; il ne se soutient qu'à l'aide d'une canne. Il porte les traces des topiques irritants qui lui ont été appliqués vers l'origine du nerf sciatique : de plus, il a sur la jambe quelques pustules d'ecthyma. C'est la présence de cette éruption, qui date déjà depuis longtemps, qui a sans doute engagé notre confrère à adresser M. B... aux eaux d'Enghien. Doué d'un bon tempérament, nous conseillâmes au malade de boire tout d'abord deux verres d'eau sulfurée, et d'augmenter graduellement jusqu'à quatre verres ; de prendre tous les jours une douche au piston sur la partie douloureuse. Après la huitième douche, M. B... put marcher sans le secours de sa canne ; il fut obligé de faire une absence pendant laquelle l'amélioration se soutint ; il revint prendre les eaux et partit complétement guéri.

OBS. LXXXIX. — *Névralgie sciatique ; lichen.* — M. M..., âgé de cinquante-cinq ans, d'une très forte constitution, est atteint depuis huit mois d'une sciatique très douloureuse dans le membre inférieur droit, qui a été traité dans son principe comme la précédente ; il est en même temps affecté d'un lichen du même côté. Ce malade, à son arrivée à Enghien, le 25 juillet 1852, ne marchait que très difficilement ; il prit les bains en boisson, bains et douches. Après quelques jours de traitement, M. M... eut de la fièvre, de la congestion vers la tête, qui nécessita une saignée. Les eaux furent suspendues, puis reprises ; elles occasionnèrent une diarrhée, qui amena une seconde interruption dans le traitement. Après ce second accident, les eaux furent reprises, et bientôt M. M... recouvra la complète liberté de son membre. Au moment de son départ, le 22 août, il ne restait plus de traces de névralgie ni de lichen.

Obs. XC. — *Blessure du nerf cubital. Diathèse herpétique.* — Mademoiselle D..., âgée de vingt-six ans, nous est adressée par le docteur Decès, de Reims. Voici les renseignements qui nous ont été communiqués dans une note écrite. Mademoiselle D... a eu autrefois une dartre sèche, qui s'est montrée sur plusieurs parties du corps, et depuis sa disparition elle a joui d'une santé parfaite. Il y a trois ans, elle s'est enfoncée par mégarde une aiguille dans la région du coude et probablement le nerf cubital a été atteint, car l'annulaire et l'auriculaire de la main gauche sont seuls affectés. Depuis cette blessure, mademoiselle D... éprouve des accidents hystériformes qui se renouvellent fréquemment, et souvent sans cause; les crises très douloureuses donnent lieu à un certain éréthisme nerveux qui a pour terminaison une diarrhée critique. Cette malade est d'une forte constitution, son embonpoint est raisonnable; mais à la suite de ces accès nerveux, si elle reste quelques jours au lit, elle maigrit de plusieurs livres et reprend aussi facilement son poids primitif. Ces renseignements nous furent transmis en même temps qu'une consultation signée de MM. Chomel, Velpeau, Cordier et Pillon, et dans laquelle ces médecins conseillaient : 1° de se rendre aux eaux sulfureuses de Louèche ou aux Pyrénées ; 2° de prendre le matin une pilule composée avec 0,02 de poudre de belladone, et de 0,01 d'extrait d'opium, de la suspendre pendant l'époque menstruelle ; 3° d'appliquer un vésicatoire volant sur la région autrefois piquée, de le renouveler de huit en huit jours, et de le saupoudrer avec 0,01 de chlorhydrate de morphine.

Enfin, en cas d'insuffisance de ces moyens, de recourir à la cautérisation transcurrente, ou à une opération qui aurait pour but l'ablation de petites nodosités sur le trajet du nerf et que l'on sent très distinctement sous la peau.

Ne pouvant se rendre aux eaux des Pyrénées, nous fûmes consultés pour savoir si les eaux d'Enghien auraient sur cette maladie une action efficace. Nous constatâmes que les crises nerveuses sont souvent annoncées par une odeur qui vient désagréablement frapper l'odorat, telle que celle de la préparation de certains mets; celle des parfums, au contraire, n'a aucune action. Ces crises sont, tantôt une contraction spasmodique des muscles du thorax avec dypsnée, cyanose du visage et des extrémités, faiblesse et petitesse du pouls, perte de connaissance; tantôt des douleurs d'une acuité extrême partant de l'ancienne blessure, s'irradiant en haut du côté de l'origine du plexus brachial, dans le plexus lui-même et toutes les branches qui en dépendent. Ce sentiment de constriction de la poitrine nous paraît dû à une lésion dans l'influx nerveux des branches thoraciques qui émanent de la face antérieure et de la face postérieure du plexus; nous ne pouvons mieux comparer ces effets qu'à une sorte de contraction tétanique. Mademoiselle D..., étant plus jeune, n'a pas eu de phénomènes hystériques, elle porte plutôt le cachet du tempérament sanguin que du tempérament lymphatique ou nerveux; ajoutons qu'elle a eu autrefois une affection herpétique qui a disparu, et peut-être la ténacité des phénomènes actuels tient-elle à cette disparition. Quelle pouvait donc être l'influence des eaux sulfurées sur cette névrose? Elles satisfaisaient, selon nous, à deux indications; à l'intérieur elles agissaient sur la diathèse herpétique, et à l'extérieur, sous forme de douches, comme moyen perturbateur. Ce conseil que nous donnâmes reçut l'approbation du docteur Decès qui engagea cette demoiselle à essayer des eaux d'Enghien. Le traitement fut commencé le 25 juillet 1851 ; les trois premières douches furent très bien supportées, mais à la quatrième il survint une crise caractérisée par un hoquet spasmodique, des mouvements cloniques des membres, de la pâleur de la face, et de la petitesse du pouls. A la cinquième l'accès eut lieu après quatre minutes de durée, la douche fut alors donnée dans toute sa force et l'accès se dissipa; enfin, les douches suivantes ne déterminèrent pas de crises pendant leur administration, mais il y en eut dans la journée, qui durèrent moins longtemps que les précédentes ; du reste, elles furent modifiées en ce sens, qu'il n'y eut plus menace d'asphyxie, et qu'elles se bornnèrent à de simples mouvements tétaniques dans les membres.

En résumé le traitement sulfuré eut pour résultat de changer la nature de la névrose ; les accidents, qui pouvaient devenir mortels, furent remplacés par des mouvements spasmodiques indiquant une modification de la maladie, mais ce ne fut pas une guérison radicale.

Enfin voici un autre exemple de névrose à peu près générale où les eaux d'Enghien ont échoué complétement.

Obs. XCI. — *Névrose sur divers organes.* — Madame C..., âgée de cinquante-six ans, est atteinte d'une névrose qui se porte tantôt sur le diaphragme, les muscles intercostaux, et simule l'angine de poitrine, tantôt sur le larynx, et détermine une aphonie complète ; quelquefois sur le nerf de la cinquième paire et occasionne une névralgie des plus intenses, sur l'estomac, et produit de l'anorexie, le pyrosis et une dyspepsie gazeuse, enfin sur la matrice où elle cause d'atroces douleurs. Le docteur Sandras, qui a examiné madame C..., a constaté une névralgie protéiforme, attaquant simultanément ou successivement les organes les plus variés. Il n'a reconnu aucune affection organique, et a conseillé l'usage habituel de la morphine et de la belladone à l'intérieur et à l'extérieur en injections contre les douleurs utérines, en onctions sur l'épigastre et les membres ; enfin dans le but de fortifier la santé générale affaiblie par des douleurs aussi cruelles, les eaux d'Enghien en boissons, bains et douches. Nous avons cherché par tous les moyens dont nous disposions à établir chez cette dame une perturbation dans le système nerveux, tout a échoué ; aussitôt que les douleurs disparaissaient d'un endroit, c'était pour reparaître avec plus d'intensité dans un autre. Madame C... n'a retiré aucun avantage des eaux d'Enghien, et à son départ elle était aussi malade qu'à son arrivée.

Pour ne rien omettre, nous dirons que plusieurs fois nous avons employé les douches d'après la méthode perturbatrice dans l'asthme essentiel, et dans celui qui s'accompagne d'emphysème vésiculaire ou interlobulaire. Dans le premier cas, nous avons vu les accès diminuer, périr même sous la douche ; dans le second, nous n'avons obtenu que des résultats insignifiants. Nous citerons les deux faits suivants :

Obs. XCII. — *Asthme essentiel* ou *nerveux.* — M. R..., âgé de cinquante ans, souffre depuis plusieurs années d'accès d'asthme, pour lesquels il a employé tous les moyens. Dernièrement il s'est fait cautériser le pharynx à l'aide de l'ammoniaque, qui, au lieu de lui procurer du soulagement, a failli lui être fatal ; les attaques se renouvellent fréquemment, et il n'obtient quelque amélioration qu'en provoquant l'expectoration en fumant des feuilles de datura mélangées avec du tabac ordinaire. Il n'existe chez M. R... aucune trace d'emphysème, car dans les intervalles de repos que lui laissent ses attaques, on n'entend ni craquement, ni râle d'aucune espèce, il n'y a pas de déformation du thorax. M. R... est venu à Enghien d'après l'avis de son médecin. Après examen, nous ne comptions guère sur l'efficacité des eaux en pareille circonstance; cependant comme la constitution de ce malade était épuisée par des veilles prolongées, nous l'engageâmes à boire quelques verres d'eau sulfurée coupée par moitié avec une infusion de feuilles d'oranger, à prendre des douches sur les épaules, qui, selon nous, devaient agir comme révulsif sur la peau, et comme modificateur sur la névrose. Un fait dont nous avons été plusieurs fois témoins, chez ce malade et chez beaucoup d'autres, c'est que si la douche est administrée en l'absence de l'accès, elle détermine aussitôt son apparition ; si au contraire elle est prise au fort de l'accès, celui-ci diminue d'intensité, et souvent disparaît entièrement. Le traitement que nous venons d'indiquer fut suivi pendant trois semaines environ, il apporta une amélioration notable dans la santé générale, et eut pour résultat de diminuer la fréquence et l'intensité des accès, mais la guérison ne fut pas complète.

Obs. XCII. — *Asthme essentiel. Guérison.* — M. J...,
chef de bureau au ministère des finances, âgé de cin-

quante ans environ, d'un tempérament nerveux, nous a été adressé par notre confrère et ami le docteur Becquerel. Depuis plusieurs années, ce malade éprouve des accès d'asthme, qui, chose assez singulière, sont survenus à la suite d'un étranglement interne. De temps à autre, et sous l'influence de la plus légère émotion, M. J... est pris subitement d'accès de dyspnée sans que le thorax perde de sa sonorité. Plusieurs fois nous avons été témoins de ces accès, et il en est résulté pour nous que cet asthme était essentiellement nerveux.

Les eaux furent administrées de la même manière que chez le précédent malade ; la première douche détermina un accès très intense qui dura six heures, à la seconde il n'y eut qu'une dyspnée légère, et enfin les douches suivantes n'occasionnèrent aucune attaque. En résumé le traitement eut pour effet immédiat de diminuer la fréquence et l'intensité des accès, et depuis nous avons appris, par M. le docteur Becquerel, que M. J... était complétement guéri.

Il nous paraît résulter des faits que nous avons recueillis que les eaux sulfurées administrées, d'après la méthode perturbatrice, ont une influence incontestable sur l'asthme nerveux ; elles n'ont au contraire aucune action dans l'asthme compliqué d'emphysème pulmonaire ou lié à une affection organique quelconque : les malades chez lesquels nous avons essayé cette méthode de traitement n'en ont éprouvé ni amélioration ni aggravation.

Nous résumerons nos observations précédentes dans les conclusions suivantes :

1º Les eaux d'Enghien sont employées avec avantage dans les névroses qui portent principalement sur les

fonctions de nutrition, et qui par leur intensité et leur
durée altèrent profondément la constitution (névroses
gastro-intestinales, obs. 84, 85, 86); elles jouissent
également d'une certaine efficacité dans les névroses
partielles et localisées du sentiment et du mouvement
(névralgie sciatique, obs. 87, 88).

2° Les névroses d'un caractère protéiforme qui attaquent simultanément ou successivement divers organes
sont peu ou point influencées par la médication sulfurée (obs. 89, 90).

3° Les eaux d'Enghien sont d'autant mieux indiquées
dans certaines névroses, qu'elles sont dues à une de
ces diathèses dont nous avons parlé, et sur lesquelles
nous savons qu'elles ont une grande efficacité. (Obs. 86,
87, 88, 89.)

4° Le traitement qui nous a le mieux réussi a été,
indépendamment de l'eau en boisson et à dose graduée,
l'emploi de douches générales, à basse température, la
douche écossaise, dans le but de raviver les fonctions
de la peau et d'apporter en même temps une perturbation dans le système nerveux.

CHAPITRE VI.

DES MALADIES DIVERSES TRAITÉES PAR LES EAUX D'ENGHIEN.

Ce chapitre est consacré à des maladies locales de
diverse nature, que nous n'avons pu faire entrer dans
le cadre nosologique que nous nous sommes tracé, et
dont la quantité d'observations nous a paru insuffisante
pour former de chaque espèce un faisceau à part, et en

tirer des conclusions médicales pratiques. La médication sulfurée n'a été employée ici que d'une manière secondaire, quelquefois même accidentelle, et souvent à titre d'essai. L'examen attentif de la constitution, les antécédents du malade, la nature de la maladie, la médication suivie jusqu'à ce jour, et souvent sans succès, ont été pour nous autant de causes déterminantes d'indications ou de contre-indications de l'emploi des eaux sulfurées. On trouvera dans les observations qui vont suivre l'application des divers modes d'administration dont nous avons parlé dans le cours de cet ouvrage, en même temps des préceptes dont il ne faut pas s'écarter, pour obtenir des eaux tout le succès désirable. Nous rapporterons celles qui nous ont paru offrir le plus d'intérêt au double point de vue de la nosologie et de la thérapeutique.

Obs. XCIV. — *Cachexie, suite de fièvre intermittente. Atonie générale.* — M. de R..., vingt-huit ans, d'un tempérament lymphatique, a eu, il y a deux mois, une rechute de fièvre intermittente tierce, contractée pendant l'automne de 1850, à la suite de parties de chasse. Cette fièvre, qui durait depuis neuf mois environ avec des intervalles plus ou moins longs de repos, avait laissé une atonie générale pour laquelle le médecin qui donnait des soins à M. de R... lui avait conseillé de faire usage des eaux d'Enghien. A son arrivée, le 1er juillet 1851, M. de R... était dans l'état suivant : Faiblesse générale, pâleur et teinte plombée du visage, digestions lentes et pénibles, constipation ; pas d'état fébrile.

Traitement. — Un verre de la source du Roi, un bain sulfuré tous les deux jours ; alimentation variée et tonique. A la fin du premier septénaire, excitation gé-

nérale, avec état fébrile léger ; puis la fièvre se régula-
rise et apparaît à heure fixe tous les deux jours. Nous
administrons le sulfate de quinine, et le jour apyrétique
nous continuons le traitement sulfuré. La fièvre fut
complétement coupée au troisième accès, et nous engageâmes le malade à continuer, pendant quelque temps
encore, le sulfate de quinine ; elle ne reparut pas pendant les deux mois que M. de R... resta aux eaux, et,
à son départ, sa santé était rétablie.

On voit, par cette observation, que l'état cachectique
ne contre-indique pas toujours l'emploi des eaux sulfurées, et que, dans le cas présent, nous avons pu avec
avantage les associer aux antipériodiques.

OBS. XCV. — *Anémie succédant à une fièvre muqueuse et accompagnant une cystite chronique.* — Madame de B... est âgée de vingt-six ans ; à son arrivée
aux eaux d'Enghien le 12 juin 1852, elle présentait un
état anémique des plus prononcés. Six mois avant, elle
avait eu une fièvre muqueuse, et, vers la fin de cette
maladie, il lui était survenu une douleur vive dans la
région iliaque gauche, à l'hypogastre et au périnée,
avec émission douloureuse et purulente de l'urine. Cette
émission s'accompagnait quelquefois d'un bruit analogue
à celui de bulles de gaz traversant un liquide, ce qui
avait fait penser au médecin qui lui donnait des soins,
qu'il pouvait y avoir une communication avec l'intestin.
A cet état local se joignaient une toux sèche, des accès
fébriles passagers, que la moindre fatigue, la moindre
émotion suffisaient à renouveler, et dont plusieurs fois
nous avons été témoins. Le pouls, dans l'état de calme,
ne donnait que soixante à soixante-deux pulsations, il
était petit, facilement dépressible et ne montait qu'à

quatre-vingt-deux ou quatre-vingt-quatre dans l'état
d'excitation passagère dont nous venons de parler.
Avant son arrivée à Enghien, madame de B... avait
suivi un traitement très rationnel, les toniques sous
toutes les formes lui avaient été administrés, et, dans le
but de modifier cette sécrétion purulente, son médecin
avait eu recours à diverses préparations balsamiques ;
enfin, en dernier lieu, les eaux sulfurées avaient été conseillées. Tel était l'état de madame de B... à son arrivée. Nous constatâmes de notre côté qu'il n'y avait
aucune inquiétude à avoir sur l'état de la poitrine. Il
était important d'établir la nature de la maladie et de
chercher quelle était la cause de ce bruit perçu par la
malade, au moment de l'émission de l'urine, et qui avait
fait penser à notre confrère qu'il existait une communication intestinale. Après nous être fait rendre un
compte exact des antécédents de madame de B...,
nous pensâmes qu'en raison de la douleur ressentie
dans la région iliaque gauche et à l'hypogastre, en
l'absence du sang dans les urines, la maladie avait dû
commencer par une phlegmasie d'une des parois de
la vessie. Les reins ne nous ont pas paru affectés ;
l'urine au moment de son émission est légèrement
trouble, elle conserve à peu près sa couleur normale,
et au bout d'un certain temps elle laisse déposer une
matière blanche plus ou moins épaisse qui, examinée
au microscope, présente le double caractère du mucus
et du pus ; de plus, elle se putréfie facilement, et avec
l'ammoniaque elle donne un précipité gélatineux caractéristique. La maladie de madame de B... consistait
donc pour nous en une cystite avec urines mucoso-
purulentes. Le second point à élucider, et qui, à juste

titre, causait à madame de B... de si graves préoccupations, était de savoir la cause du bruit qu'elle percevait de temps à autre. Était-il dû à une communication avec une des parties du canal intestinal ; cela nous paraissait impossible, car pour l'admettre il eût fallu raisonner sur une anomalie anatomique ; la vessie, chez la femme, n'est, on le sait, qu'accidentellement en contact par sa paroi postérieure avec quelques anses intestinales, et en admettant l'existence d'une semblable communication on eût dû trouver dans les urines l'indice de la présence des matières fécales, ce qui n'a jamais été observé. Quant à la communication qui aurait pu exister entre l'uretère et l'intestin, elle eût été encore plus difficile, puisque l'uretère est recouvert par un repli du péritoine dont la perforation indispensable eût été suivie d'une péritonite. Ce bruit avait, selon nous, une origine beaucoup plus simple ; le pus fait passer l'urine de l'état acide à l'état alcalin, il favorise la décomposition de l'urée en carbonate d'ammoniaque, et de cette action chimique résulte une certaine quantité d'ammoniaque qui se dégage à l'état de liberté au moment de l'émission des urines. Pendant le séjour de madame de B... aux eaux d'Enghien, nous avons plusieurs fois examiné les urines et toujours nous les avons trouvées alcalines ; deux fois entre autres nous avons pu recueillir des bulles gazeuses qui étaient comme implantées sur des détritus membraneux qui surnageaient le liquide. Nous nous sommes assurés, à l'aide du microscope, que ces détritus offraient l'aspect villeux des muqueuses.

De l'examen attentif de ces faits il résultait pour nous que madame de B... était atteinte d'une phlegmasie

chronique de la vessie qui, en certains endroits, avait
entrainé la destruction de la muqueuse ; que l'état anémique était dû à la grande quantité de pus rendu avec
les urines. Nous fûmes d'avis d'employer les eaux d'Enghien concurremment avec certains médicaments toniques, dans la prévision qu'elles agiraient favorablement
sur la santé générale, et qu'elles modifieraient la
sécrétion purulente. Les eaux sulfurées furent donc
administrées en boisson, en bains, et en douches ; en
boisson elles furent graduellement portées jusqu'à
quatre verres par jour, avec addition d'un sirop amer.
Cette dame prit en outre vingt-cinq bains sulfureux
à 32 degrés centigrades, dont la durée fut successivement de trente à quarante-cinq minutes, puis vingt
douches générales, graduellement abaissées jusqu'à
18 degrés centigrades. Indépendamment de cette médication, le sirop d'iodure de fer, l'extrait de quinquina,
l'eau de Bussang, et un bon régime ont été conseillés.

Nous n'avons eu pendant le traitement, qui a duré
deux mois et demi, aucun autre accident que celui
d'accès fébriles passagers, qui disparaissaient par la cessation de tous les moyens employés. Madame de B... vit
peu à peu sa santé se raffermir, ses forces et son appétit
revenir, la sécrétion purulente diminuer considérablement. Quand elle quitta les eaux, nous lui conseillâmes
d'aller passer quinze jours aux bains de mer, elle s'en
trouva fort bien, et comme le climat qu'elle habite est
humide et contraire à sa santé, nous l'avons engagée,
pour consolider sa guérison, de passer l'hiver en Italie.
Nous avons vu madame de B..., à son retour, et nous
avons pu apprécier les effets consécutifs du traitement
qu'elle avait suivi.

Cette observation intéressante au point de vue clinique est encore une preuve de l'influence des eaux sulfurées sur l'état général ; remarquons que la maladie locale n'a pas été ramenée à un état sub-aigu, mais que les eaux, en cette circonstance, ont agi de la même manière que dans les flux abondants qui portent une atteinte profonde à la constitution ; en outre, elles ont facilité l'action de la médication tonique qui jusqu'alors était restée sans résultat.

L'observation suivante, intéressante de sa nature, justifie ce que nous avons avancé, touchant l'influence des eaux d'Enghien sur la menstruation.

Obs. XCVI. — *Hydrorrhée de la matrice remplaçant la menstruation. Guérison.* — Madame X..., d'un tempérament éminemment nerveux, à la suite de la perte d'un de ses enfants, dont elle éprouva un violent chagrin, fut atteinte d'attaques de nature épileptiforme qui, une fois entre autres, la plongèrent dans un état léthargique qui fit craindre pour ses jours. Depuis cette époque madame X... éprouve, de temps à autre, des crises caractérisées par une perte complète de connaissance, des mouvements convulsifs dans les membres supérieurs, une fixité dans le regard et une sensation d'étranglement comme on en rencontre dans l'hystérie ; quand l'accès touche à sa fin, il lui reste, longtemps après, un voile sur les yeux, et tout se termine par des pleurs abondantes. Indépendamment de ces accès, qui depuis deux ans se renouvellent au moins deux fois par mois, madame X... a une suppression complète de la menstruation, ou, pour mieux dire, l'hémorrhagie mensuelle est remplacée par un écoulement aqueux, sans odeur ni couleur, ne tachant pas le linge, extrêmement abondant, et qui a la même durée que les règles. Cette hydrorrhée de la matrice arrive à époques fixes et est précédée de douleurs extrêmement vives dans les lombes, les cuisses, qui, lorsqu'elles se prolongent, donnent lieu à ces accès dont nous avons parlé. Il n'y a ni déplacement, ni aucune autre altération du côté de l'utérus. Connaissant les propriétés emménagogues des eaux d'Enghien, nous avons conseillé à madame X... de faire usage des eaux sulfurées en douches générales et graduellement refroidies. Ce traitement, suivi pendant deux mois en 1851, eut un résultat avantageux sur la santé générale et sur les attaques qui devinrent moins fréquentes, mais la menstruation ne fut pas rappelée. En 1852, madame X... suivit un nouveau traitement, et cette fois, l'hydrorrhée fut tout à fait supprimée, les règles apparurent, et, depuis leur apparition, les phénomènes nerveux ont disparu et la menstruation est normale et régulière.

Obs. XCVII. — *Incontinence d'urine.* — M. R..., négociant, d'une constitution lymphatique, âgé de trente-huit ans, a eu autrefois des douleurs rhumatismales articulaires aiguës, et une affection vénérienne dont il ne reste plus aucunes traces. Depuis deux ans il souffre d'une incontinence d'urine ; il est très sensible aux variations atmosphériques ; il n'y a ni rétrécissement du canal, ni calcul vésical, aucunes douleurs dans les régions lombaires et les membres inférieurs, les garde-robes sont faciles et régulières. M. R... a suivi pendant longtemps divers traitements, et n'en a obtenu aucun résultat. Il vint nous consulter à Enghien, au mois d'août 1852, et nous fûmes portés à lui conseiller les eaux en raison des douleurs rhumatismales antécédentes et de son tem-

pérament lymphatique. M. R... prit les eaux en boisson,
fit usage de douches sur la région lombaire, et au bout
d'un mois il était complétement guéri. Nous eûmes
l'occasion de revoir ce malade au mois de décembre
dernier et de nous assurer que la guérison s'était maintenue.

L'observation suivante est remarquable en raison de la
promptitude de la guérison qui a été telle que, si nous
n'eussions suivi le malade, nous douterions de son au-
thenticité.

OBS. XCVIII. — *Paraplégie incomplète à la suite de
l'accouchement. Guérison par les eaux d'Enghien.* —
Madame Samson, d'Argenteuil, âgée de quarante ans,
bien réglée, a eu deux enfants. Sa dernière grossesse
qui date de seize mois a été très pénible, elle est accouchée d'un enfant mort dont l'extraction a nécessité
l'emploi du forceps. L'enfant est resté longtemps au
passage, et depuis son accouchement elle a une paraplégie incomplète des membres inférieurs, avec paralysie complète du rectum et de la vessie. Madame Samson resta huit mois à l'hôpital Beaujon, dans le service
du docteur Huguier, puis elle retourna dans son pays
où elle reçut les soins du docteur Bellangé. Le traitement employé a consisté dans de nombreuses émissions
sanguines, dans des révulsifs de toute espèce qui n'ont
apporté aucune amélioration. Cette malade alla consulter à Sannois le professeur Magendie, qui tous les
dimanches donne, à sa campagne, des consultations
gratuites, et qui lui conseilla d'essayer les eaux d'Enghien. Quand cette malade y arriva elle marchait très
difficilement, les jambes écartées l'une de l'autre, et
avec un béquillon. Elle ne pouvait retenir ni ses fèces,

ni ses urines; la santé générale ne paraissait pas autrement altérée, l'appétit était conservé. Nous prescrivîmes des douches au piston à 28 degrés centigrades sur la région lombaire et les membres inférieurs; après la troisième douche la métamorphose était complète, la malade marchait seule et sans béquille, la paralysie du rectum avait disparu, il ne restait plus que l'incontinence d'urine pour laquelle nous employâmes avec succès la douche écossaise.

Cette paraplégie résultait évidemment de la compression qu'avait exercée sur le plexus sacré la tête de l'enfant, et peut-être aussi les branches du forceps: c'était donc une paralysie traumatique. Nous n'attribuons cette guérison, pour ainsi dire merveilleuse, qu'à la perturbation apportée dans le système nerveux par des douches d'une grande puissance. Ce fait suffit à montrer les effets que l'on obtiendrait dans des affections analogues d'un pareil procédé s'il était plus généralement employé, et si les établissements hospitaliers possédaient un système de douches.

A côté de ces faits, nous en pourrions citer d'autres, de paralysies à la suite de maladies cérébrales ou spinales que les eaux d'Enghien ont améliorées. Mais dans ce cas on est souvent arrêté par la crainte de déterminer une stimulation ou une perturbation trop grande sur les organes primitivement lésés et occasionner des accidents graves. Aussi lorsqu'il s'agit d'hémiplégies dues à d'anciennes hémorrhagies cérébrales ou à des paraplégies résultant de myélite, les eaux d'Enghien ne sont indiquées que lorsqu'il ne reste plus d'autres traces de l'affection primitive que la paralysie elle-même, et encore est-il nécessaire de faire intervenir dans le traite-

ment, soit les altérants, soit les révulsifs. La médication sulfurée est tout à fait contre-indiquée lorsque
ces diverses paralysies reconnaissent pour cause un ramollissement du système nerveux central.

Obs. XCIX. — *Pertes séminales. Guérison.* — M. O...
Milanais, âgé de vingt-six ans, d'un tempérament lymphatique, d'une imagination ardente, est affecté depuis
deux ans de pertes séminales diurnes et nocturnes. Les
unes ont lieu dans les efforts de défécation, les autres
la nuit, sans être accompagnées d'érection ni de rêves
voluptueux. M. O..., sans faire abus des plaisirs vénériens, n'est pas cependant d'une continence absolue ;
on lui a conseillé les bains de mer, le fer à l'intérieur,
des lotions froides et aromatiques sur la colonne vertébrale. Tous ces moyens ont échoué ; enfin, d'après le
conseil de M. Rayer, M. O... arriva aux eaux d'Enghien
au mois de juillet 1850. Nous trouvâmes ce malade
fortement impressionné de son état, qui du reste avait
amené chez lui un amaigrissement notable. En raison
de son tempérament lymphatique et de quelques symptômes gastralgiques, nous lui conseillâmes de prendre
l'eau en boisson associée à un sirop amer, le fer à l'intérieur, des bains, puis ensuite des douches froides sur
les régions lombaire et périnéale. M. O... suivit ce
traitement pendant cinq semaines et en éprouva une
très grande amélioration, les pertes séminales n'avaient
lieu que lorsqu'il allait à la garde-robe. Ce malade revint en 1851, la maladie était restée stationnaire, il
suivit le même traitement que l'année précédente, et
il partit, après un mois de séjour, complétement
guéri.

Obs. C. — *Coxalgie ancienne. OEdème du membre*

inférieur gauche. Principe herpétique. Aucune amélioration. — Madame G..., âgée de cinquante ans, d'une constitution éminemment nerveuse, a eu, il y a deux ans, une coxalgie dont il lui est resté une claudication. Cette dame, qui a souffert des douleurs épouvantables pendant trois mois, n'est parvenue à calmer ses souffrances qu'à l'aide du laudanum. D'après les conseils du professeur Cloquet, elle a pris graduellement jusqu'à quatre-vingts gouttes de laudanum dans les vingt-quatre heures ; elle en a depuis continué l'usage, et n'en prend plus que soixante gouttes en deux fois. « Le laudanum, dit-elle, c'est ma vie, sans lui je ne suis bonne à rien, mon esprit s'engourdit, je perds tout sommeil ; avec lui, au contraire, tout se réveille en moi. » Madame G... est restée inébranlable à toutes les instances faites auprès d'elle pour qu'elle cessât l'usage de ce médicament. Outre cette coxalgie, madame G... porte à la main gauche, le long du bord externe du cinquième métacarpien, une tache squameuse, et, depuis quelque temps, le membre inférieur gauche est œdémateux. Pensant qu'il pouvait y avoir quelque rapport de causalité entre les douleurs éprouvées par cette dame et la manifestation de ce principe herpétique, son médecin lui a conseillé les eaux d'Enghien. En raison du tempérament irritable de madame G... et malgré ses instances, nous commençâmes le traitement par des bains mitigés, un demi-verre d'eau coupée avec une infusion de feuilles d'oranger. L'eau en boisson et les premiers bains furent parfaitement supportés, mais vers le sixième madame G... éprouva une surexcitation telle qu'il nous fut impossible de continuer le traitement. Les douleurs se réveillèrent avec leur intensité première, la frayeur la saisit, et elle quitta précipitamment les eaux.

Nous avons cité cette observation à l'appui de ce que nous avons avancé touchant la réserve qu'il faut souvent apporter dans l'emploi des eaux sulfurées chez des sujets doués d'une extrême irritabilité.

Obs. CI. — *Cancer encéphaloïde du rectum. Hémorrhagie à la suite des eaux d'Enghien prises sans conseil.* — Madame F..., âgée de quarante-deux ans, est atteinte, depuis deux ans, d'un cancer encéphaloïde du rectum pour lequel elle a consulté plusieurs de nos sommités chirurgicales, et qui toutes ont été d'avis qu'il n'y avait pas lieu à opération. Quoique affectée d'une maladie aussi grave, cette dame n'offre pas encore les caractères d'une cachexie cancéreuse très prononcée. C'est dans le but de prendre l'air de la campagne, qu'elle est venue à Enghien; elle n'a pu cependant résister à faire sur elle-même l'essai des eaux, et pendant quelques jours elle but deux verres d'eau et prit quelques bains. Madame F... n'en éprouva tout d'abord aucun mal, il lui semblait que ses fonctions digestives s'accomplissaient mieux, elle remarquait cependant que la constipation, qui d'ailleurs était habituelle, était devenue plus forte, que les moyens qu'elle employait d'ordinaire pour la combattre ne suffisaient plus. Enfin, un jour, à la suite d'efforts de défécation elle fut prise d'une hémorrhagie abondante et elle réclama nos conseils. Nous nous assurâmes par le toucher qu'il existait en effet un cancer du rectum qui remontait assez haut, car il était difficile avec le doigt d'en circonscrire les limites. Le repos, des fomentations, des lavements froids eurent raison de l'hémorrhagie; nous engageâmes cette dame à ne pas renouveler son expérience et à se borner à suivre le régime conseillé par son médecin.

A ce fait, nous en ajouterons un autre dont nous avons été récemment témoins :

Madame R... a pris, il y a quatre ans, les eaux d'Enghien pour remédier à une bronchite rebelle dont elle s'est du reste parfaitement guérie. Pendant l'hiver de 1852, madame R... s'est souvent enrhumée, et, au printemps dernier, elle a contracté une rougeole dont l'éruption a été incomplète; à la suite de cette fièvre éruptive, la bronchite a reparu et les eaux sulfurées lui ont été de nouveau conseillées. Madame R... est âgée de quarante-cinq ans environ, d'un tempérament sanguin, très replète, et au moment de son époque critique; ses règles sont supprimées depuis six mois. Aussitôt son arrivée à Enghien, cette dame prit, sans conseil, trois verres d'eau sulfurée par jour; vers le sixième elle éprouva de la pesanteur de tête, des douleurs auxquelles elle ne fit pas grande attention. Le huitième jour une épistaxis se déclara et dura sept heures consécutives; elle perdit plus de deux livres de sang. Appelé près de madame R..., nous n'arrêtâmes cette hémorrhagie que par le tamponnement des fosses nasales. Nous avons considéré l'apparition de cette épistaxis comme très heureuse, car si elle n'avait pas eu lieu, nous aurions probablement été obligés de prévenir une congestion cérébrale par une émission sanguine.

Dans les deux faits que nous venons de rapporter, il n'y a pour nous aucun doute que les eaux d'Enghien n'aient été la cause occasionnelle de ces hémorrhagies, et si nous avons cité ces observations, c'est dans le but de mettre certains malades en garde contre le

25

penchant de se traiter eux-mêmes, et le désir bien naturel d'essayer un moyen nouveau qui peut avoir pour
eux les conséquences les plus funestes.

Nous avons eu l'occasion d'appliquer les eaux d'Enghien dans certaines maladies articulaires, et entre autres dans la tumeur blanche et l'hydarthrose. Quoique
la médication sulfurée n'ait été employée dans ces cas
que d'une manière secondaire, nous en avons cependant
retiré des avantages incontestables : dans la première
période de la tumeur blanche, par exemple, lorsqu'à la
douleur et à la difficulté dans les mouvements se
joint un certain empâtement des tissus environnant
l'articulation; dans l'hydarthrose succédant à une ar-
thrite aiguë, ou arrivant d'une manière lente et graduelle. Ces affections nous ont paru d'autant mieux
ressentir l'influence de la médication sulfurée, qu'elles
siégeaient sur des individus lymphatiques ou scrofuleux.
Aussi, quand cette circonstance s'est présentée, les
eaux ont été administrées à l'intérieur et à l'extérieur.
Dans les maladies articulaires on obtient les meilleurs
effets des douches à faible pression quand on a la précaution de ne pas les diriger sur la partie douloureuse
elle-même ; si l'on n'agit pas ainsi, au lieu d'obtenir
de la douche un effet pour ainsi dire résolutif, on détermine une irritation qui, ajoutée à celle qui existe déjà,
produit des accidents qui nécessitent l'interruption du
traitement.

Enfin nous avons également fait usage des eaux
d'Enghien dans certaines atrophies musculaires, suite
de fractures ou de plaies qui ont exigé pendant longtemps un repos absolu; dans des contusions violentes
avec déchirures musculaires ou articulaires, dans cer-

taines diastasis qui ont laissé dans les parties affectées de la gêne ou de la faiblesse.

Nous nous sommes guidés dans l'application des eaux d'Enghien aux diverses maladies dont il vient d'être question, sur la constitution du malade, sur les antécédents, et sur la nature de la maladie. Aussi quand une maladie locale est réfractaire aux moyens les plus rationnels, doit-on rechercher si la cause n'en serait pas à une de ces diathèses sur lesquelles les eaux d'Enghien exercent un si puissant empire.

CONCLUSIONS GÉNÉRALES.

En résumé et comme conclusions générales de ce travail, les eaux d'Enghien conviennent :

1° Dans les affections diathésiques, et notamment dans les diathèses scrofuleuse, tuberculeuse, rhumatismale et herpétique ; elles sont nuisibles, ou pour le moins inutiles, dans les diathèses goutteuse et cancéreuse. Dans la diathèse syphilitique les eaux d'Enghien agissent sur l'ensemble de la constitution, soit que celle-ci ait été profondément lésée par la maladie elle-même, soit par les moyens employés pour la combattre. Quant aux syphilides proprement dites, les eaux sulfurées ont sur elles une action analogue à celle qu'elles ont dans les autres dermatoses.

2° Les eaux d'Enghien doivent être classées au premier rang dans le traitement des affections catarrhales, telles que la bronchite, la laryngite, et les diverses espèces de pharyngite chronique. Elles ont une action efficace sur la sécrétion morbide qu'elles tendent d'abord à modifier, puis à faire disparaître.

Dans d'autres affections catarrhales, telles que celles du tube intestinal, de l'utérus, de la vessie, du vagin, dont la sécrétion par son abondance porte atteinte à la constitution, c'est sur les fonctions générales et principalement sur les phénomènes de nutrition, que les eaux sulfurées dirigent toute leur action.

3° La médication sulfurée convient dans ces troubles fonctionnels généraux que déterminent la chlorose, l'anémie, et dans certains autres états pathologiques où prédomine l'élément scrofuleux ou lymphatique.

4° Dans les engorgements chroniques du corps ou du col de l'utérus, les eaux sulfurées ne sont applicables qu'autant qu'elles sont administrées sous forme de douches révulsives.

5° Les eaux d'Enghien ne sont efficaces que dans les névroses qui attaquent les fonctions de nutrition et qui, par conséquent, réagissent d'une manière fâcheuse sur l'état général; quant à celles qui portent spécialement sur la sensibilité ou le mouvement, on n'obtient de résultats favorables qu'en les attaquant par la méthode perturbatrice.

6° Les eaux d'Enghien trouvent encore leur application dans certaines maladies locales où une stimulation est indiquée; dans celles aussi qui, par leur durée, retentissent sur la santé générale et dont la cause initiale peut être rapportée à une des diathèses précédemment indiquées.

TABLEAU statistique des malades et des diverses maladies traitées par les eaux d'Enghien pendant les saisons de 1850, 1851 et 1852, avec les résultats du traitement (1).

NATURE DES MALADIES.	Nombre des malades.	Amélioration.	Guérison (2).	Même état.
1° Diathèses — 1° Scrofuleuse — Engorgement glandulaire	5	2	3	»
Scrofule confirmée	6	4	2	»
2° Tuberculeuse — Tubercules pulmonaires, 1er degré	10	6	»	4
— — 2e degré	12	8	1	3
— — 3e degré	1	1	»	»
— de l'intestin	1	1	»	»
— des os	1	»	»	1
3° Syphilitique — Symptômes généraux de syphilis constitutionnelle	6	4	2	»
Siphylide squameuse	2	»	2	»
— papuleuse	1	»	1	»
4° Herpétique — Eczéma humide	15	8	4	3
— sec	14	9	3	2
Acné	5	3	1	1
Prurigo	3	1	2	»
Lichen	6	3	»	3
Pityriasis simple	9	3	6	»
— versicolor	3	1	1	1
Psoriasis	1	»	1	»
Affection de la substance unguéale	1	1	»	»
5° Rhumatismale — Douleurs rhumatismales chroniques	30	8	16	6
6° Goutteuse — Goutte franche	3	»	»	3
2° Affections catarrhales — Bronchite chronique	39	24	11	4
Laryngite chronique	9	3	5	1
Pharyngo-laryngite chronique	16	6	8	2
Catarrhe utérin et vaginal	32	19	6	7
— vésical	10	6	3	1
— urétral	6	1	5	»
— intestinal	8	6	2	»
3° Maladies générales avec prédominance du tempérament lymphatique — Chlorose	16	12	1	3
Anémie	5	3	2	»
Atonie lymphatique	10	8	2	»
4° Engorgements chroniques du col utérin	12	9	1	2
5° Névroses diverses	15	7	4	4
6° Cachexies — Suite de fièvres intermittentes	3	1	2	»
— cancéreuses	4	»	»	4
7° Maladies diverses — Ulcération douteuse du nez	1	1	»	»
Asthme avec emphysème	4	»	»	4
Cystite chronique	2	1	1	»
Hydrorrhée de la matrice	1	»	1	»
Incontinence d'urine	1	»	1	»
Pertes séminales	1	»	1	»
Engorgement prostatique	3	1	»	2
Paraplégie	1	»	1	»
Hémiplégie	4	1	»	3
Coxalgie ancienne	2	1	»	1
Perte utérine	3	»	3	»
Érysipèle chronique des membres	2	»	2	»
8° Affections traumatiques — Contusions et hydarthroses	4	1	3	»
Plaies et fractures anciennes	6	5	»	1
	354	179	109	66

(1) Ce tableau est le relevé d'observations qui nous sont personnelles.
(2) Nous n'avons considéré comme guéris que les malades dont la guérison s'est opérée sous nos yeux, et ceux sur lesquels il nous a été possible d'avoir des renseignements ultérieurs.

CONSEILS HYGIÉNIQUES.

La médication sulfurée, s'adressant le plus souvent à des constitutions délicates ou affaiblies, c'est au régime tonique qu'il faut recourir dans la grande majorité des cas pour en seconder l'action. Il est cependant des circonstances où ce régime exclusif ne peut être prescrit; cela dépend de l'état des voies digestives ou du dégoût quelquefois insurmontable pour toute espèce d'aliments solides : dans ce cas, il faut consulter le désir et l'instinct des malades qui, à mesure que la santé générale se rétablit, arrivent d'eux-mêmes à prendre les aliments pour lesquels ils avaient le plus de répugnance.

Nous n'avons pas remarqué que la privation ou l'usage de certains aliments aient sur la médication sulfurée une très grande influence; aussi, quand il n'y a pas urgence absolue de suivre un régime particulier, nous conseillons volontiers une alimentation variée. Cependant, comme il arrive que chez certains sujets, au début du traitement, l'eau d'Enghien occasionne des nausées, des éructations, et souvent un sentiment de pesanteur épigastrique, il est bon d'avertir les malades de ne pas faire usage d'aliments de digestion difficile; dans ces circonstances, il faut s'abstenir de certains végétaux féculents. Il en est de même des fruits acides, non pas tant en raison de leur acidité, mais parce qu'étant incomplétement digérés, ils peuvent amener une complication du côté de l'intestin. Les boissons spiritueuses, à l'exception toutefois du vin dont on doit faire un usage modéré aux repas, doivent être proscrites; une vie sobre enfin est de rigueur et indispensable au succès du traitement. Nous conseillons en même temps de

l'exercice sans fatigue, de se vêtir chaudement, surtout
le soir, d'éviter les promenades autour du lac après le
coucher du soleil.

Il serait à désirer que les malades fussent à l'abri de
toute préoccupation, qu'ils prissent un repos complet :
c'est une condition bien difficile à obtenir des personnes
qui fréquentent l'établissement d'Enghien ; car l'extrême proximité de Paris fait qu'elles y continuent leurs
affaires, et souvent aux dépens de leur santé. Enfin,
nous recommanderons à ceux qui s'aventurent sans
guide, et qui se traitent à leur fantaisie, de n'user des
eaux sulfurées qu'avec modération : en agissant ainsi,
ils se mettront plus sûrement à l'abri des accidents que
déterminent les eaux d'Enghien lorsqu'elles sont administrées mal à propos, et ingérées en trop grande quantité.

Nous terminons ici la tâche que nous nous sommes
imposée ; nous l'avons dit en commençant, nous avons
étudié sans idées préconçues et avec toute l'indépen-
dance possible. Nous avons cherché, à l'aide de l'observation clinique, à déterminer les divers modes d'action
des eaux sulfurées, et en même temps à nous éclairer
sur leur valeur thérapeutique. Nous nous trouverons
suffisamment récompensés si, par la publication de ce
travail, nous sommes parvenus à diminuer les doutes
de quelques uns de nos confrères relativement à l'efficacité des eaux d'Enghien, et si, en même temps que
nous leur avons fait connaître les maladies chroniques
auxquelles elles sont plus particulièrement applicables,
nous leur avons indiqué celles où il serait dangereux,
ou pour le moins superflu de les employer.

Le tableau suivant indique les variations barométriques et thermométriques, ainsi que l'état météorologique d'Enghien pendant les deux saisons successives de 1851 et de 1852.

Nous avons fait ce travail dans la pensée qu'il nous servirait à en tirer quelques conséquences relatives soit à la force d'écoulement des sources, soit aux variations qu'éprouve le principe sulfuré.

En traitant de la force d'écoulement, nous avons dit que, dans certains cas, le rendement des sources semblait diminuer lorsque la pression atmosphérique était plus élevée, et qu'au contraire il augmentait lorsque celle-ci était moindre. Nous avons également noté la diminution de la quantité d'eau après plusieurs jours de pluie, et son augmentation après plusieurs jours de sécheresse. Enfin, nous avons cru remarquer que l'énergie du principe sulfuré était d'autant plus grande, que la force d'écoulement était moindre.

Sans entrer dans le domaine des hypothèses, il nous est impossible, quant à présent, de tirer de nos observations d'autres conséquences.

Sous le rapport météorologique, le climat d'Enghien est variable; la température moyenne est environ de 20 degrés centigrades : du 1er juin au 1er octobre, il y a eu en 1851 trente-sept jours de pluie, en 1852, pendant le même espace de temps, quarante-sept. Les vents d'ouest, de nord-ouest et de sud-ouest, sont ceux qui règnent le plus fréquemment dans cette partie de la vallée de Montmorency.

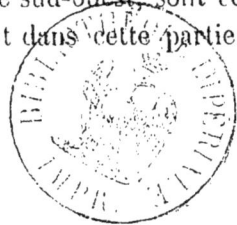

...BLEAU des variations thermométriques, barométriques et météorologiques observées à Enghien pendant les mois de juin, juillet, août et septembre 1851-1852 (1).

Jours	Températ.	Hauteur baromètr.	Météorologie.	Jours	Températ.	Hauteur baromètr.	Météorologie.	Jours	Températ.	Hauteur baromètr.	Météorologie.	Jours	Températ.	Hauteur baromètr.	Météorologie.
	Juin 1851.	mm			**Juillet 1851.**	mm			**Août 1851.**				**Septembre 1851.**		
1	15° c.	760,22	N.-E., beau.	1	23°,1	762,47	S.-E., pluie.	1	19° c.	762,47	O., pluie.	1	16° c.	769,24	N.-O., variable.
2	19	762,47	N.-E. id.	2	20	757,96	O. id.	2	19	762,47	O. id.	2	15	766,98	N.-O., id., pluie.
3	18	760,22	N.-E. id.	3	19	760,22	N.-O., variable.	3	20	766,98	N.-E., couvert.	3	15	764,93	N.-O. id.
4	16	755,70	S.-E. id.	4	18	760,22	N. id.	4	20	757,96	N.-E., beau.	4	18	762,47	N.-O. variable.
5	14	760,22	N.-E. id.	5	18	760,22	N. id.	5	21	760,98	N.-E. id.	5	18	762,47	N.-O. id.
6	15	762,47	S.-O. id.	6	17,5	762,47	E. id.	6	21,2	764,73	N.-E. id.	6	18	769,24	E., beau.
7	16	766,98	S.-O., variable.	7	17,7	764,73	E., beau.	7	21,2	762,47	N.-E. id.	7	14	771,49	E. id.
8	15	760,98	S.-O. id.	8	17	»	O., pluie.	8	20	760,22	S.-O., pluie.	8	15	771,49	N. id.
9	15	760,22	S.-O., pluie.	9	18	757,96	O. id.	9	20	762,47	N., variable.	9	15	773,75	E. id.
10	15	755,70	O. id.	10	15	755,70	N.-O., pluie.	10	19	764,73	N., beau.	10	15	773,75	E. id.
11	13	760,22	S.-O., couvert.	11	16	764,73	N.-O., beau.	11	19	766,98	N.-E. id.	11	13	771,49	E. id.
12	16	760,22	N.-E. id.	12	16,2	768,98	O., couvert.	12	21	766,98	N.-E. id.	12	16	771,49	E. id.
13	18	760,22	S.-O., pluie.	13	23	762,47	O., couvert.	13	20	764,73	N.-E., orage.	13	14	766,98	E. id.
14	18	762,47	O., sombre.	14	18	755,70	O., pluie.	14	23	764,73	N.-E. id.	14	15	769,24	E. id.
15	17	764,73	O. id.	15	16	757,96	O., variable.	15	23	762,47	N.-E., beau.	15	18	773,75	N.-E. id.
16	16,2	764,73	O. id.	16	16	762,47	O., pluie.	16	23	764,73	N.-E. id.	16	14,9	771,49	N. id.
17	16	766,98	O. id.	17	17,8	757,96	E., beau.	17	23	764,73	N.-E. id.	17	15	760,22	N.-O., pluie.
18	15	771,49	N.-O., beau.	18	10,7	757,96	N., variable.	18	24	757,96	O., variable.	18	15	766,22	N.-O. id.
19	16	769,24	S.-O., couvert.	19	16,5	764,73	S. id.	19	21	771,49	N.-E., beau.	19	12,5	760,24	N.-E. id.
20	18	769,24	S. id.	20	18	757,96	S., couvert.	20	21	773,75	N.-E. id.	20	11,8	760,22	N.-O. id.
21	18	766,98	S.-E. id.	21	19	764,73	S. id.	21	18	766,98	N.-E. id.	21	11,5	757,96	N.-O. id.
22	18	757,96	S.-E., pluie.	22	18	764,73	O., pluie.	22	21	766,98	N.-E. id.	22	15	757,96	N.-O. id.
23	16	766,98	N.-O., couvert.	23	20	753,45	S.-O. id.	23	21	762,47	S.-E. id.	23	15	760,22	N.-O., variable.
24	16	766,98	N., variable.	24	19	753,45	O. id.	24	19	762,47	N.-E. id.	24	16	764,73	E., beau.
25	18	769,24	N. id.	25	19	755,70	O. id.	25	18	764,73	N.-O. id.	25	15	757,96	N.-O., pluie.
26	18	771,49	E., très beau.	26	19	753,45	O. id.	26	18	769,24	O. id.	26	13	755,70	N. id.
27	20,5	764,73	E. id.	27	18	762,47	O., variable.	27	20	769,24	O. id.	27	13	755,70	N. id.
28	21,5	764,73	E. id.	28	18	764,73	N.-O., beau.	28	19	746,68	O., pluie.	28	15	755,70	N.-O. id.
29	23	764,73	E. id.	29	17	757,96	S.-O., pluie.	29	18	746,68	N.-O. id.	29	15	753,45	S. id.
30	24	764,73	E. id.	30	19	757,96	O. id.	30	14	762,47	N.-O. id.	30	11	746,68	S.-E.. variable.
				31	18	757,96	O. id.	31	14	762,47	N.-O. id.				

Jours	Températ.	Hauteur baromètr.	Météorologie.	Jours	Températ.	Hauteur baromètr.	Météorologie.	Jours	Températ.	Hauteur baromètr.	Météorologie.	Jours	Températ.	Hauteur baromètr.	Météorologie.
	Juin 1852.	mm			**Juillet 1852.**	mm			**Août 1852.**	mm			**Septembre 1852.**	mm	
1	17° c.	757,96	O., variable.	1	20° c.	762,47	N.-O., beau.	1	25° c.	762,47	S.-E., beau.	1	21° c.	766,98	E., beau.
2	19	757,96	O. id.	2	23,4	764,73	N.-O. id.	2	25	760,22	S.-E., orage.	2	22,3	769,24	E. id.
3	19,9	757,96	S. id.	3	23,4	764,73	S.-E. id.	3	24	760,22	N.-E., beau.	3	25	769,24	E. id.
4	16	753,45	S.-O. id.	4	26,4	764,73	S.-E. id.	4	22	757,96	O. id.	4	23	762,47	E. id.
5	19	760,22	S.-O. id.	5	26,4	762,47	S.-E. id.	5	19	748,94	O., pluie.	5	20	769,47	O., pluie.
6	21	757,96	S.-E., pluie.	6	30,4	755,70	S.-E. id.	6	24	748,94	O. id.	6	21	760,22	O. id.
7	19	733,15	O. id.	7	30,2	757,96	S.-E. id.	7	22,1	748,94	O. id.	7	20	760,22	S. id.
8	17	751,19	S.-E., variable.	8	28,4	757,96	N.-E. id.	8	22	754,49	S. id.	8	19,1	760,22	E. id.
9	18	753,45	S.-O., pluie.	9	30	760,22	S.-E. id.	9	21,3	751,49	S., variable.	9	18	757,96	E. id.
10	18	753,45	O. id.	10	30,2	762,47	N. id.	10	20	755,70	S. id.	10	18	757,96	O. id.
11	15,6	744,42	-O. id.	11	30	764,73	N.-E. id.	11	21	755,70	S., pluie.	11	18	757,96	O. id.
12	15	753,45	O. id.	12	30	764,73	S.-E. id.	12	21	753,45	S. id.	12	17,2	760,22	O., variable.
13	13	755,70	O. id.	13	31,2	762,47	S.-E. id.	13	19	751,19	S. id.	13	17,2	760,22	O. id.
14	14	748,94	S.-O., pluie, vent.	14	30	760,22	E., orage.	14	18	751,19	O. id.	14	17	760,22	O. id.
15	17,1	753,45	O. id.	15	25,3	757,96	O., pluie.	15	17	757,96	O. id.	15	16	748,94	S.-O., id.
16	16,4	751,19	O. id.	16	28,9	757,96	S.-E. id.	16	24,1	762,47	S. id.	16	16,1	760,22	S.-O.
17	18,4	751,19	S. id.	17	27,5	757,96	N.-O. id.	17	27,1	757,96	S.	17	16	760,22	E., pluie.
18	20,2	753,45	S., beau.	18	28	757,96	E. id.	18	27	757,96	E., orage.	18	23	748,94	S.-O., id.
19	17,2	757,96	S.-O., pluie.	19	24	762,47	E. id.	19	»	»	pluie.	19	18	748,94	S.-O., tempête.
20	17,1	755,70	O. id.	20	23	757,96	E. id.	20	»	»	ic.	20	18	757,96	O. id.
21	17,1	753,45	S.-O. id.	21	25	757,96	E. id.	21	21	760,22	S.-E.	21	14,1	760,22	O. id.
22	17,5	755,70	N.-O. id.	22	24	764,73	N.-E. id.	22	25	762,47	N.-O., variable.	22	17	771,49	N., beau.
23	17	755,70	S.-O. id.	23	25	764,73	S.-E. id.	23	24	766,98	N. id.	23	17,4	770,01	N. id.
24	17	760,22	O. id.	24	25	757,96	E., variable.	24	23	769,24	N. id.	24	16	766,98	N.-E. id.
25	21,2	762,47	S.-E., beau.	25	23	757,96	N.-O., pluie.	25	23	766,98	S.-E.	25	16	766,98	N.-E. id.
26	24,2	733,15	S.-O., pluie.	26	24	757,96	S.-E., beau.	26	24	764,73	S.-E.	26	»	»	»
27	17,2	757,96	O. id.	27	22	760,22	S.-E. id.	27	24	762,47	S.-E.	27	18,3	757,96	N.-E., beau.
28	18,2	757,96	O., variable.	28	24,0	760,22	E. id.	28	22,3	762,47	S.-E.	28	18,3	744,42	S., pluie.
29	22,4	757,96	S.-O. id.	29	25	757,96	N.-O., pluie.	29	20,4	766,98	S.-E.	29	»	»	»
30	19	757,96	S.-O. id.	30	25	757,96	S.-E., beau.	30	21	764,73	O., pluie.	30	»	»	»
				31	26	762,47	S.-E. id.	31	20,3	764,73	O. id.				

...mpérature et la pression barométrique ont été prises entre 10 et 11 heures du matin.

ARRÊTÉ DE M. LE PRÉFET DE SEINE-ET-OISE

CONCERNANT

LES EAUX MINÉRALES D'ENGHIEN-LES-BAINS.

———

Vu les dispositions de l'ordonnance du 18 juin 1823 ;

Vu la lettre de M. le ministre de l'intérieur, de l'agriculture et du commerce en date du 8 juin courant ;

Arrêtons ce qui suit :

ART. Ier. Personne ne pourra faire usage des eaux sulfureuses d'Enghien sans l'ordonnance d'un médecin.

ART. II. Il y aura dans l'intérieur de l'établissement un registre où chaque personne qui voudra prendre les eaux devra faire inscrire son nom, son adresse, et le nom du médecin qui lui donne des soins.

L'inscription sur ce registre ne pourra avoir lieu qu'après le dépôt de l'ordonnance médicale exigée par l'article précédent, à moins que le malade ne soit présenté par un médecin connu dans l'établissement.

ART. III. Il est expressément interdit de délivrer des cartes de bains et de douches aux personnes qui n'auraient pas été inscrites sur le registre ci-dessus mentionné.

ART. IV. Les malades choisissent, d'après l'ordre d'inscription sur le registre, les heures et les cabinets de bains qui leur conviennent ; à cet effet, un tableau indiquant les heures et les cabinets vacants sera constamment tenu à jour et affiché dans l'établissement.

Néanmoins cinq cabinets de bains et deux cabinets de douches pourront être réservés pour les malades qui, ne résidant pas à Enghien, ne peuvent pas toujours arriver à heure fixe. Ces malades ne sont pas dispensés de se faire inscrire, ils seront admis aux cabinets disponibles dans l'ordre indiqué par le numéro des cartes qui leur seront délivrées au moment de leur arrivée.

ART. V. Le médecin inspecteur, ou à son défaut l'inspecteur adjoint, veille à l'exécution des dispositions qui précèdent. Il vise et vérifie jour par jour le registre d'inscription, il se fait représenter les ordonnances remises entre les mains de l'employé chargé de la tenue de ce registre, et s'il reconnaît que des malades ont été admis sans l'ordonnance d'un médecin, ou que quelque abus a eu lieu dans la distribution des heures de bains, il porte ses plaintes à qui de droit.

ART. VI. Un ordre de service déterminant les heures où l'établissement sera ouvert au public sera affiché par les soins du propriétaire ou régisseur, après avoir été communiqué au médecin inspecteur.

ART. VII. Il y aura dans l'établissement un cabinet où devra se rendre chaque jour, à des heures indiquées d'avance, le médecin inspecteur ou l'inspecteur adjoint, pour recevoir les personnes qui désirent le consulter ou lui adresser leurs réclamations.

ART. VIII. Le médecin inspecteur donne gratuitement ses soins aux malades indigents qui sont admis à l'usage gratuit des eaux par les propriétaires, et à ceux qui seraient envoyés à Enghien aux frais des communes, des hospices ou des départements.

ART. IX. Le médecin inspecteur veille sur tout ce qui peut intéresser le bien-être et la santé des malades dans l'intérieur de l'établissement. Les garçons baigneurs et autres gens de service sont tenus de se conformer à tout ce qu'il leur prescrit dans cet intérêt.

ART. X. Il indique au propriétaire ou régisseur le nombre de baigneurs et de baigneuses, de doucheurs et de doucheuses qui lui paraît être nécessaire. Il demande la suspension ou le renvoi des gens de service qui donneraient lieu à des plaintes graves (art. 7 de l'ordonnance du 18 juin 1823). En cas de refus de la part du propriétaire de déférer à ces demandes, il en est rendu compte au préfet, qui statue en dernier ressort.

ART. XI. Le médecin inspecteur adresse au propriétaire toutes les propositions qu'il juge convenable dans l'intérêt de l'établissement et des malades.

ART. XII. Aucuns travaux pour la recherche et l'aménagement des sources minérales ne peuvent être effectués, aucune modification ne peut être apportée dans le système de chauffage ou de distribution des eaux, sans que le médecin inspecteur ait été appelé à donner son avis.

Si l'inspecteur croit que les travaux ou les dispositions projetées sont de nature à diminuer ou à altérer les propriétés des eaux, et si les observations ne sont pas accueillies par le propriétaire, il en réfère immédiatement au préfet.

Art. XIII. Le médecin inspecteur veille sur la mise en bouteille des eaux d'Enghien destinées à être expédiées, et il délivre les certificats de puisement conformément à l'article 16 de l'ordonnance du 18 juin 1823.

Art. XIV. Le tarif des eaux d'Enghien sera affiché à la suite du présent réglement.

Fait en l'hôtel de la préfecture, à Versailles, le 12 juin 1853.

Signé à l'original : Comte DE SAINT-MARSAULT.

Vu et approuvé, pour le ministre de l'intérieur,

Le conseiller d'État, directeur général de l'agriculture et du commerce,   *Signé :* HEURTIER.

Pour expédition conforme,

Le conseiller de préfecture, secrétaire général,

Signé : A. DE REVEL.

Pour copie conforme,

Le maire de la commune d'Enghien-les-Bains,

J. ROBIN.

FIN.

TABLE DES MATIÈRES.

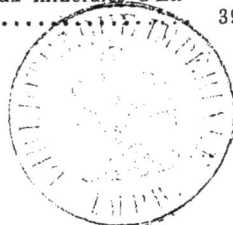

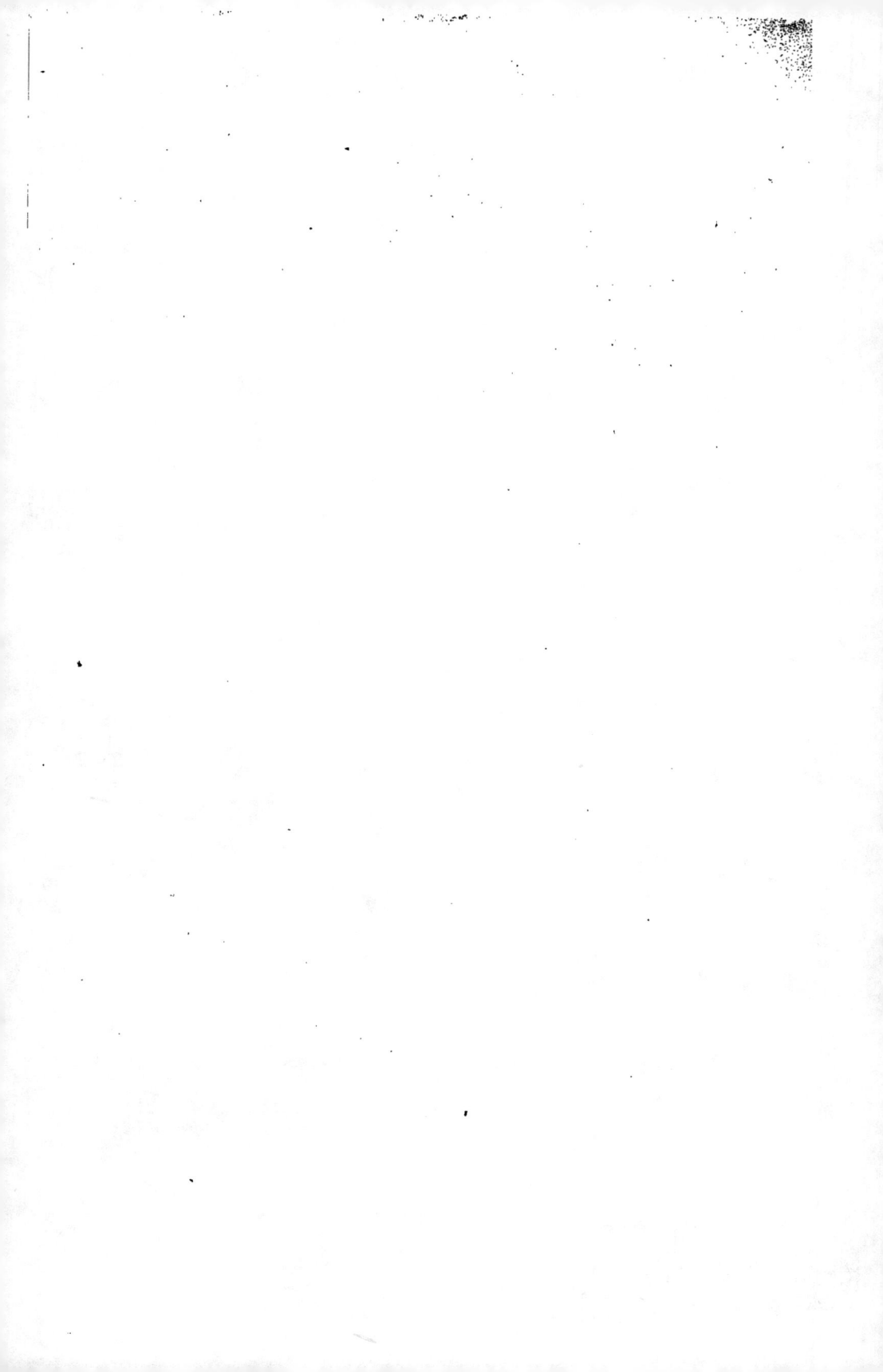

www.ingramcontent.com/pod-product-compliance
Lightning Source LLC
Chambersburg PA
CBHW061006220326
41599CB00023B/3849